TRAVAUX

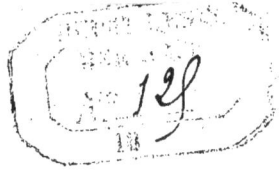

D'OBSTÉTRIQUE

I0031143

PAR

LE DOCTEUR LÉON VALLOIS

PROFESSEUR AGRÉGÉ D'ACCOUCHEMENTS
A LA FACULTÉ DE MÉDECINE DE MONTPELLIER

AVEC 11 PLANCHES HORS TEXTE

MONTPELLIER
COULET ET FILS, ÉDITEURS
Grand'Rue, 5

PARIS
MASSON & Cie, ÉDITEURS
Boulevard St-Germain, 120

1905

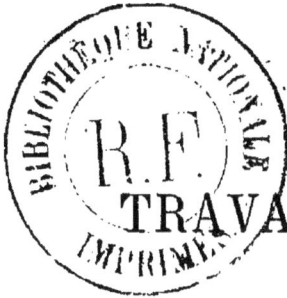

TRAVAUX D'OBSTÉTRIQUE

BIBLIOTHÈQUE NATIONALE R.F. IMPRIMÉ

OUVRAGES DU MÊME AUTEUR

L'Accouchement normal (*grossesse, accouchement, suites de couches*).
Un vol. in-8° écu de 452 pages, avec 59 figures. Préface du professeur Budin. Doin, 1902.

Le Nouveau-né (*Guide pratique pour les soins à lui donner*). Un volume in-18 de 168 pages, avec 15 figures. Coulet et Fils, 1900.

TRAVAUX

D'OBSTÉTRIQUE

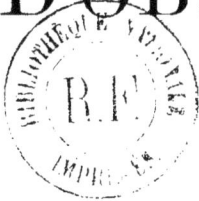

PAR

Le Docteur LÉON VALLOIS

PROFESSEUR AGRÉGÉ D'ACCOUCHEMENTS
A LA FACULTÉ DE MÉDECINE DE MONTPELLIER

AVEC 11 PLANCHES HORS TEXTE

MONTPELLIER
COULET ET FILS, ÉDITEURS
Grand'Rue, 5

PARIS
MASSON & Cᵢᵉ, ÉDITEURS
Boulevard St-Germain, 120

1905

TRAVAUX

D'OBSTÉTRIQUE

PREMIÈRE PARTIE

ÉTUDE

SUR LES OCCIPITO-POSTÉRIEURES [1]

*Etudier les occipito-postérieures au point de vue de leur fré-
quence relativement aux autres positions du sommet, de leur
pronostic et de la marche du travail, de l'intervention qu'elles
peuvent réclamer ; passer en revue les diverses opinions émises ; essayer de les comparer aux faits cliniques que nous
avons pu recueillir, tel est le but de ce travail.*

Avec Naegele commence une ère nouvelle pour l'histoire des
positions postérieures du sommet. Avant les travaux du professeur d'Heidelberg, on croyait généralement que, dans les

---

[1] Extrait des *Archives de Tocologie et de Gynécologie*, 1892.

1

variétés postérieures, dans les positions «face en dessus» comme on les appelait, l'occiput restait fatalement en arrière. Cette ignorance de la marche naturelle de l'accouchement dans ces variétés devait entraîner les auteurs à se tromper sur la fréquence de ces positions, à porter sur elles un pronostic faux et à méconnaître la véritable ligne de conduite de l'accoucheur dont le but doit être surtout d'agir dans le même sens que la nature.

En effet, les anciens accoucheurs, n'admettant pour les variétés postérieures que la terminaison en O S, regardaient ces variétés comme très rares, et il semblerait que de La Motte, suivant la remarque de Bataillard, n'eût pas accouché plus de six femmes dont l'enfant se présentât la face en dessus.

Les auteurs devaient porter sur ces positions un pronostic peu favorable, celui que l'on porte généralement sur les occipito-sacrées. Ainsi, après Mauriceau, qui parle de la longueur du travail dans les accouchements face en dessus, nous voyons Rœderer les regarder comme difficiles et contre nature, Smellie et Solayrès de Renhac les appeler dangereux, Baudelocque opposer les mauvaises positions (p. postérieures) aux bonnes positions (p. antérieures), enfin Mᵐᵉ Lachapelle et Mᵐᵉ Boivin partager l'opinion générale sur les dangers, les difficultés et la longueur du travail inhérents à ces positions.

Jetons maintenant un rapide coup d'œil sur le mode d'intervention dans les occipito-postérieures. Mauriceau, pour qui la difficulté de l'accouchement dans ces positions tenait surtout à l'absence de flexion de la tête et à son renversement en arrière, cherchait à y remédier en introduisant une main derrière cette tête, qu'il tirait ensuite hors des parties génitales. Certains accoucheurs allèrent jusqu'à conseiller l'extraction podalique, surtout dans les cas où la variété postérieure se compliquait d'obliquité utérine. De La Motte avait repoussé cette pratique, objectant qu'au début du travail la version est possible, mais le diagnostic incertain, plus tard le diagnostic peut être posé, mais le temps d'agir est passé. Portal et plus tard Leroux avaient recours à des manœuvres externes : ils appliquaient une main au niveau du pubis et du côté que regardait la face, puis, une contraction venue, ils exerçaient sur la paroi abdominale une pression lente et graduée, pour éloigner la face de la paroi antérieure du bassin. Levret préférait recourir au forceps plutôt qu'à la version.

Convertir la présentation céphalique en celle du siège, modifier la situation de la tête par des manœuvres externes, l'extraire par la main ou le forceps, tels étaient les modes d'intervention, lorsque Smellie et Baudelocque tentèrent par des manœuvres internes la réduction des occipito-postérieures en occipito-antérieures. C'était comme une heureuse contradiction de la pratique avec la théorie, puisque ces auteurs regardaient le dégagement en O S comme la terminaison normale des O P. Smellie s'était servi du forceps pour ramener l'occiput sous l'arcade pubienne. Baudelocque eut l'idée d'essayer avec la main de faire cette rotation. Mme Lachapelle reconnaissait que dans certains cas la réduction manuelle pouvait être tentée.

Si le dégagement de l'occiput en arrière était regardé comme la règle générale, on admettait des exceptions à cette règle. A Solayrès de Renhac reviendrait le mérite d'avoir constaté la possibilité de la rotation spontanée de l'occiput en avant. «Je ne crois pas, dit Naegele (1), qu'avant Solayrès de Renhac personne ait dit, du moins d'une manière aussi positive, que

---

(1) *Sur le mécanisme de la parturition;* Journal complémentaire du Dictionnaire des sciences médicales, tome IX, p. 116.

la tête passe quelquefois, par les progrès de l'accouchement, de la troisième situation du vertex à la seconde, et, lorsqu'elle sort du bassin, à la position ordinaire. Cet accoucheur admettait néanmoins que, dans les troisième et quatrième situations du vertex, vers la fin de l'accouchement, l'occipital se tourne presque toujours du côté de la concavité du bassin». (La troisième situation du vertex correspond à une O I D P ; la deuxième à une O I D A ; la quatrième à une O I G P). Baudelocque, Mme Lachapelle, Mme Boivin admettent la possibilité de la rotation spontanée de l'occiput en avant, mais toujours à titre d'exception.

On peut se demander comment on a pu être si longtemps avant de reconnaître que la position droite postérieure est très fréquente et que, le plus ordinairement, elle se change en droite antérieure. A cette question, nous répondrons avec Naegele que bien des fois cette position a été réellement diagnostiquée au commencement du travail, mais qu'au moment du dégagement, en voyant l'occiput sous l'arcade pubienne et non du côté du sacrum, on a cru qu'on s'était d'abord trompé et on a pris pour une illusion ce qu'on avait constaté au début. Naegele émet cette opinion avec d'autant plus d'assurance qu'assez souvent il a rencontré des cas identiques, où il est tombé dans la même erreur ; mais, à force de se multiplier, ces faits finirent par attirer son attention, et le moyen qu'il employa pour arriver à des données positives fut de tenir plusieurs fois, sans presque désemparer, le doigt en contact avec la tête fœtale, depuis le moment de la rupture de la poche des eaux. Il sentit pour ainsi dire la rotation en avant se produire sous son doigt. «Ce qui contribue encore davantage peut-être à propager cet erreur, écrit Naegele (1), c'est la

---

(1) *Loc. cit.*

description du mécanisme de la parturition, dans les troisième et quatrième positions du vertex, que donnent les ouvrages même les plus estimés et qu'enseignent les professeurs d'accouchements. Il s'ensuit tout naturellement qu'on est plus disposé à se défier de ce qu'on a vu soi-même que des décisions magistrales des coryphées de l'art. C'est ainsi que les erreurs se perpétuent de génération en génération... Il n'est peut-être point de partie du savoir humain dans laquelle l'empire d'une opinion embrassée d'avance, ou enracinée depuis longtemps dans l'esprit, s'exerce autant sur l'homme que dans l'art des accouchements. On examine, et on trouve ce qu'on est déjà sûr d'avance de rencontrer... La vérité, quand on ne peut y arriver, comme ici, que par des observations faites avec soin, impartiales et fidèles, trouve difficilement accès chez ceux qui croient la posséder, qui, ayant toujours devant les yeux l'idéal d'un mécanisme de l'accouchement, créé par eux ou leurs maîtres, veulent à chaque pas gourmander et redresser la nature, lorsqu'elle s'éloigne du fantôme qui domine leur imagination, et qui ont recours à leur main, qui s'arment même du levier ou du forceps, toutes les fois qu'ils ne la trouvent pas dans la voie qu'ils croient être la seule bonne. Ces gens-là se mettent eux-mêmes dans l'impossibilité d'apprendre jamais à la connaître».

Par ses patientes recherches, Naegele (1) put enfin établir la loi qui régit les occipito-postérieures, ce que l'on regardait jusque-là comme la règle générale, le dégagement en O S devenant l'exception. Du même coup, l'accoucheur d'Heidelberg battait en brèche l'opinion de Baudelocque sur la grande fréquence des droites antérieures et l'extrême rareté des droites postérieures.

---

(1) *Archives de Meckel*, 1819 ; Journal complémentaire du Dict. des sciences médicales, tome IX.

Dans sa classification, Solayrès de Renhac place avec raison immédiatement la position D P après la position G A ; il regarde la situation de la tête en D A comme des plus rares. S'écartant de l'enseignement de son maître, Baudelocque admet une autre classification : après la première position vient immédiatement celle où l'occiput est dirigé en avant et à droite. Si un auteur aussi expérimenté affirme que la seconde situation du vertex est très commune et la troisième, au contraire, fort rare, il faut admettre, comme l'a fait Naegele, que, dans les cas observés, l'occiput primitivement en 3e position était venu en 2e position par suite des progrès du travail, la situation de la tête au début n'avait pas été notée, ou bien l'exploration avait été pratiquée trop tard.

A part quelques auteurs, comme Capuron et Maygrier, la généralité des accoucheurs adopta les idées de Naegele, qui furent défendues en France par Paul Dubois et Velpeau, et en Belgique par Hubert (de Louvain). Mais on continua à porter un pronostic défavorable sur les positions postérieures, et, dans ces derniers temps, Sentex en 1872 et Swayne en 1874 devaient encore contester la fréquence de ces positions relativement aux droites antérieures.

Nous avons retracé d'une façon succincte l'histoire des occipito-postérieures. Passons en revue quelques points concernant leur fréquence relative, la durée du travail et le pronostic, pour arriver enfin à la partie principale de ce travail : la conduite de l'accoucheur en présence d'une position postérieure du sommet.

Se basant sur une statistique qui porte sur 1913 présentations du sommet, Paul Dubois classe les diverses positions du vertex de la façon suivante :

1° O I G A (1355 fois);
2° O I D P (491 —);
3° O I D A (55 —);
4° O I G P (12 —).

C'est aussi la classification de Cazeaux. Cet auteur cependant lui fait le reproche de ne pas tenir compte des variétés transversales. Ces positions transversales, dit Mme Lachapelle, sont plus fréquentes que celles où l'occiput répond à la symphyse sacro-iliaque gauche; Cazeaux ajoute : plus fréquentes aussi que celles où l'occiput répond à la cavité cotyloïde droite. Pour Cazeaux, la position occipito-iliaque gauche transversale est plus fréquente que l'opposée. Voici la classification adoptée par Stoltz et par Tarnier et Chantreuil:

1° O I G A ;
2° O I D P ;
3° O I G P ;
4° O I D A.

C'est aussi l'avis du professeur Pinard, qui, comme le rapporte Bataillard, enseigne que la position O I D A est essentiellement une position de travail, rarement observée avant que la tête ne repose sur le périnée.

Dans son important travail sur la question des occipito-postérieures (1), Bataillard établit ainsi la fréquence des diverses positions de la présentation du sommet :

Gauches antérieures............ 61,32 o/o
Droites postérieures............ 26,70 —
Gauches postérieures........... 10,47 —
Droites antérieures............ 0,94 —

---

(1) Etude statistique et clinique sur la durée et le pronostic du travail ; les modes de terminaison et d'intervention dans les variétés postérieures de la présentation du sommet. Thèse, Paris, 1889.

Les variétés postérieures qui figurent dans cette statistique ont été constatées pendant le travail de l'accouchement.

Nous voyons ainsi la position D A, appelée deuxième position par les anciens accoucheurs, devenir la troisième avec Paul Dubois, et enfin la quatrième d'après les auteurs modernes.

En 1872, le docteur Sentex (de Saint-Sever) adressa à l'Académie de Médecine, pour le prix Capuron, un mémoire sur «la fréquence relative des positions occipito-postérieures et leur influence sur la marche du travail de l'accouchement». Avec cet auteur, nous sommes ramenés à l'opinion qui régnait au commencement du siècle. En effet, la statistique de Sentex donne une proportion de 13 o/o de positions D A, et seulement de 2,03 o/o de D P. Quoiqu'elle jugeât ce mémoire digne d'être couronné, l'Académie ne décerna pas à l'auteur le prix dans son entier, parce qu'elle craignit de sanctionner par un jugement sans réserve des points de doctrine et de pratique qu'elle regardait comme contestables (1).

En 1874, dans un travail «sur la fréquence relative des diverses positions du sommet» (2), le docteur Swayne, médecin-accoucheur de l'hôpital de Bristol, concluait dans le même sens que Sentex. Il avait déjà publié, en 1852, une première statistique portant 286 présentations du sommet et donnant les résultats suivants :

O I G A......................	86,36 o/o
O I D A......................	9,79 —
O I D P......................	1,04 —
O I G P	2,8 —

---

(1) *Bulletin de l'Académie de Méd.*, 1872, page 206.
(2) *The obstetrical Journal*, sept. 1874; *Annales de Gynécologie*, 1875, page 313.

Depuis, Swayne a réuni 1000 cas, d'où il tire ces conclusions :

La position O I G A se rencontre 79,2 fois pour 100.

— O I D A — 15,2 —
— O I D P — 1,04 —
— O I G P — 3,7 —

D'après le même auteur, si on laisse de côté les cas où la position a été modifiée par des manipulations, il est plus fréquent de voir les positions occipito-postérieures persister pendant tout le travail que de les voir se transformer spontanément en occipito-antérieures.

Pour nous expliquer les statistiques de Sentex et de Swayne, nous devons admettre que la position de l'occiput a été observée à un moment où il avait presque entièrement accompli sa rotation en avant : les droites antérieures observées n'étaient que des droites postérieures en partie réduites.

A notre tour, voulant nous rendre compte de la fréquence relative des diverses positions du sommet, nous avons compulsé les registres de la Maternité de Nancy, que notre maître, M. le professeur Herrgott, a bien voulu laisser à notre disposition. Nous sommes arrivé aux résultats suivants :

Du 1er janvier 1881 au 31 décembre 1890, il y a eu 2000 accouchements par le sommet, et sur ce nombre l'occiput s'est présenté :

1319 fois en gauche antérieure ;
670 fois en droite postérieure ;
9 fois en gauche postérieure ;
3 fois en droite antérieure ;

ce qui donne :

O I G A..................... 65,95 o/o.
O I D P..................... 33,5 —
O I G P..................... 0,45 —
O I D A .... 0,15 —

Si notre statistique concorde avec celle de Bataillard au double point de vue de la classification générale des positions et de la fréquence relative des O I G A et des O I D P, elle en diffère en ce qui concerne les O I G P, dont nous donnons une proportion bien inférieure à celle signalée par cet auteur ; notre chiffre de D A est encore plus faible que celui de Bataillard. Les diverses positions que nous rapportons dans notre statistique ont été constatées au début du travail ou pendant le travail.

D'après Mattei (1), le rapport des positions antérieures et postérieures ne serait pas le même pendant la grossesse qu'au moment de l'accouchement : moins la grossesse serait avancée, plus la proportion des variétés postérieures s'élèverait, si bien qu'à un moment leur nombre dépasserait celui des antérieures.

Examinons maintenant quelle est la marche de l'accouchement lorsque l'occiput se présente en position postérieure, quels dangers cette variété entraîne pour la mère et pour l'enfant, enfin si, plus qu'une variété antérieure, elle exige une intervention active de la part de l'accoucheur.

Cazeaux (2) regarde les positions postérieures comme moins avantageuses que celles où l'occiput est dirigé vers la moitié antérieure du bassin. En effet, qu'une occipito-postérieure se réduise en occipito-pubienne, le travail n'offre en général aucune gravité, mais l'étendue très considérable du mouvement de rotation, en nécessitant des contractions plus intenses que lorsque l'occiput est primitivement en avant, rend le travail un peu plus pénible pour la femme. Si, d'autre part, l'occiput reste en arrière, Cazeaux admet que l'expulsion de la tête sera très difficile, mais il ne va pas jusqu'à dire avec Capu-

(1) *Annales de Gynécologie*, 1876, page 173.
(2) *Traité théorique et pratique de l'art des accouchements*, 1850, page 449.

ron que l'accouchement ne peut se faire qu'avec une tête peu
volumineuse ou un bassin très large. Cazeaux commence par
établir «que toutes les fois qu'une tige droite et inflexible
aura à franchir un canal courbe, elle le franchira d'autant plus
facilement que le canal sera moins courbe et moins long, ou
la tige droite plus courte». La portion du fœtus qui sépare le
vertex de l'articulation atloïdo-axoïdienne constituant toujours
une tige droite et inflexible, il semble évident que dans une
position occipito-antérieure, qu'elle soit primitive ou résulte
d'une conversion, la portion de tige droite et inflexible ne peut
pas être plus petite et la paroi du canal pelvien qu'elle doit
parcourir est la plus courte et la plus courbe, c'est la symphyse
pubienne ; une des extrémités de la tige est dégagée au détroit
inférieur que l'autre est à peine engagée au détroit supérieur.
Dans les positions occipito-postérieures, qui restent telles jusqu'à la fin du travail, l'occiput, devant se dégager le premier
au-devant de la commissure antérieure du périnée, doit parcourir toute la face antérieure du sacrum et du périnée fortement distendu. Le cou n'étant pas assez long pour mesurer la
paroi postérieure du canal, la poitrine s'engage dans l'excavation à la suite de la tête qui doit se fléchir très fortement
sur le devant de la poitrine. Par suite de cette flexion forcée,
la portion de tige droite et inflexible s'étend du vertex aux
premières vertèbres dorsales, elle devient beaucoup plus longue ; de plus, elle doit parcourir toute la face antérieure du
sacrum prolongée par le périnée, c'est-à-dire la plus courbe et
la plus longue des parois du bassin. A ces causes qui, dans
les O S, rendent le travail beaucoup plus long et plus pénible,
Cazeaux en ajoute une à laquelle, suivant lui, on n'a pas attaché assez d'importance : il s'agit du mode de transmission des
contractions utérines qui, communiquées à l'occiput par le
rachis, n'arrivent jusqu'à lui, lorsqu'il reste en arrière, qu'en
décrivant une courbe très prononcée. Pour ces diverses rai-

sons, Cazeaux regarde la terminaison en O S comme nuisible à la mère et à l'enfant. La première, outre la fatigue et l'épuisement résultant d'un travail prolongé, est exposée aux déchirures et à la rupture centrale du périnée, et aux accidents de compression dus au long séjour de la tête dans le bassin. L'enfant aurait à souffrir de la compression à laquelle il est longtemps soumis et de l'exagération de flexion.

Pour Hubert (de Louvain), les occipito-postérieures sont moins avantageuses que les antérieures, à cause de l'étendue du mouvement de rotation et de la possibilité du dégagement en OS, mais aussi parce qu'elles exposent à la déflexion de la tête dans l'excavation.

D'après Bataillard, Scanzoni serait surtout défiant à l'égard des positions où l'occiput est en arrière et à gauche.

Villeneuve (de Marseille) (1) déclare que l'accouchement où le vertex se présente en position occipito-postérieure est toujours plus long à se terminer que lorsqu'il se présente en occipito-antérieure, surtout chez une primipare.

Sentex, dans le mémoire que nous avons cité plus haut, fait des occipito-postérieures un tableau trop sombre. Si l'on se rappelle le reproche que nous avons fait à la statistique de cet auteur, on conviendra avec nous qu'il a dû omettre de compter à l'actif des occipito-postérieures beaucoup d'heureuses terminaisons qui appartenaient à ces positions.

Pour Depaul (2), dans les occipito-postérieures, l'occiput reste généralement en arrière, tant que le cou lui permet de descendre. Celui-ci est assez long pour que la tête puisse arriver très près du plancher du bassin et quelquefois même appuyer sur lui, et alors ou l'occiput tourne en avant, ou il

---

(1) *Gazette médicale de Paris*, 1868, page 4.
(2) *Leçons de clinique obstétricale*, 1872-76, page 494.

reste dans la même position. Dans le premier cas, les p. postérieures ne diffèrent des antérieures qu'en ce que le mouvement de rotation est plus grand. Si la rotation ne se fait pas, l'accouchement ne se terminera spontanément que dans des cas très rares et habituellement quand la tête est petite. L'occiput apparaît alors le premier à la commissure inférieure de la vulve, qui est le centre autour duquel tourne la tête lorsqu'elle accomplit son mouvement d'extension. Avec un enfant d'un volume ordinaire et des parties génitales qui n'ont pas encore été distendues, un accouchement en O S ne se termine généralement pas seul, et on peut voir se produire des difficultés assez sérieuses. Depaul s'empresse d'ajouter que dans la majorité des cas, dans les occipito-postérieures, l'accouchement n'exige pas d'intervention, le mouvement de rotation, quelquefois très long à se produire, finissant presque toujours par s'opérer spontanément. Depaul ne fait pas de distinction, quand l'occiput est primitivement en arrière, entre les positions gauches et les positions droites, la marche de l'accouchement étant le même dans les deux cas.

Mac-Donald (1), au contraire, fait remarquer que la terminaison en occipito-sacrée est beaucoup plus fréquente lorsque l'occiput est en arrière et à gauche que s'il est en arrière et à droite. Cet auteur pense que, dans les positions postérieures, la rotation de l'occiput en avant se produit presque toujours avec un bassin large et bien fait et une tête de grosseur moyenne, la rotation en arrière se présentant au contraire presque invariablement dans les cas où la tête est disproportionnée avec le bassin, ou bien quand celui-ci est défectueux dans sa conformation. La tendance qu'a la tête à se mouvoir en avant serait due à sa nature élastique et à sa

(1) *Archives de Tocologie*, 1875, pages 23 et 102.

propriété de se mouvoir sous l'influence des douleurs. Les contractions, par l'intermédiaire de la colonne vertébrale, sont transmises principalement à la région occipitale. Cette région est située au-dessus du plan horizontal qui répond à l'épine sciatique, l'occiput devant passer au-dessus de cette épine lorsqu'il décrira son mouvement de rotation. Si les contractions sont suffisantes, l'extrémité occipitale, qui est entourée en arrière et sur les côtés de parois dures et résistantes, commencera à bomber en avant, où elle ne trouve pas de résistance. «Ainsi, dit Mac-Donald, une tendance est établie, qui a pour effet, dans des circonstances favorables, de faire que le front s'élève un peu de manière à laisser plus de place pour que les parties situées au-dessous soient soumises à une plus grande tension». Dans les occipito-postérieures, le moulage de la tête précéderait invariablement son mouvement, souvent instantané, de rotation en avant; le bregma, région qui rencontre la moindre résistance, s'enfonce de plus en plus dans l'espace vide et rend ainsi impossible la rotation du front en arrière, et par suite celle de l'occiput en avant.

Le volume de la tête fœtale est une cause, mais non l'unique cause, des positions occipito-postérieures; il faut aussi tenir compte d'une conformation spéciale du bassin (rétrécissement relatif du diamètre transversal). Mac-Donald a observé que les positions occipito-postérieures se répètent souvent chez la même femme. Cet auteur décrit le mécanisme de l'accouchement lorsqu'au lieu de tourner en avant l'occiput est resté en arrière et s'est même rapproché du milieu du sacrum. Pour que ce mécanisme s'accomplisse sous l'influence des contractions normales et sans déchirure du périnée, il faut que la tête fœtale soit petite et que le bassin soit large. Mac-Donald fait remarquer que ce sont justement là deux conditions qui se rencontrent rarement dans les cas de terminaison en O S ; car avec un bassin normal et une tête de volume moyen on voit généralement l'occiput faire sa rotation en avant. S'il en est ainsi, à part quelques exceptions, une intervention deviendra nécessaire, lorsque l'occiput restera en arrière.

Un facteur dont il faut tenir compte au point de vue de la marche du travail dans les positions postérieures, c'est l'état de flexion ou de déflexion de la tête fœtale dans l'excavation. Le professeur Tarnier a le mérite d'avoir insisté sur ce point (1). Toutes les fois que, dans les occipito-postérieures, il a observé l'insuffisance des contractions et l'impuissance des efforts de la femme, il a constaté la déflexion de la tête ; la flexion au contraire lui a souvent, et avec raison, fait pronostiquer la terminaison prochaine de l'accouchement. Pour ce maître, c'est à juste titre que les occipito-postérieures font le désespoir des accoucheurs : dans ces positions, l'accouchement naturel est presque toujours lent et pénible, et la terminaison artificielle difficile, parfois même dangereuse. Dans les cas où l'occiput reste en arrière, ce n'est pas cette partie de la tête qui apparaît la première à la vulve, mais le sommet, l'occiput se dégageant ensuite. Lorsque l'occiput accomplit sa rotation normale, l'accouchement est plus facile ; mais la rotation, qui exige la flexion, se fait souvent si lentement que les femmes en sont épuisées.

Dans une de ses leçons (2), M. Tarnier insiste encore sur les lenteurs, les difficultés et les dangers qui souvent compliquent les occipito-postérieures. Il rappelle que généralement, dans ces positions, on constate une tendance de la tête à la déflexion ou plutôt une flexion moindre que dans les positions antérieures. « La vérité, dit M. Tarnier, est que les accouche-

---

(1) *Annales de Gynécologie*, 1875, page 435.
(2) *Semaine médicale*, 1889, page 1.

ments en occipito-postérieure — que la tête tourne correctement ou que l'occiput se place vis-à-vis le sacrum — sont des
accouchements longs, pénibles, dont l'issue est incertaine,
compromettant les enfants, exposant les mères, par suite de
la prolongation inusitée du travail, à des compressions dangereuses et à des opérations».

Pour Richardson (de Boston), ce qui domine dans les
occipito-postérieures, c'est la flexion qui, une fois faite, trans-
forme toujours une position postérieure en position antérieure (1).

Bataillard (2) établit la durée et les modes de terminaison du travail dans les variétés postérieures, d'après une
statistique prise à la Maternité de Lariboisière, du 1er janvier 1885 au 1er janvier 1888, et dont il a éliminé tous les cas
où la femme ne présente pas un bassin normal et où les
fœtus sont anormalement conformés ou d'un poids inférieur
à 2.000 grammes. Cet auteur arrive aux conclusions suivantes que nous reproduisons :

La durée du travail de l'accouchement semble être un peu
plus considérable dans les variétés postérieures que dans les
antérieures. En moyenne, cette différence au profit des antérieures est de deux heures et demie pour les primipares,
d'une heure et demie pour les multipares.

Dans les variétés postérieures, le retardement du travail
porte presque exclusivement sur la période de dilatation ; ce
qui tend à prouver que c'est le degré plus ou moins marqué
de déflexion de la tête (constatée pendant la période de dilatation), bien plutôt que le défaut de rotation (laquelle s'effectue
lorsque la tête repose sur le périnée), qui prolonge l'accouchement.

---

(1) *New-York Med. J.*, juin 1885 ; *Archives de Tocologie*, 1885.
(2) *Loc. cit.*

Tandis que dans les variétés antérieures de la présentation du sommet il y a 3,9 applications de forceps p. 100 on en compte 6,7 o/o dans les variétés postérieures, et 22,48 o/o dans les variétés transversales.

On sait que si l'on trouve, pendant le travail, une tête plus ou moins engagée dans l'excavation en variété transversale, et si le bassin est normal et qu'il n'existe pas d'antéversion très prononcée, on peut être certain qu'il s'agit d'une variété postérieure dont la rotation est commencée.

Le dégagement en occipito-sacrée est une terminaison fort rare de l'accouchement dans les postérieures. Sa fréquence peut être évaluée à moins de 2 o/o. Toutes les causes naturelles ou artificielles troublant ou entravant l'accommodation sont favorables à sa production. Cette terminaison ne prolonge pas nécessairement la durée du travail qui peut marcher très rapidement. Dans les six cas rapportés par Bataillard, le dégagement en O S n'a été préjudiciable ni à la mère ni à l'enfant.

Cet auteur, comme conclusion générale de la première partie de son travail, déclare qu'au point de vue de la survie et de la santé de la mère et de l'enfant, le pronostic du travail de l'accouchement ne semble guère moins favorable dans les postérieures que dans les antérieures, à moins de faute de la part de l'accoucheur.

Farabeuf et Varnier (1) admettent quatre applications de forceps p. 100 pour les positions antérieures et dix environ pour les postérieures. Ils donnent la même proportion que Bataillard pour les occipito-sacrées et déclarent que presque toujours dans ces cas l'accouchement se termine spontanément, sans dommages notables pour la mère et pour l'enfant.

Cet aperçu des diverses appréciations qui ont été portées

---

(1) *Introduction à l'étude clinique et à la pratique des accouchements*, 1891.

2

sur les positions postérieures nous montre que si tous les auteurs regardent d'une manière générale ces variétés comme moins avantageuses que les antérieures, ils diffèrent beaucoup au point de vue de la gravité du pronostic. Quelques auteurs ne leur reprochent que de retarder l'accouchement et d'exposer, mais tout à fait exceptionnellement, à un dégagement en O S, et encore cette terminaison, si elle est considérée par les uns comme dangereuse et difficile par les seuls efforts de la nature, est regardée par les autres comme ne prolongeant pas nécessairement le travail et n'étant pas forcément préjudiciable à la mère et à l'enfant. Plusieurs accoucheurs, et des maîtres, ont fait des positions postérieures un tableau des plus sombres. La cause de la lenteur du travail dans ces positions, attribuée autrefois à l'étendue du mouvement de rotation, serait due, d'après les idées modernes, à une tendance plus ou moins marquée de la tête à la déflexion. L'accord n'existe pas non plus sur le mode de dégagement de la tête dans les occipito-sacrées. Si pour M. Tarnier le sommet apparaît le premier à la vulve, l'occiput ne se dégageant qu'après, pour Depaul et M. Pajot (1) c'est l'occiput qui sort le premier, les mêmes principes réagissant la sortie de la tête en occipito-sacrée et en occipito-pubienne.

Rapprochons maintenant des diverses conclusions données par les auteurs celles que l'on peut tirer des registres de la Maternité de Nancy.

Voyons d'abord au point de vue de la durée du travail. La durée moyenne étant, d'après Tarnier et Chantreuil et d'après Charpentier, de 12 à 15 heures chez les primipares et de 6 à 8 heures chez les multipares, nous avons compté le nombre de primipares où le travail était de 15 heures et plus et celui

(1) *Travaux d'obstétrique*, 1889, p. 93.

de multipares où il était de 8 heures et plus, en notant la position O I G A ou O I D P. En éliminant les cas où il y avait rétrécissement du bassin et ceux qui étaient du domaine pathologique, nous sommes arrivé aux résultats suivants :

Du 1ᵉʳ janvier 1881 au 31 décembre 1890.

Primipares chez lesquelles le travail a duré 15 heures et plus

O I G A : 182   O I D P : 80

Multipares chez lesquelles le travail a duré 8 heures et plus

O I G A : 159   O I D P : 104

Pendant cette période il y a eu 1319 accouchements en O I G A et 670 en O I D P, ce qui donne la proportion de 2 O I G A pour 1 O I D P. Si l'on tient compte de cette proportion, on voit que, d'une façon générale, le travail a été plus long dans les positions postérieures que dans les antérieures. Distingue-t-on les primipares et les multipares, on trouve que chez les premières la durée de l'accouchement n'a pas paru influencée par la position, tandis que pour les secondes c'est surtout dans les droites postérieures que le travail a été le plus long.

Quant au pronostic, la morbidité maternelle n'est pas plus fréquente, que l'occiput soit en avant ou en arrière. Mais la position postérieure semble un peu moins favorable pour l'enfant.

Sur les 670 droites postérieures, nous n'avons relevé qu'une seule terminaison spontanée en O S ; le travail fut long, mais il n'y eut pas de suites fâcheuses, ni pour l'enfant qui pesait 3.150 grammes, ni pour la mère qui, quoique primipare, ne présenta pas la moindre déchirure du périnée.

Une observation rapporte un fait de conversion, dans l'excavation, d'un sommet en face. Il s'agissait d'une droite postérieure chez une femme de 24 ans, secondipare ; les contractions étaient fortes et fréquentes ; le menton se dégagea sous le pubis ; l'enfant pesait 2.404 grammes et avait la tête très petite : la terminaison fut heureuse pour la mère et l'enfant.

Si maintenant nous comparons la fréquence relative des applications de forceps dans les gauches antérieures et les droites postérieures, nous trouvons que pendant la période de 10 ans sur laquelle portent nos recherches (du 1er janvier 1881 au 31 décembre 1890), il y a eu 39 applications pour les gauches antérieures et 20 pour les droites postérieures.

Nous avons fait abstraction des cas où le bassin était rétréci et de ceux où une complication pathologique tenant à la mère ou au fœtus pouvait entraîner une intervention.

Il y a eu 39 applications sur 1319 gauches antérieures, ce qui fait 2,95 pour 100.

Il y a eu 20 applications sur 670 droites postérieures, ce qui fait 2,98 pour 100. Sur ces 20 applications de forceps, 9 furent pratiquées alors que la rotation était faite ou déjà commencée ; dans les deux tiers des cas il s'agissait de primipares ; aucun dégagement en O S n'a été noté ; 7 fois il y eut déchirure incomplète du périnée ; enfin, dans les vingt observations la terminaison fut heureuse pour la mère et l'enfant, sauf dans un cas où l'enfant, du poids de 4.000 grammes, ne put être ranimé.

Nous venons de nous occuper des droites postérieures. Si dans notre étude nous avons distingué les positions postérieures droites des positions postérieures gauches, c'est que la marche de l'accouchement et le pronostic sont différents suivant que l'occiput est en arrière et à droite ou en arrière et à gauche.

Sur 2000 présentations du sommet, nous avons relevé 9 gauches postérieures : 5 fois la terminaison fut spontanée (3 fois en occipito-sacrée et 2 fois en occipito-pubienne) ; 4 fois on dut intervenir avec le forceps (4 fois la tête se dégagea en position occipito-sacrée et pas une seule fois en occipito-pubienne).

Dans les 5 accouchements où l'on n'eut pas à intervenir, la terminaison fut heureuse pour la mère et l'enfant; le dégagement en O S rendit le travail plus long et exigea des contractions énergiques; il n'y eut pas de déchirure périnéale; dans un cas où l'on décrit le dégagement en O S, on vit d'abord le front paraître sous les pubis, ensuite l'occiput se dégagea à la partie postérieure de la vulve, puis le bregma, la face.....

Examinons les gauches postérieures qui nécessitèrent une application de forceps.

Dans la première observation, malgré des contractions fortes et fréquentes, le travail ne faisait pas de progrès; on constatait un ralentissement des battements fœtaux; la tête plongeait dans l'excavation, la petite fontanelle située en arrière et à gauche; une application de forceps dégagea l'occiput en arrière, sans déchirure du périnée; l'enfant était de volume moyen; suites heureuses pour la mère et l'enfant. Le sujet de cette observation portait dans le flanc gauche une tumeur fœtale, produit d'une grossesse extra-utérine antérieure.

Dans la *seconde observation*, il s'agit d'une primipare de seize ans, chez laquelle le travail dura 36 heures. Les battements fœtaux furent entendus à gauche, mais il ne semble pas que le diagnostic de gauche postérieure ait été posé. Les contractions furent fortes et fréquentes. Lorsqu'on se décida à intervenir avec le forceps, la tête reposait depuis 2 h. 1/2 sur le plancher du bassin, une bosse sanguine volumineuse qui faisait saillie à la vulve pendant les contractions ne permettait de sentir ni suture ni fontanelle, enfin on constatait un affaiblissement et un ralentissement des battements fœtaux. L'occiput se dégagea en arrière. L'enfant était mort; il pesait 2.470 grammes. Il y eut une déchirure périnéale antéro-postérieure, intéressant le sphincter anal et le rectum sur une hauteur de 2 à 3 centimètres.

Le sujet de la *troisième observation* est une primipare de 19 ans, qui était en travail depuis 19 heures lorsqu'on appela un médecin. Ce dernier, voyant que la tête n'avançait pas malgré des contractions très fréquentes et intenses, appliqua le forceps Stoltz, l'instrument dérapa; nouvelle application et nouveau dérapement avec cette fois une déchirure du périnée. La femme fut alors amenée à la Maternité. Le vagin dans sa région moyenne présentait des déchirures, chacune de 3 centimètres environ, perpendiculaires à son axe; le périnée était déchiré jusqu'à 2 ou 3 millimètres de l'anus; toutes les parties étaient rouges et tuméfiées. Les contractions étaient fréquentes et intenses. Le maximum des battements fœtaux s'entendait à gauche, un peu au-dessus de l'ombilic. Le palper n'apprenait rien. Au toucher, on sentait une tête très molle engagée dans l'excavation; une bosse sanguine considérable masquait les fontanelles. Une application de forceps Tarnier, qui aurait été pratiquée peu après l'entrée de la femme dans le service, amena la tête jusqu'à la vulve. A ce moment, les branches glissèrent et pour éviter un dérapement on retira l'instrument. La tête remonta dans l'excavation. Nouvelle application qui de nouveau amena la tête jusqu'à la vulve. Mais l'instrument glissa et dérapa, quoique les tractions eussent été faites avec lenteur. Le forceps Stoltz auquel on eut alors recours amena encore la tête jusqu'à la vulve. Mais sentant le forceps glisser sur la tête, l'opérateur retira l'instrument. M. le professeur Herrgott, qu'on fit alors appeler, trouva la tête en partie engagée dans l'excavation. M. Herrgott procéda à une nouvelle application de forceps Tarnier, et remarquant que les branches de préhension prenaient bientôt une direction presque verticale, il pensa qu'il s'agissait peut-être d'une occipito-postérieure. L'occiput, en effet, se dégagea en arrière. Le dégagement des épaules offrit d'assez grandes difficultés. L'enfant était mort; il pesait 4.630 grammes et mesurait 54 centimètres de long; Diam. occipito-mentonnier, 13 cent.; D. sus-occipito-ment., 14; D. sousoccip.-bregmatique, 10 1/2; D. bipariétal, 9 1/2; D. bitemporal, 9.

On constata une déchirure totale du périnée; la cloison rectovaginale était rompue sur une hauteur de 1 cent. 1/2 environ.

Dans la *quatrième observation*, nous voyons une secondipare de 35 ans rester en travail pendant 36 heures. La dilatation demanda 29 heures pour être complète. La tête était encore au détroit supérieur; les battements fœtaux s'entendaient à gauche au niveau de l'ombilic, les contractions étaient fortes et fréquentes. On rompit les membranes; liquide amniotique verdâtre et abondant. A ce moment, on percevait la grande fontanelle en avant et à droite, la petite en arrière et à gauche. Le col ne tarda pas à se reformer. Malgré des contractions énergiques, la tête ne descendait pas. Les membranes étaient rompues depuis 2 h. 1/2 lorsque la tête reposa sur l'orifice, la grande fontanelle étant toujours en avant, et 2 h. 1/2 plus tard la tête franchissait l'orifice utérin. On crut alors sentir la petite fontanelle en avant. On attendit 1 h. 1/2 environ, puis, en raison de la longueur du travail, on se décida d'intervenir avec le forceps (F. Tarnier). On fit une application directe et on tira comme s'il s'agissait d'une occipito-pubienne. L'instrument ne s'élevait que lentement et difficilement. Ce fait fut expliqué lorsqu'on vit l'occiput apparaître à la commissure postérieure de la vulve. Lorsque la nuque fut placée en avant de cette commissure, l'instrument s'abaissa. L'opérateur le suivit passivement pour faciliter le dégagement de la face. Déchirure légère du périnée. Enfant vivant du poids de 3.570 grammes.

Des observations précédentes je puis rapprocher un cas que j'ai eu occasion d'observer en ville.

Il s'agissait d'une jeune primipare, chez laquelle l'enfant se présentait en O I G P. Le travail fut très long. Lorsque l'impuissance des contractions et l'affaiblissement des battements fœtaux m'engagèrent à intervenir avec le forceps, il me sembla que la rotation était faite et je crus que la petite fontanelle était en avant; il existait une bosse sanguine assez considérable. Je procédai à une application de forceps (F. Tarnier) comme s'il s'agissait d'une position occipito-pubienne; je ne tardai pas à m'apercevoir que l'instrument glissait sur la tête, et je dus retirer le forceps. Une seconde application fut nécessaire et la tête fut dégagée en occipito-sacrée. Déchirure incomplète du périnée; le sphincter anal fut respecté. L'enfant était vivant; il était très volumineux et pesait près de 4.000 grammes.

Lors de la première application, l'instrument a dû saisir la tête qui n'était pas fléchie. Les tractions ont déterminé la flexion. Mais en pareil cas, comme l'expliquent Farabeuf et Varnier (1), la prise ne peut pas être régulière, et par suite n'est pas solide. C'est pour cette raison que mon instrument glissait sur la tête et que je fus obligé de l'enlever. Mais alors la flexion était faite et une seconde application, qui cette fois fut régulière, me permit d'extraire la tête.

Si nous résumons les résultats de nos recherches, nous serons amené aux conclusions suivantes :

D'une manière générale le travail est un peu plus long dans les droites postérieures.

Dans les positions postérieures, la morbidité maternelle n'est pas plus fréquente, mais le pronostic semble un peu moins favorable pour l'enfant.

C'est un fait très rare qu'une droite postérieure se termine en occipito-sacrée. Ce mode de dégagement n'implique pas nécessairement un pronostic fâcheux pour la mère et l'enfant.

D'une façon tout à fait exceptionnelle, on peut voir une présentation du sommet en O I D P se convertir, dans l'excavation, en présentation de la face, grâce au petit volume de la tête fœtale.

Nous avons constaté ce que signalent la plupart des auteurs : le peu de tendance à la flexion que présentent les occipito-postérieures. Aussi pense-t-on à ces positions, lorsqu'à la fin de la grossesse ou au début du travail on trouve la grande

(1) *Loc. cit.*

fontanelle presqu'au centre du bassin, se présentant pour ainsi dire au doigt explorateur.

Au point de vue de la fréquence relative des applications de forceps, il y a 2,95 applications pour 100 gauches antérieures et 2,98 pour 100 droites postérieures.

Sur les 20 applications de forceps pour droites postérieures que nous avons relevées, aucun dégagement en O S n'a été noté ; 7 fois il y eut déchirure incomplète du périnée ; enfin la terminaison fut heureuse pour les mères et les enfants, sauf dans un cas où l'enfant succomba.

Très rarement l'occiput se présente en arrière et à gauche (9 fois sur 2000 présentations du sommet). Sur les 9 gauches postérieures que nous avons relevées, 5 fois seulement la terminaison fut spontanée (3 fois en occipito-sacrée et 2 fois en occipito-pubienne) ; dans les 4 cas où l'on employa le forceps, la tête fut dégagée en occipito-sacrée. Lorsque l'accouchement s'est terminé spontanément (occiput en avant ou occiput en arrière), le résultat a été heureux pour la mère et pour l'enfant. 4 accouchements ne purent être terminés qu'avec le forceps ; les contractions, quoique fortes et fréquentes, étaient impuissantes ; deux fois le diagnostic de gauche postérieure ne fut pas posé, et dans un cas on crut la rotation faite, alors que l'occiput restait en arrière ; deux fois seulement la terminaison fut heureuse pour la mère et l'enfant, dans deux cas l'enfant succomba et il y eut déchirure complète du périnée (dans un de ces cas, il y eut plusieurs applications de forceps ; l'enfant, très volumineux, pesait 4.630 grammes).

Nos observations tendraient donc à prouver que les positions gauches postérieures sont très rares ; que très souvent elles se terminent en occipito-sacrées ; que fréquemment elles exigent l'emploi du forceps ; enfin qu'elles comportent pour la mère et pour l'enfant un pronostic bien plus défavorable que celui des droites postérieures. Nous ajouterons que leur diagnostic est souvent méconnu. Le maximum des battements fœtaux à gauche peut faire penser à une gauche antérieure. Appelé quelquefois à intervenir à un moment où une bosse sanguine volumineuse rend difficile la distinction des fontanelles, l'opérateur peut croire la tête fléchie et l'occiput en avant, alors que la tête n'est pas fléchie et que l'occiput est en arrière (l'idée préconçue d'une gauche antérieure l'empêche de penser à la possibilité de cette situation de la tête). Son erreur peut l'amener, au grand préjudice de l'enfant et du périnée de la mère, à faire une mauvaise application de forceps, à voir son instrument déraper, à mal exercer les tractions, surtout s'il ne se sert pas du forceps Tarnier qui peut, jusqu'à un certain point, indiquer dans quel sens elles doivent être faites et rectifier spontanément ainsi un diagnostic erroné. Bien souvent nous avons entendu M. le professeur Herrgott insister sur cet avantage que présente le forceps Tarnier.

Nous voici maintenant arrivé à la dernière partie de notre travail, celle qui envisage la conduite que doit tenir l'accoucheur lorsqu'il se trouve en présence d'une occipito-postérieure.

Puisque le dégagement de la tête en position occipito-pubienne est la terminaison naturelle et de beaucoup la plus favorable, les auteurs ont recherché par quels procédés on peut arriver à favoriser ou à provoquer la rotation de l'occiput en avant lorsqu'elle tarde à se produire. Nous allons successivement passer en revue ces divers moyens, en rapportant les critiques dont chacun d'eux a pu être l'objet.

Le procédé le plus simple est celui qui consiste à modifier la position de la tête fœtale par des manœuvres externes ou par la situation que l'on fait prendre à la femme.

Les anciens accoucheurs essayaient les manœuvres exter-

nes. Ainsi Portal et Leroux appliquaient une main au niveau
du pubis et du côté que regardait la face, puis, au moment de
la contraction, exerçaient sur la paroi abdominale une pression
lente et graduée, pour éloigner la face de la paroi antérieure
du bassin. Cette méthode fut reprise par Guillemot en 1837.
On a essayé aussi de saisir la tête entre les deux mains placées sur l'abdomen et de provoquer la rotation par une pression
lente et ménagée.

Pour Mattei (1), le rôle des épaules est, sinon l'unique, du
moins la principale cause des rotations de la tête en avant ou
en arrière. Cet accoucheur a essayé tantôt d'attirer l'occiput
en avant, tantôt de pousser le front en arrière, mais rarement
avec succès. Il attribue ces insuccès à ce que la rotation de la
tête est un effet et non une cause, et il déclare que c'est la
rotation des épaules qu'il faut obtenir si l'on veut avoir celle
de la tête. Aussi Mattei, par des manœuvres externes, a-t-il
cherché à produire dans le cours du travail la rotation et l'engagement des épaules, dos en avant. En même temps, s'il s'agissait d'une droite postérieure, il faisait garder à la femme le
décubitus latéral gauche. Cette situation, utile dans les deuxiè-
mes positions, serait plutôt nuisible dans les premières ; dans
ce dernier cas, le décubitus latéral droit devrait être préféré.
La position de la femme, le redressement du corps utérin avec
une main qui, en même temps, ramène lentement le tronc fœtal
en avant, surtout au début de la contraction, telles sont, pour
Mattei, les manœuvres innocentes et le plus souvent efficaces
auxquelles l'accoucheur doit s'adresser.

A propos de l'influence de la position donnée à la femme,
rappelons l'expérience du professeur Pinard (2). Ce maître fit

---

(1) *Annales de Gynécologie*, 1876, p. 173.
(2) V. Thèse de Lochard, Paris, 1881.

placer dix femmes à terme chez lesquelles on avait constaté des O I D P dans cette situation : assises sur leur lit, le tronc penché en avant. Elles restèrent ainsi 1/4 d'heure : au bout de ce temps, la même variété de position persistait chez huit femmes, chez les deux autres il y avait transformation en variété antérieure.

Le professeur Tarnier (1) déclare qu'il a toujours échoué lorsqu'il a eu recours au procédé de Mattei.

Pour Richardson (de Boston) (2), on peut facilement, même au début du travail, transformer par des manœuvres externes une position postérieure en antérieure. Cet auteur insiste surtout sur la nécessité de reconnaître et de modifier aussitôt que possible, à l'aide du palper, les positions postérieures.

C'est surtout en des manœuvres internes que consistent les procédés manuels. Tantôt l'opérateur cherche directement à produire la rotation de la tête, tantôt sa flexion, dans d'autres cas il fait tourner la tête en même temps qu'il fléchit. Quelquefois les manœuvres ont pour but de changer, non la position de la tête, mais la présentation fœtale. Si certains auteurs n'ont recours aux procédés manuels qu'en présence d'occipito-postérieures persistantes, d'autres au contraire en recommandent l'emploi dès que l'intervention est possible. Enfin les manœuvres internes peuvent être employées seules ou combinées soit avec des manœuvres externes, soit avec une intervention instrumentale.

Nous ne reviendrons pas sur ce que nous avons déjà dit de la pratique des anciens accoucheurs. Rappelons seulement que Baudelocque est le premier qui ait essayé de ramener avec la main l'occiput sous l'arcade pubienne. Lorsque Naegele eut montré que les positions postérieures se convertissaient

---

(1) *Semaine médicale*, 1889, p. 1.
(2) *Archives de Tocologie*, 1885, page 709.

habituellement en antérieures, les essais de réduction manuelle devinrent plus fréquents et plus répandus. Ainsi Velpeau se déclara partisan des tentatives de réduction manuelle.

Un procédé qui date du commencement du siècle est celui de Clarke. Suivant ce procédé, on introduit deux doigts entre la symphyse pubienne et le côté de la tête, puis on exerce une pression énergique pendant les contractions jusqu'à ce que le front soit repoussé en arrière. Simpson et Merrimann ont rejeté cette méthode dans la crainte que l'espace libre déterminé entre le bassin et le crâne par l'introduction des doigts ne permît au cordon de faire procidence, d'où danger de mort pour l'enfant. Merrimann en rapporte un exemple (1).

Dans le procédé de John Burns, on rompt les membranes, si elles sont encore intactes, dès la position occipito-postérieure reconnue; on introduit un ou deux doigts entre la symphyse pubienne et la tempe ou la suture sagittale, afin d'appuyer fortement contre le frontal ou le pariétal pendant une contraction; on tourne la face en arrière; on soutient le front pendant la contraction avec deux doigts, qui, pressant doucement le front en haut dans l'intervalle des contractions, font descendre le sommet. On a, et avec raison, reproché à John Burns le conseil qu'il donne de rompre les membranes sitôt la position reconnue.

Bedford (de New-York) indique la pratique suivante : aussitôt que le col permet l'introduction de la main, l'introduire et placer le pouce sur l'un des côtés de la tête, les doigts sur l'autre ; élever lentement la tête tout en portant l'occiput en avant.

Jacquemier introduisait deux ou trois doigts de la main qui était indiquée suivant la position entre la tête et le bassin ; il

---

(1) *In* Thèse de Fonmartin, Paris, 1875.

les plaçait le plus près possible de l'occiput et cherchait dans l'intervalle des douleurs à imprimer un mouvement de rotation à la tête qu'il maintenait pendant quelques contractions, si la manœuvre réussissait.

Playfair et West, qui attribuaient le manque de rotation à l'insuffisance de flexion, pressaient de bas en haut sur l'os frontal pour exagérer la flexion de la tête.

Les procédés que nous venons de décrire sont rapportés dans deux thèses qui ont été soutenues à Paris, en 1875 et 1876, et dont les conclusions sont presque identiques (1). Les auteurs conseillent, lorsque l'occiput reste en arrière, de chercher d'abord, à l'aide des divers procédés manuels, à déterminer le mouvement de rotation de la tête ; ils recommandent de ne pas trop insister dans l'emploi de ces moyens, de crainte de fatiguer la femme ; ils réservent la version pour les cas qui la réclament nettement.

La pratique des procédés manuels ne fut pas acceptée par tous les accoucheurs. Les uns, comme Cazeaux et Joulin, donnèrent la préférence au forceps. Pour les autres, comme Simpson et Barnes, la rotation livrée à la nature se fait le plus souvent spontanément ; mieux vaut donc se borner à l'expectation que recourir à des manœuvres qui peuvent être pénibles pour la mère et dangereuses pour l'enfant. Mac-Donald (2) déclare n'avoir jamais rencontré un cas véritablement difficile de position occipito-postérieure, où la rectification avec la main eût la moindre chance de réussir. A une époque de sa pratique il avait l'habitude de se servir des procédés manuels.

D'autres auteurs sont partisans de la version. Ainsi Pugh,

---

(1) Thèse de Fonmartin, 1875 ; thèse de Filhoulaud, 1876.
(2) *Archives de Tocologie*, 1875.

cité par Simpson, conseille, lorsqu'on reconnaît la position occipito-postérieure lors de la rupture des membranes, de placer la femme dans une position convenable, puis de retourner l'enfant et de l'extraire par les pieds, la version étant la meilleure et la plus sûre méthode qui puisse être employée. Il ajoute que, si l'on est appelé après une sage-femme qui peut-être a pratiqué l'expectation trop longtemps pour que la version soit possible, on doit recourir au forceps (1). Presque tous les accoucheurs repoussèrent la version comme règle générale dans les occipito-postérieures. Elle peut être indiquée dans certains cas spéciaux qui présentent en même temps les conditions nécessaires pour la pratiquer. En présence d'une position postérieure, qui le plus souvent se terminera seule et heureusement, on ne peut être autorisé à faire la version dès le début du travail. Si l'on attend qu'une intervention soit nécessaire, la tête alors est engagée et le temps de la version est passé.

Le professeur Tarnier, qui a tant insisté sur les lenteurs, les difficultés et les dangers de l'accouchement dans les occipito-postérieures, devait tout essayer pour rendre le travail moins long et plus facile en accélérant et en produisant le mouvement de rotation. Il eut recours, mais inutilement, aux divers procédés manuels destinés à faire tourner l'occiput. La manœuvre de Playfair et de West et celle de Mattei ne lui donnèrent pas de meilleurs résultats. Il pensa que la tête fœtale, unie comme une bille de billard et plus glissante, devait naturellement échapper au doigt, à moins qu'il ne prît sur elle un point d'appui résistant. Le procédé digital a donné à son auteur d'excellents résultats. Voici en quoi il consiste : Quand la dilatation est complète, ou à peu près,

---

(1) **V.** Thèse de Fonmartin, p. 24.

jamais avant, on introduit profondément le doigt indicateur,
le gauche s'il s'agit d'une droite postérieure, et on l'applique
sur le côté de la tête ; puis on le fait glisser en avant et en
haut, jusqu'à ce qu'il sente le rebord postérieur de l'oreille
gauche sur toute sa hauteur ; on attend alors une contraction
utérine et, dès qu'on la sent venir, on appuie fortement le
doigt sur la tête, en le portant en même temps et avec force,
mais sans violence, du côté du pubis, puis derrière la symphyse, et enfin sur le côté gauche du bassin. Le doigt est
retenu par le rebord de l'oreille. La rotation artificielle ne doit
provoquer aucune douleur. Si l'occiput s'arrête à moitié chemin, on maintient le doigt en place jusqu'à la contraction suivante, au moment de laquelle on achève le mouvement.

Dans les gauches postérieures, c'est l'index droit qui est
placé derrière l'oreille droite.

Après trois ou quatre essais, si l'on échoue, M. Tarnier
conseille de ne pas insister davantage ; mais nombre de fois
il a vu la tête obéir à sa première tentative de rotation artificielle (1). En agissant ainsi, ne ferait-on tourner que les têtes
qui eussent tourné toutes seules, le temps aidant, on a du
moins épargné des heures de souffrance aux mères et aux
enfants. Aussi pour M. Tarnier (2), lorsque la rotation tarde
à se faire et que le travail s'éternise, on doit toujours essayer
la rotation artificielle par cette petite manœuvre digitale
absolument inoffensive. On tentera la réduction par le doigt
avant de recourir au forceps, excepté dans les cas exceptionnels qui réclament une intervention prompte et efficace comme
celle que l'on peut attendre du forceps.

---

(1) *Considérations sur l'accouchement dans les positions occipito-postérieures
et sur la possibilité de transformer ces positions en occipito-antérieures à
l'aide du doigt. (Annales de Gynécologie*, 1875, p. 435).

(2) *De l'accouchement dans les occipito-postérieures. (Semaine médicale*, 1889,
p. 1).

Dans sa thèse (1), Lochard conseille d'essayer toujours le procédé digital avant de recourir au forceps. Avec ce procédé, Blanc a réussi à transformer des occipito-postérieures en antérieures (2). D'autre part, Mattei (3), tout en disant qu'il faut tenter le procédé de M. Tarnier toutes les fois qu'il est indiqué, semble douter beaucoup de son efficacité et lui préfère les manœuvres externes telles que nous les avons décrites plus haut.

Certains accoucheurs cherchèrent à obtenir la rotation de la tête en agissant à la fois et par manœuvre externe et par manœuvre interne. Sentex conseille leur emploi combiné, tout en reconnaissant que la manœuvre interne est beaucoup plus efficace.

Le docteur Doughty (4) se sert aussi des deux sortes de procédés lorsqu'il propose la réduction primitive des occipito-postérieures en antérieures. Entre deux douleurs il applique fortement un ou plusieurs doigts sur la région temporale ou latéro-frontale, et repousse le front vers la droite s'il s'agit d'une G P, ou vers la gauche si l'occiput est à droite et en arrière, et il maintient, pendant la douleur suivante, l'avance qu'il a pu gagner. L'autre main, pressant à l'extérieur, aide la main qui agit en dedans et s'oppose au retour de la tête dans la position d'où on l'a délogée. Dans les cas rapportés, les membranes ont été rompues après l'exécution de la manœuvre. Comme la réduction primitive donne les avantages des positions antérieures et qu'elle peut être pratiquée au début du travail, avant que la tête soit fixée, l'auteur conseille de l'essayer, lorsqu'à ce moment du travail il est néces-

(1) *Etude sur les positions occipito-postérieures.* Paris, 1881.

(2) *Archives de Tocologie,* 1888, p. 552.

(3) *Loc. cit.*

(4) *American journal of obstetr.,* 1878, p. 302; *Annales de Gynécologie,* 1878, p. 232.

3

saire d'accélérer l'accouchement. Si le col, par suite de la position de la tête, tardait à se dilater, il faudrait recourir à cette méthode avant d'essayer la flexion forcée, même si les membranes n'étaient pas rompues. Doughty, en effet, regarde la rectification de la position comme plus utile à la dilatation que la conservation de la position anormale même après la flexion forcée.

Dans ces dernières années, c'est surtout en Amérique qu'on a eu recours à l'introduction entière de la main pour modifier les occipito-postérieures, en s'aidant parfois de manœuvres externes.

John Parry (1), qui craint la torsion du cou de l'enfant, ne tente la rotation artificielle que lorsque l'accouchement ne peut être terminé par les seules forces de la nature, que l'occiput ne peut être dégagé en arrière, et que l'opérateur n'a le choix qu'entre la version qui serait très difficile ou la craniotomie. Voici en quoi consiste le procédé de Parry : la femme étant endormie, le médecin se place à sa droite et, tandis que de la main gauche il soutient le fond de l'utérus, il introduit la droite dans le vagin et place ses quatre derniers doigts sur l'occiput, le pouce répondant à la partie de la tête qui regarde en avant. Il repousse la tête au-dessus du détroit et cherche à la fléchir. Puis il fait tourner l'occiput en avant, pendant que la main placée sur l'abdomen agit sur le dos du fœtus. On laissera la main droite sur l'occiput pendant quelques contractions qui fixeront la tête dans sa nouvelle position.

Parry tentait la rotation quand il y était en quelque sorte forcé. Sawyer (2) au contraire conseille d'intervenir le plus tôt possible dans les occipito-postérieures. Cet accoucheur

(1) *American journal of obstetr.*, 1875-76, p. 138.
(2) *American journal of obstetr.*, 1884; *Archives de Tocologie*, 1885, p. 1007.

saisit la tête avec toute la main et l'amène en position antérieure, en s'aidant de l'autre main qui agit sur le corps du
fœtus. S'il ne réussit pas, il applique le forceps, surtout pour
compléter la flexion.

Nous avons vu plus haut que Richardson (de Boston) recommande de modifier par manœuvres externes les positions
postérieures dès qu'on les reconnaît. Cet auteur (1) a eu
recours aussi aux manœuvres internes. Mais il ne cherche
plus directement à produire la rotation, mais la flexion. Il
introduit la main entière, puis, appliquant les doigts sur le
front, il se borne pendant la contraction à empêcher sa descente. S'il ne réussit pas, il intervient, avec le forceps qu'il
applique d'une façon spéciale sur laquelle nous aurons occasion de revenir.

Pour Taylor (2), les présentations de la face ne présentent
pas plus de danger que les présentations du sommet en O P.
Aussi, dans quelques cas difficiles d'occipito-postérieure,
lorsque le forceps a échoué et qu'il faut recourir à une intervention manuelle, conseille-t-il de chercher, par des manipulations combinées, ou bien à changer la position de la tête, ou
bien à produire une présentation de la face. Cette dernière
manière d'agir lui paraît justifiée et par les relations des
auteurs et par sa propre expérience.

En France, Blanc (de Lyon) s'est montré partisan de la
réduction manuelle des occipito-postérieures. Dans un premier mémoire (3), il déclare que l'introduction entière de la

----

(1) *American journal of obstetr.*, 1884.

(2) *Conduite à tenir et thérapeutique spéciale, dans certains cas difficiles de
position occipito-postérieure. American medical association, meeting Washing-
ton, mai 1884. (Archives de Tocologie,* 1884, p. 545).

(3) *De la correction manuelle des occipito-postérieures persistantes. (Lyon
médical,* 1887).

main constitue un des meilleurs moyens que l'accoucheur ait à sa disposition pour corriger une occipito-postérieure persistante ; il fait même passer ce moyen avant le forceps. Voici quelques conclusions de ce mémoire relatives aux interventions manuelles :

« Dans les occipito-postérieures persistantes, toute la difficulté réside dans les mouvements de rotation.

« La main peut toujours remplacer le forceps dans les cas ordinaires où, la rotation faisant défaut, il s'agit de l'exécuter artificiellement.

« Lorsqu'on échoue par ce procédé, il est indiqué d'essayer la même manœuvre par le forceps. Toutefois, il est prudent de ne le faire qu'avec beaucoup de ménagements et de s'arrêter dès qu'on éprouve une résistance tant soit peu marquée.

« La rotation avec le forceps, telle qu'on l'exécute classiquement, ne réussira pas là où la main aura échoué.

« Si la difficulté est grande, on peut utiliser la manœuvre indiquée par John Parry, c'est-à-dire avec la main soulever la tête jusqu'au-dessus du détroit supérieur, de façon à dégager ses grands diamètres et à produire la flexion ».

Dans un second travail (1), Blanc reprend cette question de l'intervention dans les positions postérieures. Il a réussi plusieurs fois à transformer des occipito-postérieures en antérieures par le procédé manuel de John Parry. De même, comme nous l'avons dit plus haut, la manœuvre digitale de M. Tarnier lui a donné plusieurs succès. Blanc rapporte deux observations qui tendent à prouver qu'il n'est pas toujours possible de réduire avec la main une occipito-postérieure en antérieure, mais qui montrent en même temps que là où la main a échoué le forceps a échoué à son tour. On n'avait pas

---

(1) *Des occipito-postérieures irréductibles.* (*Archives de Tocologie*, 1888, p. 552).

affaire à des bassins normaux : dans un cas, le bassin semblait affecter une forme en entonnoir ; dans l'autre, il était généralement rétréci et aplati. Aussi l'auteur pense-t-il que, lorsqu'on se trouve en présence d'une occipito-postérieure irréductible, on doit non seulement penser à la possibilité d'une déflexion exagérée de la tête, mais aussi rechercher avec grand soin l'état du bassin. Si l'on trouve une viciation pelvienne, on se rappellera que la rotation artificielle est alors une manœuvre dangereuse. Dans les deux observations citées plus haut, les tentatives de rotation artificielle ont produit des déchirures vaginales et périnéales étendues. Dans un cas semblable, il y eut une déchirure étendue de la vessie qui entraîna la mort de la femme. L'auteur résume ainsi la conduite de l'accoucheur en face d'une occipito-postérieure persistante : s'assurer d'abord des dimensions relatives du bassin et apprécier le volume, la situation et le degré d'engagement de la tête ; puis, essayer la rotation manuelle ; si l'on échoue, intervenir avec le forceps. Dans tous les cas, si la résistance à la rotation est trop marquée, on ne s'obstinera pas, mais on essaiera de dégager en O S et, en cas d'insuccès, on se comportera comme dans les bassins rétrécis.

Dans un travail que plusieurs fois déjà nous avons cité, Bataillard se demande pourquoi dans certains cas, quel que soit le procédé employé, l'occiput tourne en avant avec la plus grande facilité, tandis que dans d'autres cette rotation ne se produit pas, ou ne se maintient pas. Y a-t-il simplement là une question de flexion plus ou moins marquée de la tête? Mais alors les procédés qui amènent une exagération de flexion devraient toujours réussir. Pour Bataillard, le but que l'accoucheur doit atteindre est de déterminer la rotation non seulement de la tête, mais encore du tronc, et Mme Lachapelle, en insistant sur la solidarité qui existe entre le mouvement de rotation de la tête et celui des épaules, aurait précisé les termes du problème.

L'auteur reconnaît qu'exceptionnellement, dans l'accouchement spontané et dans l'accouchement artificiel, les rotations de la tête et du tronc peuvent s'exécuter d'une façon absolument indépendante ; mais il ajoute qu'une pareille torsion du cou, bien que possible et compatible avec la survie de l'enfant, n'en est pas moins fort rare et peu désirable. Les expériences du professeur Tarnier montrent bien que, lorsqu'on imprime à la tête, saisie entre les branches du forceps et fléchie, un mouvement de rotation, celui-ci ne se passe pas seulement dans l'articulation atloïdo-axoïdienne, mais dans une grande partie de la colonne vertébrale. Mais on peut se demander si le résultat obtenu avec un instrument tel que le forceps qui peut à la fois tirer, fléchir et faire tourner, peut être obtenu par l'application d'un seul doigt derrière l'oreille de l'enfant. La pratique de M. Tarnier serait là pour le prouver.

Quant au moment d'intervenir, Bataillard conseille d'attendre que la nature ait montré son insuffisance. Le délai de deux heures qu'on a fixé pour l'intervention avec le forceps lui paraît également convenir pour l'intervention manuelle.

Avant d'aborder l'étude de l'intervention instrumentale dans les occipito-postérieures, nous devons nous arrêter sur un procédé mixte, à la fois manuel et instrumental. C'est le procédé décrit par Loviot (1). Nous en empruntons la description à son auteur :

Soit une O I D P dont la rotation ne peut pas se faire. La

---

(1) *Des applications de forceps dans les variétés postérieures du sommet et de la face.* (*Annales de Gynécologie,* octobre 1884).

main gauche, le pouce excepté, sera introduite dans les voies
génitales, dans l'intervalle des contractions ; la main sera en
supination, de telle sorte que son dos repose sur la face postérieure du vagin. L'opérateur contourne la tête d'avant en
arrière, jusqu'à ce que la paume de la main embrasse dans sa
concavité le pariétal postérieur. La main droite maintient le
fond de l'utérus. La main gauche repoussera en avant l'extrémité occipitale, jusqu'à ce qu'elle puisse prendre au niveau
de la symphyse sacro-iliaque droite la place abandonnée par
l'occiput. Ce dernier a quitté le diamètre oblique gauche pour
passer dans le diamètre transverse, mais il ne s'y arrête ordinairement pas et il vient occuper l'extrémité antérieure du
diamètre oblique droit. «Quand l'occiput primitivement en
arrière accomplit sa rotation, dit M. Pinard, il ne séjourne
pas sur les côtés du bassin». On agira comme en présence
d'une O I D A et on fera une application de forceps en se con-
formant à la règle classique : cette application, régulière quant
à la tête, sera oblique quant au bassin, la concavité des
branches étant dirigée en avant et à droite. La branche postérieure (la droite) sera introduite la première, non seulement
parce que son placement est plus facile et que la branche
antérieure, introduite la première, gênerait pour l'introduction de la postérieure, mais aussi parce que la branche postérieure fait levier, empêche l'occiput de retourner en arrière et
le pousse en quelque sorte en avant, surtout si on abaisse le
manche. Dans ce procédé, c'est la main qui fait accomplir à
la tête les deux tiers de sa rotation ; le chemin que doivent
parcourir les cuillers du forceps est donc abrégé au grand
avantage des parties molles. Ce que Loviot regarde comme
l'un des principaux mérites de cette méthode, c'est que les
leviers constitués par la main et la cuiller, non seulement
favorisent la rotation en avant, mais encore s'opposent à la
rotation en arrière. La méthode conseillée par Loviot repose

donc sur la transformation des positions postérieures en antérieures, d'abord avec la main profondément introduite,
ensuite avec la cuiller. N'ayant plus affaire, en fin de compte,
qu'à des antérieures, ou tout au moins à des transversales
(ce qui a lieu rarement si le bassin est normal), l'opérateur
suit avec ces variétés la règle classique. Si l'accoucheur se
trouve en présence d'une occipito-sacrée, il se comportera
comme s'il s'agissait d'une postérieure (droite ou gauche) ;
il déplacera donc avec la main l'occiput dans le sens de sa
rotation antérieure et terminera par une application oblique
ou transversale. Enfin, la transformation des postérieures en
antérieures devra être tentée et pourra être exécutée non seulement dans l'excavation, mais encore au détroit supérieur.

Une autre intervention manuelle qui a pu, dans certains
cas d'occipito-postérieures, précéder l'application de forceps,
est celle qui consiste à fléchir la tête avec la main. Ainsi Munde
a communiqué à la Société obstétricale de New-York (1) une
observation d'occipito-postérieure où, l'enfant se présentant
presque par le front, le forceps et la rotation manuelle avaient
échoué ; l'opérateur réussit à fléchir la tête avec la main ; le
forceps put alors extraire la tête en occipito-sacrée.

Maintenant que nous avons passé en revue les divers procédés manuels, examinons quelle a été l'intervention instrumentale et, après un court aperçu sur l'emploi du levier, nous
aborderons enfin les méthodes d'appliquer le forceps qui ont
été conseillées.

Nous n'avons pas à faire ici l'étude du levier, instrument
encore employé en Belgique et en Angleterre, mais généra-

---

(1) *Annales de Gynécologie,* 1888, p. 147.

lement abandonné en France et en Allemagne, quoique M. Stoltz (1) et M. Tarnier (2) aient élevé la voix en sa faveur. Seule son action dans les occipito-postérieures doit nous intéresser.

C'est surtout l'usage du levier dans ces positions qui a été l'objet d'une critique sévère de la part de Jacquemier (3). Il lui reproche d'abord de déterminer de graves désordres, l'arcade orbitaire étant un des points qui se présentent le plus naturellement à l'extrémité du levier. Mais il y a d'autres points de la face (la tempe, les régions malaire et parotidienne, le maxillaire inférieur) qui offrent une prise solide et peuvent être comprimés sans grand danger. Tout en reconnaissant que bien appliqué le levier peut favoriser la rotation de l'occiput en avant, Jacquemier pense que cette rotation sera obtenue plus sûrement avec le forceps. D'autre part, si, au lieu de tourner, l'occiput reste en arrière, le levier tend à contrarier le mouvement de flexion exagérée par lequel la tête s'engage dans le détroit inférieur et glisse jusqu'à la commissure postérieure de la vulve. Dès que la partie postérieure de la tête ne sera plus soutenue par le sacrum, le coccyx et les ligaments sacro-sciatiques, l'instrument, en continuant à pousser la tête en bas et en arrière, augmentera les chances de rupture du périnée. Après une comparaison en faveur du forceps, Jacquemier fait remarquer qu'avec cet instrument, si l'on a pris une occipito-postérieure pour une antérieure, on reconnaît l'erreur à temps pour opérer convenablement le dégagement.

Eugène Hubert, au contraire, se montre partisan du levier qui convertit, suivant lui, les positions occipito-postérieures

(1) Thèse, Strasbourg, 1826.

(2) Tarnier-Cazeaux, 1867 ; *Progrès médical*, 1890, p. 270.

(3) *Dict. des Sciences méd.*, art. levier.

en antérieures et imite ainsi le mécanisme naturel, — tandis qu'avec le forceps la conversion se fait moins facilement et moins sûrement, ce dernier instrument laissant le plus souvent l'occiput en arrière et amenant un dégagement en occipito-sacrée (1). Aussi le levier paraît-il à Hubert être plus spécialement indiqué et mériter la préférence dans les positions transversales et postérieures du sommet et surtout de la face. Le professeur de Louvain fait de l'action et du mode d'emploi du levier une étude assez complète à laquelle nous allons faire quelques emprunts : pour introduire le levier, deux doigts de la main gauche pénètrent dans le vagin, vont accrocher la paroi antérieure du col et l'appliquent contre les pubis. La main droite tient le levier verticalement et fait glisser son mors le long de la face dorsale des doigts introduits, jusqu'à ce qu'il soit parvenu sur le crâne au point indiqué. Dans les cas d'occipito-iliaques postérieures, la lame de l'instrument sera dirigée obliquement suivant une ligne allant de l'apophyse mastoïde au menton. Si la tête est encore au détroit supérieur, la pression du levier aura pour but et pour effet de reporter la face vers une des extrémités du diamètre transverse et d'amener la tête en position transversale. Si la tête est dans l'excavation ou au détroit inférieur, la pression du levier sur la mâchoire reportera la face en arrière et amènera l'occiput en avant.

Le professeur Tarnier, qui cependant est favorable au levier et admet que dans certains cas cet instrument peut rendre des services, lui préfère le forceps lorsque, la tête étant en occipito-postérieure, l'accoucheur veut la convertir en antérieure.

Il ne nous appartient pas de juger un instrument que nous

---

(1) Cours d'accouchements professé à l'Université de Louvain, 1878, p: 407 et suiv.

n'avons jamais vu employer. Cependant, en raison d'une part des critiques dont le levier a été l'objet et d'autre part des heureux effets du forceps dans les occipito-postérieures, effets que plusieurs fois nous avons constatés, il nous semble que la préférence doit être donnée au forceps. Avec cet instrument, comme le dit Jacquemier, on a une application facile et régulière des branches, une prise solide, une pression exercée sur une large surface, des facilités de rendre la flexion plus prononcée, si cela est nécessaire, de faire la rotation au temps opportun, de diriger la traction suivant la courbe à parcourir par la tête, enfin de diriger et de graduer l'extension quand le moment est venu.

Des médecins anglais et hollandais ont recommandé le levier, surtout dans le but de renforcer les douleurs. Mais alors ne vaut-il pas mieux préférer simplement la main, ou une branche de forceps qui serait toute introduite dans le cas où l'application de cet instrument serait nécessaire?

Nous n'avons pas l'intention de faire ici l'historique du forceps dans les occipito-postérieures. Contentons-nous de rappeler quelques points principaux.

Levret, qui, d'après Bataillard, aurait été amené, par la difficulté de réussir dans les occipito-postérieures, à modifier le forceps et à lui donner une courbure, ne tentait aucune rotation lorsque l'occiput était dirigé en arrière.

Smellie (1), au contraire, à la fin de sa pratique, essayait toujours, lorsqu'il appliquait le forceps pour une postérieure, de ramener l'occiput en avant. Dans son application, il cherchait une prise régulière, en saisissant la tête d'une oreille à l'autre.

---

(1) *Traité de la théorie et pratique des accouchements*, trad. de Préville, Paris, 1771.

L'exemple de Smellie ne fut pas suivi par Deleurye, Solay-rès, Baudelocque, Capuron, Naegele, Chailly Honoré, qui laissaient l'occiput se dégager en arrière, sans tenter de le ramener en avant.

Cette question de la rotation artificielle divisa les accoucheurs en deux camps. Ses adversaires sont Stoltz, Grenser, Villeneuve, Chassagny. Parmi ses partisans, on compte Jacquemier, Depaul, Blot, Joulin, Bailly, Tarnier. Comme intermédiaires entre les deux partis, Paul Dubois et Danyau admettaient que dans certains cas la rotation pouvait être tentée, mais ne faisaient pas de sa pratique une règle pour l'accoucheur. Le professeur Pajot ne fut pas toujours, comme on l'a dit, un ennemi déclaré de la rotation. «Essayez la rotation, disait-il ; si elle est facile, faites-là ; si la tête résiste, dégagez en occipito-sacrée» (1).

Les adversaires de la rotation artificielle reprochaient à cette pratique d'entraîner la mort de l'enfant par torsion du cou. Joulin même, qui est partisan de la rotation, conseille, lorsqu'on exécute ce mouvement, de s'assurer par l'auscultation comment se comporte le tronc, s'il suit le mouvement de la tête ; pour lui, mieux vaudrait subir les inconvénients d'un dégagement en occipito-postérieure que de s'exposer à tordre le cou de l'enfant.

Pour Villeneuve (de Marseille) (2), lorsque l'occiput reste en arrière et que la tête rencontre un obstacle à son dégagement, cela tient au défaut de flexion exagérée qui laisserait en rapport avec le diam. antéro-postérieur du bassin un diam. céphalique trop grand. Cet accoucheur recommande de ne tenter la transformation d'une occipito-postérieure en

---

(1) Thèse de Filhoulaud, p. 36.
(2) *De l'application du forceps dans les positions occipito-postérieures.* (Gaz. médic. de Paris, 1868, p. 4).

antérieure que s'il reste assez de liquide dans l'utérus pour que la rotation du tronc puisse s'effectuer facilement. Suivant lui, on devra s'abstenir de ces tentatives quand l'utérus à sec est fortement contracté sur le fœtus, à moins que la tête, n'ayant pu opérer son mouvement de flexion, ne puisse se dégager en O S. Dans ce cas, la vie de l'enfant étant aussi compromise par une trop longue expectation que par la rotation avec le forceps, il serait indiqué de recourir à cet instrument.

On reprochait à la rotation artificielle d'exposer l'enfant, dont le tronc restait immobile, à de graves lésions de la région atloïdo-axoïdienne et à une compression de la moelle épinière. Les expériences bien connues de Tarnier et les recherches de Ribemont devaient réfuter ces accusations. Tarnier (1) en effet a montré :

1° Que, lorsqu'on fait exécuter à la tête une rotation d'un demi-cercle, tout en maintenant les épaules immobiles, ce mouvement ne se passe pas seulement dans l'articulation atloïdo-axoïdienne, mais dans toute l'étendue de la région cervicale et d'une partie de la région dorsale, dont les vertèbres se tordent en spirale ;

2° Que la rotation exagérée expose moins à la compression de la moelle épinière qu'une flexion aussi considérable que celle que l'on est obligé de produire pour dégager l'occiput en arrière.

Des recherches de Ribemont (2), il résulte également que la torsion du cou se répartit sur toute l'étendue de la colonne et les six ou sept premières vertèbres dorsales. Il n'a trouvé, «en aucun point, de déformation ni d'aplatissement du canal rachidien. La moelle occupe le centre de ce canal ; elle n'est

---

(1) *Nouveau dict. de méd. et de chir. pratiq.*, t. XV, p. 384.
(2) *Anatomie topographique du fœtus*, th. Paris, 1878, p. 63.

donc exposée à aucune compression, mais elle subit une torsion sur son axe, parallèle à celle que subissent les vertèbres».

Budin (1) a rapporté deux exemples de rotation spontanée
et très étendue de la tête pendant l'accouchement, rotation qui
ne fut pas suivie d'un mouvement semblable du tronc.

De ces faits nous pouvons rapprocher les observations publiées récemment par Mme Henry (2). Il est donc prouvé que,
même dans un accouchement naturel, la tête peut tourner,
les épaules restant immobiles.

Enfin, tandis que Villeneuve n'a pu citer un seul fait clinique montrant qu'on doit redouter la torsion du cou, l'innocuité
de la rotation de la tête par le forceps est démontrée, non
seulement par les expériences que nous venons de citer,
mais encore par des preuves cliniques (3).

Un autre reproche qui a été adressé à la rotation artificielle
est le suivant : Si, pour une position postérieure, on fait une
application régulière, le bord concave des branches regardant du côté du front, ce bord regardera en arrière au moment
du dégagement, alors que le front sera dirigé vers le sacrum ;
l'instrument sera donc renversé, une fois la rotation faite.
Cette situation du forceps a été considérée comme défavorable pour le dégagement et compromettante pour les parties
maternelles. Pour éviter ces inconvénients, on a eu recours
soit à la rotation incomplète, soit à deux applications de forceps.

_____

(1) *Note sur un cas de rotation spontanée et très étendue de la tête pendant
l'accouchement, rotation non suivie d'un mouvement semblable du tronc.* Obstétrique et gynécologie, 1886, p. 555.

(2) *De la torsion du cou dans la présentation du sommet.* (*Annales de Gynécologie,* 1891, p. 276.)

(3) Chantereau. Thèse Paris, 1869.

a. Rotation incomplète. Deux manières d'agir : ou bien, on enlève le forceps avant que l'occiput soit arrivé sous la symphyse, attendant de la nature la terminaison de ce que l'art a commencé ; ou bien, après avoir amené l'occiput vers le trou obturateur, on attend quelque temps ; si le travail marche, on enlève l'instrument ; sinon, on dégage l'occiput sous la branche descendante du pubis.

b. Deux applications successives. On commence par une prise régulière quant à la tête et oblique quant au bassin, la courbure des branches regardant le front, et on amène la tête en occipito-transversale ou en occipito-pubienne. Dans le premier cas, on réappliquera l'instrument suivant les règles indiquées dans les transversales, la courbure de l'instrument étant dirigée vers l'occiput, on terminera la rotation et on dégagera en occipito-pubienne. Dans le second cas, c'est-à-dire si la première application a amené l'occiput en avant, il suffira d'une seconde application, directe cette fois, pour extraire la tête.

Plusieurs opérateurs n'ont pas jugé à propos de faire deux applications : ils amènent la tête en occipito-pubienne sans désarticuler et la dégagent, l'instrument étant renversé. « Si l'on est habile, dit le professeur Tarnier, on peut sans inconvénient terminer le mouvement de rotation sans désarticuler, comme Blot l'a fait le premier sous mes yeux. Je l'ai imité depuis cette époque et je n'ai eu qu'à me louer de ce procédé opératoire ». Bailly, après avoir rappelé avec quelle facilité s'achève la rotation quand l'occiput a dépassé le diamètre transverse, pense que le forceps peut servir à dégager la tête, malgré le renversement de sa disposition normale ; car, à ce moment, le crâne est presque entièrement sorti du bassin, et il est facile de surveiller l'extrémité des cuillers qui seule est encore engagée dans les voies génitales et de les empêcher de blesser les parties maternelles. Cet accoucheur ajoute :

«Une application nouvelle et régulière de l'instrument faite
dans le but d'achever l'extraction de la tête me semble donc
tout à fait superflue, dans la presque totalité des cas, et
comme elle n'est pas sans inconvénient pour la mère, qu'elle
inquiète ou fait souffrir, on s'en abstiendra autant que possible. D'ailleurs, il est assez fréquent de voir, quand la matrice
se contracte encore avec une certaine force, la tête et l'instrument être expulsés en même temps à la fin du mouvement de
rotation».

Pour Charpentier, si le plus souvent, au moins chez les
multipares, une double application est inutile, il est préférable quelquefois, chez les primipares à vulve étroite, d'enlever l'instrument, une fois la rotation exécutée, et de le réappliquer sur la tête ramenée en occipito-pubienne.

Voyons maintenant quelles sont, au point de vue de l'intervention instrumentale, les différentes règles de conduite
adoptées par les accoucheurs à l'égard des occipito-postérieures.

Pour Mac-Donald (1), les nombreuses difficultés présentées
par les occipito-postérieures persistantes ne tiennent pas tant
à la position qu'aux dimensions relativement trop grosses de
la tête et à l'arrêt de contractions d'un utérus qui vient d'être
surmené. Aussi cet auteur déclare-t-il qu'en règle générale
toutes les tentatives de rectification dans la position de la tête
sont inutiles et peuvent devenir dangereuses, si elles sont
faites avec le forceps. Lorsque Mac-Donald est obligé de recourir à cet instrument dans un cas d'occipito-postérieure, il
se contente d'abaisser la tête assez bas pour qu'il puisse, si
c'est nécessaire, diriger l'occiput avec un doigt introduit dans

---

(1) *Traitement à suivre dans les positions difficiles de la tête en occipito-postérieure.* Mémoire lu à la Société d'obstétrique d'Edimbourg. (*Archives de Tocologie*, 1875, p. 23 et 102).

le rectum ; il retire alors les branches et permet aux contractions d'expulser la tête. L'opérateur n'interviendra que si les douleurs sont trop faibles ou si le périnée est menacé. Lorsqu'il n'existe pas d'obstacle à la rotation et que néanmoins l'accoucheur a dû appliquer le forceps, on peut voir, sous la seule influence des efforts de traction, l'occiput tourner en avant dès que la tête est abaissée. Par suite de ce mouvement, les cuillers, qui primitivement répondaient aux parois pelviennes, deviennent obliques par rapport au bassin et exposent les parties maternelles à être plus ou moins fortement endommagées. Pour prévenir cet accident, Mac-Donald retire les cuillers quand la tête, qu'il a abaissée, commence sa rotation ; puis il presse doucement sur le front au moyen de l'index droit introduit dans l'anus, tandis que de la main gauche il exerce une légère pression sur l'abdomen. Il attend ainsi que les contractions achèvent l'expulsion. Si celles-ci font défaut ou si la résistance du périnée est trop grande, il réintroduit le forceps et extrait la tête. Mac-Donald pense que, si l'on se trouvait muni d'un petit forceps droit, il serait avantageux de retirer les cuillers courbes, une fois la tête bien descendue dans le bassin osseux ; on appliquerait alors le forceps droit et on terminerait l'accouchement sans craindre de léser les parties maternelles.

Le professeur Pajot, dans les cas où une occipito-postérieure réclame l'emploi du forceps, laisse habituellement l'occiput se dégager en arrière. Il a donné son nom à une méthode qu'on peut suivre si l'on adopte ce mode de dégagement. La main gauche placée près de la vulve tient fortement le forceps, l'autre main porte l'extrémité des branches d'abord en bas et un peu en avant, puis, à mesure que la tête descend, de plus en plus haut ; la main placée près de la vulve tend seule à abaisser les cuillers ; enfin, l'occiput dégagé sur le périnée, il ne reste plus qu'à abaisser les branches pour défléchir la tête.

Nous avons déjà compté Depaul parmi les partisans de la rotation. Voici comment il se comportait dans les cas d'occipito-postérieures : il ne se hâtait pas d'intervenir ; mais si la rotation tardait trop à se produire ou si l'état de la mère ou de l'enfant exigeait la terminaison de l'accouchement, il recourait au forceps et n'hésitait pas alors à tenter la rotation avec cet instrument. Une seule impulsion donnée à l'occiput était souvent suffisante et la rotation s'achevait toute seule entraînant le forceps en avant (1)

La pratique conseillée par M. Tarnier (2) est la suivante :

Que l'occiput soit directement en arrière ou encore à l'extrémité postérieure d'un diamètre oblique, si le forceps est indiqué, l'opérateur fera une application régulière, puis il tentera la rotation en avant, dans l'intérêt de la mère et de l'enfant : il abaissera d'abord la tête et la fléchira fortement par des tractions directes, qu'il combinera ensuite avec un mouvement de rotation destiné à porter l'occiput transversalement, alors il désarticulera et fera une nouvelle application comme pour une transversale primitive. Nous avons vu qu'à l'exemple de Blot, M. Tarnier admet la possibilité, sans qu'il en résulte d'inconvénient, de terminer le mouvement de rotation sans désarticuler. Si la rotation exige de la violence ou reste impossible, l'accoucheur devra se résigner à laisser l'occiput en arrière et à dégager la tête en occipito-sacrée : il cherchera à exagérer la flexion et à faire avancer l'occiput sur le périnée en relevant fortement le manche du forceps qu'il abaissera ensuite légèrement, quand l'occiput aura fran-

---

(1) *Leçons de clinique obstétricale*, p. 495.
(2) *Dict. de méd. et de chir. pratiques*, art. forceps.

chi la commissure antérieure du périnée. Ce mode de dégagement demande du soin, de la lenteur et de la prudence.

Charpentier (1) fait de l'absence de rotation une indication d'intervenir : si au bout d'une heure et demie ou deux heures, la tête ayant franchi le col reste immobile sans manifester de tendance à exécuter son mouvement de rotation, l'accoucheur doit intervenir sans hésiter et chercher à produire la rotation avec le forceps. Si dans un cas d'occipito-postérieure il est indiqué d'employer le forceps, l'application sera régulière, directe quant au bassin si la tête est en occipito-sacrée, oblique si l'occiput n'a pas encore tourné dans la concavité sacrée, et alors la branche postérieure sera introduite la première ; la petite courbure de l'instrument sera toujours dirigée du côté du front. On commencera par abaisser l'occiput par des tractions directes, ou, si c'est nécessaire, en se servant du procédé de Pajot, mais une fois la tête amenée sur le plancher du bassin, on tentera toujours la rotation en avant ; l'occiput devra évidemment être conduit dans le sens de sa progression naturelle. Une fois la tête en occipito-pubienne, suivant les cas, ou bien on dégagera avec le forceps renversé ou bien on procédera à une nouvelle application.

Si la tête est un peu élevée, il est quelquefois très difficile de l'abaisser, avant de lui faire exécuter son mouvement de rotation. Charpentier pense qu'il est bon, dans ces cas, de commencer le mouvement de rotation avant que la tête ne soit tout à fait descendue au niveau du détroit inférieur. Enfin, la rotation peut être impraticable ou demander des efforts dangereux pour la mère et l'enfant. Charpentier conseille alors d'y renoncer et de dégager l'occiput en arrière (procédé de Pajot).

Bataillard, dans sa thèse, reprend cette question de l'inter-

---

(1) *Traité pratique des accouchements.*

vention à l'aide du forceps dans les occipito-postérieures. Cette partie de son travail est le reflet de la pratique qui était suivie à la Maternité de Lariboisière, dans le service de M. Pinard. Voici en quoi consiste cette pratique :

A moins d'indication spéciale, on n'intervient que deux heures après le moment où la dilatation est complète.

C'est une règle de laisser la rotation entièrement à la nature et d'user seulement de tractions. Le forceps Tarnier serait le seul permettant d'observer cette règle dans toute sa rigueur.

Pas une fois en trois ans, pour ramener l'occiput derrière la symphyse pubienne, on n'a été obligé, soit de faire deux applications successives, soit de dégager la tête, l'instrument étant renversé. D'où il résulte que le forceps n'a pas été appliqué sur la tête alors qu'elle était en occipito-postérieure. La main introduite dans la concavité sacrée pour guider la première cuiller du forceps aurait toujours constaté ou obtenu, consciemment ou inconsciemment, en tout cas sans aucun effort, la réduction de la variété postérieure en transversale, sinon en antérieure.

Le seul but que l'accoucheur se propose dans son application est de saisir régulièrement la tête dans les cuillers de l'instrument et pour y arriver il se conforme à cette règle qui a été formulée par M. Pinard et qui domine toutes les applications : «Introduire la main jusqu'au niveau de l'oreille postérieure, la laisser en place, et, avec l'autre main, introduire et placer la première cuiller en avant de cette oreille (dans la région préauriculaire) ; cette cuiller, qu'elle soit à plat ou de champ, étant exactement maintenue dans cette situation par la main d'un aide, placer alors la seconde cuiller dans un point diamétralement opposé».

Lorsqu'on applique le forceps pour une occipito-postérieure, on agit comme si l'on avait affaire à une transversale, le seul fait de l'introduction de la première main, qui forme coin, plaçant le plus souvent la tête dans le diamètre transversal du bassin. L'application étant régulière, le forceps une fois placé se présentera de champ, sa courbure regardant directement à droite ou à gauche, vers l'occiput. Le tracteur brisé du forceps Tarnier permettra de tirer suivant le plan médian du corps, malgré la situation de l'instrument. Il suffira alors de tirer en se laissant guider par les branches ; d'où le précepte : tirer, sans tourner. Les premières tractions produiraient généralement la flexion complète de la tête et sa rotation. Bataillard reconnaît à ce mode d'application les avantages suivants : prise régulière et solide ; nécessité d'une seule application ; direction normale des courbures des branches au moment de l'extraction ; enfin, rotation facile et spontanée de la tête. Quant au reproche adressé à la branche postérieure d'exposer le périnée à être déchiré, il ne s'appliquerait qu'au début de l'opération, mais alors le périnée n'est pas assez distendu pour qu'on ait à craindre sa déchirure.

Si, ce que Bataillard regarde comme tout à fait exceptionnel, l'occiput, malgré l'introduction de la main et de la première branche, restait au niveau d'une articulation sacro-iliaque, il faudrait retirer la branche, pour faire une application régulière, la courbure de l'instrument regardant la face. En tirant dans le sens indiqué par les branches, on verrait sans doute la rotation se compléter en arrière et on dégagerait en occipito-sacrée.

Pour Bataillard, le seul fait que la tête est en occipito-sacrée ne constitue pas, si le travail n'est pas arrêté, une indication d'intervenir. Mais une intervention peut devenir nécessaire. Si l'introduction de la main ou de la première cuiller ne révèle pas une tendance naturelle de l'occiput à tourner, soit à droite, soit à gauche, on fera une application régulière, la courbure de l'instrument dirigée vers la face, et on dégagera l'occiput en arrière.

Dans un travail récent (1), où tous les détails opératoires
concernant les applications de forceps sont traités avec le plus
grand soin, Farabeuf et Varnier dictent les règles qui président à ces applications dans les occipito-postérieures. Après
avoir rappelé ce principe général de n'intervenir, s'il n'y a
pas de complication, que deux heures après que la dilatation
est complète, ces auteurs étudient successivement la conduite
à tenir suivant qu'au moment de l'intervention la tête est en
occipito-sacrée ou en occipito-iliaque-postérieure, suivant
qu'elle est fléchie complètement ou incomplètement :

Si l'on intervient sur une tête en occipito-sacrée et complètement fléchie, l'application de forceps étant régulière, c'est-
à-dire chaque cuiller correspondant à la ligne pariéto-malaire,
on tire d'abord un peu en bas, puis horizontalement pour
accentuer la flexion, afin que l'occiput se creuse comme une
loge au niveau du périnée postérieur et ne puisse plus rentrer
par déflexion. Les tractions sont ensuite dirigées notablement
en bas, pour engager le front dans l'arcade pubienne. Mais il
ne faut pas tirer trop tôt en bas, sous peine de laisser rentrer
l'occiput et d'amener la déflexion de la tête. On cesse de tirer
en bas, lorsque le front est hors de l'arcade, que la racine du
nez est sous la symphyse et que l'occiput, qui a franchi le
détroit inférieur, vient faire bomber le périnée. On relève
alors le forceps de la main droite, tout en soutenant énergiquement la traction de la main gauche. On fléchit ainsi la tête
de plus en plus et on amène l'occiput jusqu'à la commissure
postérieure de la vulve. Sous l'influence de l'exagération de
flexion, le périnée antérieur, la fourchette vulvaire, distendus
au maximum, se retirent en arrière avec ou sans déchirure,
dégageant la grande circonférence occipito-frontale, expulsant

---

(1) *Introduction à l'étude clinique et à la pratique des accouchements,* 1891.

l'occiput qui, si l'on abaisse le forceps, tombe aussitôt en déflexion et amène à l'extérieur le front et la face.

On vient de supposer la tête complètement fléchie. Si la flexion est incomplète, une première application de forceps ne réussira qu'à produire cette flexion. La tête ayant été saisie par l'instrument en arrière des oreilles et non au niveau des régions pariéto-malaires, la prise ne sera pas solide puisqu'elle n'est pas régulière. Les tractions produiront la flexion. Dès que l'opérateur sentira glisser les cuillers, il s'arrêtera, désarticulera et enlèvera l'instrument. Cette première application a fléchi la tête qui peut s'engager spontanément dans le détroit inférieur ou être reprise par une seconde application, régulière cette fois, les lignes pariéto-malaires étant devenues préhensibles.

Passant aux applications de forceps sur la tête qui reste en occipito-iliaque-postérieure, c'est-à-dire qui n'a pas commencé son mouvement de rotation, Farabeuf et Varnier déclarent d'abord que le forceps n'a que bien exceptionnellement à imposer une rotation de trois fois 45° pour amener l'occiput en avant ; car le plus souvent l'occiput a commencé à tourner soit spontanément, soit sous l'influence de la main qui sert de guide à la première cuiller du forceps. Aussi, en présence d'une occipito-postérieure oblique qui tarde à entrer en rotation, l'accoucheur doit-il se comporter comme s'il avait affaire à la position transversale correspondante, puisque, consciemment ou inconsciemment, la seule introduction de sa main amène presque toujours l'occiput dans le diamètre transverse. Cependant l'exception peut se présenter : l'occiput reste en arrière. L'application sera régulière mais oblique par rapport au bassin, la courbure de l'instrument regardant le front ; la rotation sera de trois fois 45° ; au moment du dégagement, le forceps sera renversé. D'après Farabeuf et Varnier, il s'agit là «d'une opération rare, spéciale, discutée même dans son mode d'exécution, exigeant toujours une grande contention d'esprit, car l'accoucheur le plus occupé n'a pas l'occasion de la pratiquer assez souvent pour se la rendre familière». Après avoir ainsi insisté sur la rareté de cette opération, ces auteurs exposent, d'après la méthode classique, la manière dont elle doit être pratiquée. La tête plonge plus ou moins dans l'excavation, l'occiput répond à l'intervalle sacro-sciatique. L'application étant faite conformément aux règles, l'instrument tient la tête par ses régions pariéto-malaires et a sa courbnre dirigée vers la moitié antérieure du bassin, c'est-à-dire vers le front du fœtus. L'opérateur commencera par amener la tête jusque sur le plancher du bassin et par l'appuyer sur l'entrée du détroit, jusqu'à ce qu'il voie bomber la région ano-coccygienne. Cela étant fait, l'accoucheur doit se décider entre trois partis : 1° dégager la tête en occipito-sacrée (partie de la petite rotation) ; 2° amener l'occiput sous la symphyse et extraire en occipito-pubienne (partie de la grande rotation) ; 3° amener la tête en occipito-transversale et se comporter comme s'il s'agissait d'une transversale, ce qui permet d'avoir le forceps bien placé lors du dégagement (partie de la grande rotation interrompue par un changement de prise). Si, en amenant la tête sur le plancher du bassin, on s'est servi du forceps Tarnier, qui laisse la tête libre, et qu'on constate par la direction des crochets que la rotation tende à se produire dans un sens plutôt que dans l'autre, on doit obéir à cette indication. Si aucune tendance ne se manifeste, le choix reste à l'opérateur. Mais, quel que soit le parti qu'il prenne, il doit toujours soutenir la traction pendant l'exécution de la rotation. Celle-ci s'obtient en imprimant aux crochets, et simplement avec deux doigts, un mouvement de circumduction autour de l'axe longitudinal de la tête confondu avec celui des cuillers. A-t-on adopté le parti de la grande rotation sans reprise, la courbure du forceps regarde le sacrum quand l'occiput arrive sous la symphyse, et c'est avec un instrument ainsi renversé qu'on doit opérer le dégagement. Aussi Farabeuf et Varnier conseillent-ils les précautions suivantes : «Pour engager la tête dans le bassin mou, il faut d'abord bien tirer en bas afin d'engager complètement, jusqu'à la nuque, l'occiput sous la symphyse. Pendant les tractions horizontales nécessaires au passage du détroit inférieur, les manches doivent rester angulairement inclinés au-dessous de l'horizon. On craindra de les relever trop tôt ; cependant, il est nécessaire de suivre la déflexion progresive de la tête dans son parcours à travers le bassin mou et la vulve. On craindra surtout de les relever trop et de creuser deux sillons sanglants sur la paroi postéro-inférieure du canal maternel».

Quand on applique le forceps sur une tête immobilisée en oblique postérieure, la flexion complète est loin d'être constante, bien souvent elle est nulle ou insuffisante. Il est nécessaire de faire une première application uniquement destinée à produire la flexion. La tête étant saisie en arrière des oreilles, la prise ne sera pas solide. Aussi, une fois la flexion faite, l'instrument sera-t-il désarticulé et enlevé. En présence alors d'une tête complètement fléchie, l'accoucheur se comportera comme dans le cas précédent.

Nous venons de décrire comment on se sert du forceps dans les occipito-postérieures persistantes. C'est la méthode classique, celle qui est enseignée en France par les représentants les plus autorisés de la science obstétricale.

A Lyon, le professeur Fochier a eu recours à un mode particulier d'application du forceps, qui lui a permis, dans certains cas difficiles, d'exécuter la descente de la tête, puis sa rotation. Comme M. Laroyenne (1), il se sert d'un forceps, dont cha-

(1) *Des avantages réalisés par un perfectionnement facile à appliquer au*

que cuiller présente deux ouvertures, situées l'une sur le bord
antérieur et l'autre sur le bord postérieur, et donnant toutes
deux passage à un fort ruban de fil qui les traverse de dedans
en dehors, c'est-à-dire de la concavité de la cuiller vers la
convexité. Voici, d'après son élève (1), la façon d'opérer de
M. Fochier pour une occipito-postérieure persistante : Il saisit
la tête par ses diamètres longitudinaux, obliquement de la
bosse frontale qui est en avant à l'apophyse mastoïde qui est
en arrière. Puis, en exerçant des tractions sur le lacs correspondant à la cuiller postérieure, il produit à la fois la descente et la rotation de la tête. M. Fochier n'exécute la rotation
artificielle que lorsque des tractions soutenues ont bien com-
plété la descente et développé le plancher périnéal ; la tête, en
grande partie logée dans le bassin mou, peut alors évoluer
sans grands dangers pour les parties molles de l'excavation.
Nous avons vu plus haut que M. Blanc, pour la réduction des
occipito-postérieures, préfère la main au forceps. Il ne croit
pas que la rotation avec le forceps, telle qu'on l'exécute classiquement, puisse réussir là où la main aura échoué. La traction sur un seul lacs, telle que la pratiquent M. Laroyenne
et M. Fochier, lui paraît bien supérieure à une application
ordinaire de forceps, et pour fléchir la tête, et pour exécuter
la rotation. Dans tous les cas, si la résistance à la rotation est
trop considérable, M. Blanc conseille à l'accoucheur de ne
pas s'obstiner.

Dans ces dernières années, en Amérique, on s'est occupé,
dans la presse et dans les sociétés savantes, de cette question du forceps dans les positions postérieures.

---

*forceps ordinaire, destiné à permettre l'insertion des cordons de traction au
centre des cuillers. (Annales de Gynécologie, 1875).*

(1) E. BLANC. *Lyon médical,* 1887, N° 3.

Richardson (de Boston) (1) pense que le forceps, appliqué sur une tête en occipito-postérieure non fléchie, peut encore augmenter la tendance à la déflexion. Cet accoucheur conseille d'appliquer l'instrument en sens inverse, sa convexité en avant. La traction portant sur l'occiput fléchirait la tête et faciliterait sa rotation en avant.

Sawyer (2), en cas d'insuccès des procédés manuels destinés à produire la rotation, a recours au forceps, surtout afin de fléchir complètement la tête.

A la Société obstétricale de Cincinnati (séance du 10 mars 1887) (3), Palmer critique le mode d'application employé par Richardson, et Miles rapporte des cas de rotations obtenues avec le forceps.

Enfin, à la Société obstétricale de New-York (séance du 6 décembre 1887) (4), Partridge déclare que la main et le forceps ne réussissent que rarement à produire la rotation ; si la tête tourne, c'est sous l'influence des forces naturelles. Munde rapporte avoir tenté une fois de faire la rotation à l'aide du forceps, dans le service de Scanzoni et sur le conseil de cet accoucheur ; il a déchiré le vagin. Depuis, Scanzoni lui a enseigné de laisser la tête tourner dans l'instrument.

Nous terminerons ce chapitre de bibliographie, en citant un récent travail publié par le docteur Remy (de Nancy), sur l'enclavement de la tête dans les positions postérieures du sommet et sur le dérapement du forceps (5). Partisan de la rotation artificielle, il rappelle que, pour dégager l'occiput

---

(1) *Diagnostic et traitement des occipito-postérieures* ; *New-York med. J.*, 20 juin 1885. (*Arch. de Tocol.*, 1885, p. 709).

(2) *De la conduite à tenir dans les occipito-postérieures : Medical New*, 12 septembre 1885. (*Arch. de Tocol.*, 1885, p. 1007).

(3) *Annales de Gynécologie*, 1887, p. 226.

(4) *Annales de Gynécologie*, 1888, p. 147.

(5) *Archives de Tocologie*, 1892, p. 146.

en arrière, il faut de fortes tractions qui sont préjudiciables à l'enfant et aux parties molles de la mère. D'autre part, il peut se faire un enclavement de la tête lié à la déflexion de cette dernière dans l'excavation, déflexion qu'exagère souvent le forceps. Celui-ci, en effet, étant appliqué non pas du côté de l'occiput mais du côté du front, a le bec de ses cuillers tourné du côté de la partie frontale de la tête. Comme conséquence de la direction des cuillers du côté de la face, le forceps tire sur la région frontale et abaisse le front derrière l'arc pubien, ce qui enclave la tête, surtout s'il existait déjà primitivement un certain degré de déflexion. Il y a donc arrêt de progression et enclavement de la tête. M. Remy explique comment, sur cette tête immobilisée, peuvent se produire le glissement du forceps et même son dérapement complet. Si l'on s'est servi du forceps Tarnier, à mesure que l'instrument dérape, on voit ses manches se relever vers la paroi abdominale de la femme, comme cela se produit au moment du dégagement de la tête au-dessous du pubis ; mais bientôt on sent l'instrument lâcher prise, et il faut s'en apercevoir assez tôt pour prévenir le dérapement. Les faces latérales de la tête représentent deux plans inclinés qui se rapprochent en avant, comme les dimensions des diamètres transverses : 9 c. 5 pour le bipariétal, 8 c. pour le bitemporal, 7 c. pour le bimalaire. Les cuillers tendent à glisser vers la partie la plus étroite de la tête, parce que l'instrument orienté du côté de la face saisit une circonférence de la tête peu favorable à son adaptation. Par le fait du glissement des cuillers, le forceps ne tient bientôt plus la tête que par le bec des cuillers appliqué sur les côtés de la face. L'effort appliqué sur le tracteur communique à l'instrument un mouvement de sonnette dont le point fixe se trouve au niveau de l'extrémité des cuillers, mouvement qui porte les manches d'abord plus en avant, puis horizontalement. Si on suit avec le tracteur la direction indiquée par

les manches, selon les préceptes établis, le mouvement d'élévation des manches se continue pour les mêmes raisons. Les
cuillers prennent donc une direction parallèle au diamètre
occipito-frontal, et les tractions les entraîneront vers le pubis,
parce que le bec de ces cuillers n'étant plus retenu par aucune
saillie va glisser sur des plans unis jusque sur le frontal, qui
ne le retiendra pas davantage. Le forceps Tarnier ne donnant
pas ici d'indication exacte sur la direction de l'axe que doit
suivre la tête, il serait indiqué de se méfier de ce relèvement
des manches, surtout si le toucher faisait constater qu'il ne
coïncide pas avec un abaissement de l'occiput ; ce serait le
signe d'un commencement de dérapement.

La conclusion à tirer de ce qui précède est que, pour bien
saisir la tête, il faudrait, dans l'application du forceps, avoir
soin de porter les manches très en arrière afin de placer l'axe
des cuillers aussi parallèlement que possible au grand axe de la
tête et maintenir les manches dans cette situation jusqu'à ce
que l'occiput soit abaissé. On devra se méfier des indications
fournies par les manches. Une fois que la tête fait bomber le
périnée, on rendra en partie la liberté aux manches, pour mettre à profit les indications qu'ils fournissent, mais il est encore
prudent de modérer, avec un doigt ou deux appliqués sur ces
manches, le mouvement d'élévation qui peut s'exagérer à
tout moment et entraîner le glissement des cuillers sur les
plans inclinés de la tête.

De même, une traction exercée sur les manches d'un forceps simple, comme celui de Levret, entraînerait à peu près
fatalement le dérapement à cause de la direction même de la
courbure de l'instrument qui reporterait l'effort en avant du
côté du front.

Cette revue, que nous venons de faire, des divers procédés
d'appliquer le forceps dans les occipito-postérieures, nous

montre combien cette question a intéressé la généralité des accoucheurs.

Nous avons vu comment les recherches expérimentales et anatomiques, ainsi que les faits cliniques, ont justifié la pratique de la rotation artificielle de l'accusation qu'on lui avait adressée de compromettre la vie de l'enfant.

En généralisant ce que nous avons dit plus haut, on peut dire qu'actuellement, en France, il y a deux manières différentes de se comporter lorsqu'on se trouve en présence d'une occipito-postérieure qui réclame l'emploi du forceps.

Première méthode. — C'est celle qui est conseillée par le professeur Tarnier et M. Charpentier. Rappelons en quoi elle consiste : Que l'occiput réponde à l'extrémité postérieure d'un diamètre oblique ou du diamètre droit, la prise sera toujours régulière quant à la tête, la courbure de l'instrument dirigée vers le front; suivant la position de l'occiput, l'application sera oblique ou directe par rapport au bassin. L'opérateur commencera par abaisser la tête, puis il tentera toujours la rotation en avant et dégagera soit avec le forceps renversé, soit après avoir fait une seconde application.

Si la rotation artificielle était trop difficile ou exigeait l'emploi de la violence, il ne faudrait pas insister et on se résignerait à dégager l'occiput en arrière.

Deuxième méthode. — Employée dans le service que M. Pinard dirigeait à Lariboisière, conseillée par deux de ses élèves, Bataillard et Varnier, cette méthode consiste à se comporter, lorsqu'on se trouve en présence d'une position oblique postérieure, comme s'il s'agissait d'une transversale correspondante. Comme ces auteurs recommandent avant tout de faire toujours une prise bien régulière, c'est qu'ils pensent qu'au moment de l'application du forceps la tête est non plus en oblique postérieure, mais en transversale : la main destinée à guider la première cuiller a déplacé, consciemment ou inconsciemment, l'occiput en avant. Une fois la tête en transversale, les uns, comme Bataillard, usent seulement de traction et laissent la rotation à la nature, tandis que les autres, avec Varnier, tout en soutenant la traction, achèvent le mouvement de rotation si, la tête descendue sur le périnée, l'occiput ne vient pas spontanément sous le pubis.

L'application oblique, la courbure du forceps étant dirigée vers le front, serait réservée à ces cas, regardés comme exceptionnels, où l'occiput, malgré l'introduction de la main, reste à l'extrémité postérieure d'un des diamètres obliques. Nous avons vu Bataillard conseiller alors de tirer simplement dans le sens indiqué par les branches, la rotation dût-elle se faire en arrière. Pour Varnier, l'opérateur peut choisir entre le dégagement en occipito-pubienne et le dégagement en occipito-sacrée; mais si la tête manifeste une tendance à tourner soit en avant, soit en arrière, il doit obéir à cette indication.

Enfin, si la tête est en occipito-sacrée, Varnier dégage l'occiput en arrière sans tenter de rotation. C'est la même conduite que conseille Bataillard, lorsque l'introduction de la main ou de la première cuiller ne révèle aucune tendance de la tête à tourner dans un sens ou dans l'autre.

Ce mode d'intervention à l'égard des occipito-postérieures est celui que nous avons déjà vu conseillé par Loviot, lorsqu'il décrit un procédé mixte, à la fois manuel et instrumental. Contentons-nous de rappeler que cet auteur a formulé une règle de conduite qu'il a généralisée en l'appliquant lorsque la tête est en occipito-sacrée ou lorsqu'elle est encore au détroit supérieur.

Nous ferons remarquer que peut-être entre les deux méthodes il y a moins de différence qu'il semblerait à première vue. Ainsi le professeur Tarnier, à moins d'indication spéciale, n'emploie le forceps que si le procédé digital n'a pas réussi, c'est dire qu'il ne fait d'application oblique, la cour-

bure du forceps regardant le front, que sur des têtes qui,
ayant déjà résisté à la pression du doigt, résisteraient probablement aussi à l'introduction de la main. D'autre part, le
conseil qui a été donné «de tirer sans tourner» s'applique à
des têtes qui sont déjà en position transversale. Or une rotation qui a commencé sous la seule influence de l'introduction
d'une main a bien de la tendance à s'achever spontanément.

Si nous rapportons ici les quelques observations, qui nous
sont personnelles, d'occipito-postérieures réclamant une intervention, nous voyons que chaque fois la rotation a été
tentée avec le forceps et que chaque fois l'occiput a pu être
dégagé sous la symphyse. Nous avons cité plus haut
une observation de gauche postérieure convertie en occipito-
sacrée, où avec le forceps nous avons dégagé l'occiput en
arrière. Si dans ce cas nous n'avons pas tenté de rotation,
c'est qu'au moment de l'application de l'instrument, nous
avons cru cette rotation faite et avoir affaire à une occipito-
pubienne.

OBSERVATION I. — *O I D P; forceps Tarnier; branche gauche introduite la première; application oblique par rapport au bassin, la
courbure de l'instrument dirigée vers le front; rotation artificielle;
dégagement de la tête dans une direction légèrement oblique.*

C..., âgée de 19 ans, primipare, entre le 22 janvier 1891 à la Maternité, dans le service de M. le professeur Herrgott.

Premières douleurs le 14 avril. Dans la soirée, on constate que le
col est effacé, à bords minces, dilaté comme une pièce d'un franc;
membranes intactes; tête engagée (il existe cependant un léger
degré de rétrécissement). A 11 h. du soir, rupture spontanée des
membranes. Le 15, à 3 h. du matin, la tête a franchi l'orifice utérin;
elle plonge dans l'excavation; bosse sanguine volumineuse; les deux
fontanelles sont accessibles; la grande, qui est en avant et à gauche,

paraît assez élevée. On entend à droite les battements fœtaux ; ils sont normaux. Les contractions sont fortes et fréquentes. De 3 h. à 5 h. 1/2, la tête n'a pas bougé ; la grande fontanelle est toujours en avant et à gauche.

Je termine alors l'accouchement par une application de forceps (F. Tarnier). La cuiller gauche est introduite la première. Le placement et l'articulation des manches se font facilement. La tête est saisie latéralement ; application oblique par rapport au bassin, la courbure de l'instrument regardant le front. L'extraction, qui est très laborieuse, dure 20 minutes environ. Une fois la tête arrivée sur le plancher du bassin, je tente la rotation, en faisant tourner les branches de préhension autour d'un axe représenté par la ligne fictive qui unirait les extrémités de la branche de traction. Cette manœuvre s'accomplit très facilement, et la tête se dégage dans une direction légèrement oblique, l'occiput répondant à la partie supérieure de la branche ischio-pubienne droite ; la courbure du forceps regarde en arrière et à gauche. On aide au dégagement du tronc. On ranime l'enfant, qui ne tarde pas à bien crier. Il pèse 3.050 grammes. Diamètres de la tête : D. maximum, 14 c. ; D. occipito-mentonnier, 13 c. ; D. occipito-frontal, 12 c. ; D. sous-occipito-bregmatique, 9 c. ; D. bipariétal, 9 c. 1/4 ; D. bitemporal, 8 c. Bosse sanguine volumineuse à la partie postérieure du pariétal gauche.

Pas de déchirure périnéale. Contusions légères à l'entrée du vagin.

Suites de couches normales.

OBSERVATION II. — *O I D P ; forceps Tarnier ; branche gauche introduite la première ; application oblique par rapport au bassin, la courbure de l'instrument dirigée vers le front ; rotation artificielle : dégagement spontané.*

A..., âgée de 23 ans, primipare, entre à la Maternité dans le service de M. le professeur Herrgott. Premières contractions le 17 avril 1891, à minuit ; rupture prématurée des membranes. Le 18, à 1 h. du matin, le col n'est pas effacé ; la tête se présente en O I D P ; elle

5

est légèrement engagée, fixée dans le détroit. (Chez la parturiente, le promontoire est accessible et l'utérus fortement incliné à droite). A 8 h., dilatation plus grande qu'une pièce de 5 francs; col très souple, dilatable, à bords encore épais. Les deux fontanelles sont accessibles, la petite en arrière et à droite. Les contractions sont peu intenses, espacées. Antéversion et inclinaison droite très prononcées. A 2 h. de l'après-midi, le col est plus épais, moins souple; la tête reste dans la même situation; une bosse sanguine considérable se forme sur le pariétal gauche. A 6 h., la dilatation n'est pas encore complète; les lèvres du col, qui sont épaisses, ont encore l'étendue d'un travers de doigt. Les contractions n'augmentent ni en fréquence ni en intensité. A 11 h., la tête franchit l'orifice utérin. Les bruits du cœur faiblissent.

A minuit 1/2, je suis appelé. La tête est dans l'excavation, à une certaine hauteur au-dessus du plancher périnéal. On sent les deux fontanelles : l'une, qui parait être la grande, en avant et à gauche, l'autre en arrière et à droite; elles sont assez difficiles à différencier. Aussi doit-on rechercher la direction du pavillon de l'oreille pour être certain de la position de la tête. En avant et à droite, il existe un espace membraneux, triangulaire, donnant absolument la sensation d'une petite fontanelle (réunion des sutures fronto-pariétale et temporale). Les battements fœtaux s'entendent plus nettement. Mais la parturiente est épuisée. A 1 h. 1/2, je procède à l'application du forceps Tarnier, en commençant par la branche gauche. La prise de la tête est régulière; la courbure du forceps regarde en avant et à gauche. Le placement et l'articulation des branches se font aisément. La tête est facilement amenée sur le plancher du bassin. Prenant d'une main la poignée de traction, je fais tourner la tête avec l'extrémité des branches de préhension. La tête obéit à ce mouvement et l'occiput est amené sous la symphyse. L'instrument, qui est alors renversé, est désarticulé et enlevé. La tête est expulsée spontanément quelques minutes après.

L'enfant est bien portant; il pèse 3.300 grammes.

Diamètres de la tête :

Maximum........ ...	15,5	B P........ ....,	10
O M...	14	B T......... . ..	8,5
O F.........	12,5	Sous O F....,....	10
Sous O B...	9,5		

A l'entrée du vagin, la muqueuse présente quelques érosions.
Suites de couches normales.

OBSERVATION III. — *O I D P ; forceps Tarnier ; branche gauche intro-duite la première ; application oblique par rapport au bassin, la courbure de l'instrument dirigée vers le front ; rotation artificielle ; dégagement de la tête dans une direction légèrement oblique.*

K..., âgée de 33 ans, secondipare, entre le 26 juin 1891 à la Mater-nité, dans le service de M. le professeur Herrgott.

La parturiente aurait perdu les eaux vers 2 h. du matin et aurait ressenti les premières douleurs à 9 h. Les contractions sont fortes et fréquentes jusqu'à midi. A ce moment on constate que le fœtus se présente en O I D P. La tête a franchi l'orifice utérin ; elle plonge dans l'excavation. La petite fontanelle est en arrière et à droite. On sent la grande fontanelle en avant et à gauche, mais elle est plus haute et moins accessible que la petite. A 3 h., même état ; bosse sanguine assez prononcée ; contractions fréquentes, mais insuffisan-tes ; la parturiente est très agitée. Je fais une application de forceps (F. Tarnier), en commençant par la branche gauche. L'application, qui est régulière, est oblique par rapport au bassin, la courbure de l'instrument regardant en avant et à gauche. La tête est abaissée sur le plancher du bassin. Puis, tenant d'une main la poignée de trac-tion, je tente la rotation en faisant tourner de l'autre main l'extré-mité des branches de préhension. La descente de la tête et la rota-tion se font avec la plus grande facilité. L'occiput est amené sous la branche ischio-pubienne droite, et la tête est dégagée dans une direction légèrement oblique.

Il ne semble pas que la rotation de l'occiput se fût produite ici spon-

tanément ; car, pendant les tractions exercées avec le forceps pour abaisser la tête, *celle-ci manifestait plutôt une tendance à tourner en arrière, et se placer en occipito-sacrée; cette tendance était indiquée par la direction des branches de préhension.*

Enfant bien portant, du poids de 2.900 grammes.

Diamètres de la tête :

Maximum.........	13	Sous O B..........	8,5
O F.......,......	11	B P..........	9,3
Sous O F....:....	10	B T.........	8

Périnée intact. Suites de couches bonnes.

OBSERVATION IV. — *O I D P convertie spontanément en droite transversale ; forceps Tarnier ; branche droite introduite la première : la rotation s'achève sous l'influence de l'introduction de la main et des premières tractions.*

P..., âgée de 29 ans, primipare, entre le 15 janvier 1892, dans le service de M. Herrgott.

Premières douleurs le 18 janvier, à 1 h. du matin. A 8 h., le col est effacé ; la dilatation est plus grande qu'une pièce de 2 francs ; les membranes sont intactes ; on entend à droite les battements fœtaux, qui sont réguliers; contractions fréquentes, assez intenses. A 10 h., la dilatation est presque complète ; suture sagittale dans le diamètre oblique gauche ; petite fontanelle accessible en arrière et à droite ; contractions fortes et fréquentes. A 3 heures après midi, la dilatation est complète, la poche des eaux se rompt spontanément ; la petite fontanelle est toujours en arrière et à droite. A 5 h., contractions fortes, mais espacées ; suture sagittale dans le diamètre transverse, petite fontanelle à droite ; battements fœtaux réguliers. A 5 h.1/2, la petite fontanelle est revenue en arrière et à droite. A 6 h., la suture est de nouveau transversale ; pendant les douleurs, la petite fontanelle vient même se placer en avant et à droite ; la parturiente est fatiguée.

A 8 h. 1/2, la suture sagittale est transversale; la tête repose presque sur le plancher du bassin ; battements fœtaux réguliers; contractions rares et faibles. Je procède alors à l'application du forceps Tarnier, en commençant par la branche droite. L'introduction de la main gauche (guide de la première branche) amène l'occiput en droite antérieure. L'introduction des cuillers se fait sans difficulté, ainsi que leur décroisement, qui est nécessaire pour permettre l'articulation. La tête est saisie régulièrement, la courbure de l'instrument regardant l'occiput, c'est à-dire en avant et à droite. Les premières tractions amènent l'occiput sous la symphyse. Le dégagement de la tête fut facile, ainsi que celui du reste du corps, malgré un circulaire qui fut levé aisément (cordon en écharpe sur le dos de l'enfant).

Enfant bien portant du poids de 3.110 grammes.

Déchirure périnéale qui fut immédiatement suturée ; sphincter intact.

Suites de couches normales

OBSERVATION V. — *O I D P ; absence de contractions ; forceps Tarnier ; branche gauche introduite la première ; application oblique par rapport au bassin, la courbure de l'instrument dirigée vers le front ; pendant les tractions, l'occiput tourne en arrière ; glissement des cuillers qui sont enlevées ; seconde application, la tête étant en O S ; rotation artificielle avec le forceps ; dégagement spontané.*

B..., âgée de 26 ans, primipare, entre à la Maternité, dans le service de M. Herrgott.

Rupture prématurée des membranes, le 1er mars 1892, dans la soirée. Le 2 mars, à 8 h. du matin, col non effacé, permettant au doigt d'arriver sur la partie fœtale; tête légèrement engagée; battements fœtaux à droite et en arrière. A 4 h. 1/2 du soir, la dilatation est comme une pièce de 2 fr.; on sent la suture sagittale dans le diamètre oblique gauche. A 7 h., la dilatation est encore plus petite qu'une pièce de 5 fr.; tête plus engagée; cuir chevelu légèrement tuméfié; contractions peu intenses. A 11 h., on constate que la tête a franchi l'orifice utérin; elle plonge dans l'excavation. A partir de ce moment, le travail ne fait plus de progrès ; absence de contractions ; battements fœtaux réguliers.

Je suis appelé à 2 h. 1/2 du matin. On sent la grande fontanelle en avant et à gauche. Le doigt peut atteindre la petite fontanelle. En raison de l'arrêt du travail et de l'absence de contractions, je procède à une application de forceps (F. Tarnier), en commençant par la branche gauche. La tête est saisie latéralement. Quelques tractions sont d'abord pratiquées pour abaisser la tête. Bientôt on voit la courbure du forceps, qui primitivement regardait en avant et à gauche, être dirigée directement en avant, ce qui indique que le front a tourné en avant. On observe aussi que l'extrémité des branches se relève pendant les tractions. Le toucher, qui est alors pratiqué, fait reconnaître la grande fontanelle presque directement en avant. Sentant que les cuillers glissent sur la tête fœtale, j'enlève le forceps, après l'avoir désarticulé, et je procède à une seconde application A ce moment, la tête est placée en O S. La branche gauche est de nouveau introduite la première. Application directe et régulière. Je tente immédiatement la rotation avec l'extrémité des branches de préhension, la poignée de traction restant fixe. Le début de la rotation demande un léger effort ; mais le mouvement, une fois commencé, s'achève facilement, et bientôt on sent la petite fontanelle directement au-dessous de la symphyse pubienne. L'instrument se trouve alors renversé, sa courbure dirigée en arrière. La femme est prise de violentes contractions. Etant donnée la direction du forceps, je le désarticule et l'enlève afin de ménager le périnée, quitte à faire une nouvelle application si c'est nécessaire. Les contractions persistent, fortes et fréquentes, et dix minutes après, la tête est expulsée. Le passage des épaules détermine une légère déchirure du périnée.

Enfant bien portant, du poids de 2.600 grammes.

Suites de couches bonnes.

OBSERVATION VI. — *O I D P* ; *essai de transformer la position en position transversale à l'aide de la main gauche ; insuccès ; forceps Tarnier ; branche gauche introduite la première ; prise régulière, mais oblique par rapport au bassin ; rotation complète ; l'instrument en-*

levé, l'occiput revient en arrière; nouvelle application pour rame-
ner celui ci en avant; dégagement de la tête en occipito-pubienne.

B. ., âgée de 32 ans, primipare, entre à la Maternité, dans le service de M. Herrgott.

Le 11 mars 1892, premières douleurs à 5 h. du soir. (Depuis quelques jours, la femme ressentait des douleurs faibles et espacées). A
9 h. du soir, la dilatation est plus grande qu'une pièce de 5 fr.; battements fœtaux à droite. A 11 h., rupture spontanée des membranes ;
le col n'est pas complètement dilaté ; contractions rares et peu intenses. Le 12 mars, à 8 h. 1/2 du matin, on trouve que la dilatation n'a
pas fait de progrès ; tête engagée ; la grande fontanelle, qui est en
avant et à gauche, est plus accessible que la petite, qu'on sent cependant en arrière et à droite ; contractions très faibles et très espacées ;
battements réguliers. Cet état des choses persiste jusqu'à 1 h. de
l'après-midi. Je me dispose alors à intervenir. A ce moment, la dilatation est presque complète, et le col est dilatable ; la grande fontanelle est toujours en avant, plus abaissée que la petite. Je tente
d'abord la manœuvre qui a été conseillée par M. Loviot : la main
gauche est introduite la première et cherche, mais sans succès, à
amener la tête en position transversale. L'introduction de la main et
et de la cuiller droite ne peuvent déplacer l'occiput ; leur présence
ne détermine aucune contraction. La cuiller droite est retirée, et je
me décide à appliquer le forceps selon la méthode classique ; branche gauche introduite la première et placée sur le pariétal postérieur ;
prise régulière de la tête ; courbure de l'instrument regardant en
avant et à gauche. L'introduction des branches est relativement facile. La tête franchit l'orifice utérin et descend dans l'excavation.
Après avoir essayé de l'abaisser le plus possible, je tente la rotation
qui demande un léger effort. La petite fontanelle est amenée directement en avant ; le forceps est renversé, sa courbure regardant en
arrière. Je le désarticule et l'enlève pour procéder à une application
plus régulière. Mais en introduisant la main pour le faire, je sens de
nouveau la grande fontanelle en avant et à gauche. Je réapplique le
forceps comme précédemment, ramène de nouveau avec un léger

effort la petite fontanelle directement en avant; puis cette rotation effectuée, j'enlève rapidement le forceps pour faire immédiatement une application directe, en maintenant la tête par la main gauche, puis par la cuiller droite qui est introduite la première. La tête est dégagée facilement en position occipito-pubienne. Enfant bien portant, du poids de 3.400 grammes. Périnée intact. Suites de couches bonnes.

Je rapporterai maintenant une observation que j'ai recueillie il y a quelques mois.

OBSERVATION VII.—Mme X...,dont les deux premiers accouchements s'étaient très bien passés, accouchait pour la troisième fois. L'enfant se présentait en O I D P; la tête était engagée. La période de dilatation n'offrit rien de spécial. Lorsque la dilatation fut presque complète, on rompit la poche des eaux, et la tête franchit l'orifice utérin. Le doigt arrivait aisément sur la grande fontanelle qui paraissait occuper le centre du bassin, tandis que la petite, en arrière et à droite, était difficilement accessible. En raison du peu de progrès du travail malgré des contractions fortes et fréquentes, je crus devoir intervenir. La tête, qui était encore à une certaine hauteur au dessus du plancher pelvien, n'était pas fléchie; la présence de la grande fontanelle directement en avant indiquait que l'occiput avait tourné en arrière. J'appliquai le forceps Tarnier, en commençant par la branche gauche. La prise de la tête fut régulière; la courbure de l'instrument regardait directement en avant. Je tirai d'abord en maintenant le tracteur à la distance indiquée des manches de préhension. Bientôt je vis ceux-ci se relever fortement, en même temps que je sentais les cuillers glisser sur la tête de l'enfant. Cessant alors les tractions, je fis décrire un demi-cercle à l'extrémité des manches. Ce mouvement s'exécuta avec la plus grande facilité et sans le moindre effort. L'occiput fut amené directement en avant. Le forceps ayant été enlevé, la tête fut maintenue par la main gauche, puis par la cuiller droite réintroduite la première, et une seconde application dégagea la tête en occipito-pubienne. Enfant bien portant, du poids de 3.590 grammes.

Pas de déchirure. Suites de couches bonnes.

En compulsant des observations se rapportant à notre sujet, observations que notre ami le professeur agrégé Remy a bien voulu nous confier, nous en avons extrait quelques-unes qui nous ont paru intéressantes.

OBSERVATION I. — *Primipare âgée; O I D P convertie en O S; on tente la rotation avec la main; l'occiput est amené en avant et à droite; forceps en commençant par la branche droite; l'occiput revient en arrière; de nouveau, rotation à l'aide de la main; forceps en commençant cette fois par la branche gauche; dégagement de la tête en occipito-pubienne.*

Rupture prématurée des membranes. Période de dilatation longue. Lorsque M. Remy tenta la rotation artificielle de la tête, celle-ci était descendue dans l'excavation, mais ne reposait pas encore sur le plancher pelvien; la suture sagittale était antéro-postérieure; grande fontanelle derrière le pubis; petite fontanelle dans la concavité sacrée. La tête, primitivement en O I D P, s'était placée en O S. L'opérateur glissa deux doigts derrière le pubis et un peu à droite, exerça une pression constante sur la bosse coronale située dans la partie droite du bassin et constata que la tête pivotait. L'oreille répondant au côté droit du bassin vint immédiatement derrière le pubis: elle fut saisie entre deux doigts et menée sur le côté gauche: la petite fontanelle avait cheminé jusque derrière le trou obturateur droit. M. Remy applique alors le forceps Tarnier, en commençant par la branche droite. Mais il voit que sous l'influence de l'introduction de cette branche la grande fontanelle est revenue en avant. Cette branche est retirée. De nouveau, à l'aide de la main, on tente la rotation qui réussit comme la première fois. On applique maintenant le forceps en commençant par la branche gauche; la tête ne bouche pas. Elle est abaissée, puis dégagée en occipito-pubienne. Enfant vivant.

Périnée intact. Suites de couches bonnes.

OBSERVATION II. — *O I D P; travail lent; forceps Tarnier; cuiller droite introduite la première; l'occiput reste en arrière; rotation artificielle facile; dégagement avec le forceps renversé.*

La dilatation s'est faite lentement. Tête descendue et se trouvant dans l'excavation depuis 4 à 5 heures. La tête ne presse sur le plancher que d'une façon insignifiante. Grande fontanelle en avant et à gauche; petite en arrière et à droite. Contractions insuffisantes. Forceps Tarnier. M. Remy commence par la cuiller droite, par dessus laquelle il place la cuiller gauche; décroisement. L'introduction de la main gauche qui sert de guide à la première cuiller ne déplace pas la tête. Il en est de même de l'introduction de cette cuiller. L'occiput reste en arrière et à droite. Tractions pendant les contractions; la tête descend un peu, mais il ne se manifeste aucune tendance à la rotation. L'opérateur se décide à faire la rotation; maintenant fixe la tige de traction, il fait décrire aux branches un cercle assez étendu. La tête tourne bien; l'occiput est amené en avant; le forceps est renversé, sa courbure regardant en arrière. On n'enlève pas l'instrument et néanmoins l'extraction est achevée assez facilement.

Gros enfant qui vient bien portant.

Périnée intact; suites de couches bonnes.

OBSERVATION III. — *O I G P; forceps Tarnier; cuiller gauche introduite la première; l'occiput reste en arrière; tractions modérées sans tentative de rotation; l'occiput tourne en arrière; dégagement de la tête en occipito-sacrée.*

Le sujet de cette observation présentait un utérus très incliné en avant et recouvert seulement par la peau et un léger fascia. Pour remédier à cette antéversion, M. Remy place en cravate un petit

drap sur la face antérieure de l'utérus, les chefs croisés en arrière.
Lorsqu'en raison du peu de progrès du travail, malgré des contrac·
tions soutenues et des efforts volontaires, il se décida à intervenir,
la tête plongeait jusqu'à moitié de l'excavation, on sentait la grande
fontanelle en avant et à droite, la petite fontanelle n'était pas accessible. On avait donc affaire à une gauche postérieure, tête non fléchie. Forceps Tarnier: cuiller gauche introduite la première et
placée en arrière, vers la symphyse sacro-iliaque gauche. L'opérateur espérait que, bien que la tête ne fût point sur le plancher,
l'occiput tournerait un peu en avant pendant l'application. L'occiput
ne fut déplacé ni par l'introduction de la main droite ni par celle de
la première cuiller. La grande fontanelle resta en avant et à droite.
On exerça des tractions modérées qui firent descendre facilement
la tête. Celle-ci arrivée sur le plancher du bassin, le forceps tourna
à gauche et les manches se placèrent l'un en avant sous le pubis,
l'autre en arrière. La rotation s'était faite en arrière. Le dégagement
de la tête en O S fut opéré avec douceur et ne présenta pas de difficulté.

Enfant vivant. (La cuiller droite passait sur l'œil gauche). Périnée
déchiré jusque près de l'anus. Suites de couches normales.

OBSERVATION IV. — *OIDP convertie avec la main en OIDT; forceps
Tarnier ; branche gauche introduite la première; tête saisie du front
à l'occiput; la rotation s'achève spontanément et l'occiput est dégagé
en avant.*

L'enfant se présente en OIDP. La tête a franchi le col depuis trois
heures ; elle n'appuie pas sur le plancher. M. Remy essaie avec la
main de faire tourner l'occiput en avant, mais il ne réussit qu'à mettre la suture sagittale dans le diamètre transverse. Voyant que le
travail ne fait pas de progrès, il se décide à terminer l'accouchement par une application de forceps (F. Tarnier), en commençant
par la branche gauche. La tête est saisie du front à l'occiput. La
descente de la tête demande assez de force. Lorsqu'on voit bomber
le périnée et la vulve s'entr'ouvrir, la rotation se complète d'elle-

même ; la tête entraine le forceps dans son mouvement. L'occiput
vient sous la symphyse. On dégage aussi doucement que possible.
Enfant vivant.

Déchirure du périnée du côté droit et près de la ligne médiane,
s'arrêtant à travers de doigt de l'anus. Suites de couches normales.

OBSERVATION V. — *Premier accouchement : OIDP; la tête se place en
OIDT; forceps Turnier; cuiller droite introduite la première;
tractions énergiques sans tentative de rotation : l'occiput tourne en
arrière ; dégagement de la tête en O S.*

*Deuxième accouchement : OIDP ; rotation en avant de l'occiput se fai-
sant spontanément avant l'arrivée de la tête sur le plancher périnéal.*

L'enfant s'est présenté en OIDP. Dilatation lente. Dès que la tête a
franchi l'orifice utérin et qu'elle descend dans l'excavation, on constate que la suture sagittale est dans le diamètre transverse et que
l'occiput répond à l'extrémité droite de ce diamètre. (Le bassin ne
présente pas de rétrécissement). Le travail ne semble pas faire de
progrès ; la tête reste au-dessus du plancher pelvien. Forceps Tarnier ; cuiller droite introduite la première. L'opérateur est obligé
de faire des tractions très énergiques. Enfin la tête descend et se
dégage en occipito-sacrée. L'enfant, venu en état de mort apparente,
fut ranimé ; mais il succomba au bout de deux jours à la suite de
phénomènes cérébraux. Déchirure périnéale jusqu'à 1 centimètre de
l'anus. Suites de couches normales.

Depuis, cette femme est accouchée sans qu'une intervention fût
nécessaire. L'enfant était encore en O I D P. Mais ce qui est à noter,
c'est que la rotation s'est faite pendant la descente de la tête dans
l'excavation, à une certaine hauteur au-dessus du plancher pelvien.

Les faits que nous venons de rapporter sont trop peu nombreux pour permettre d'en tirer des conclusions absolues.
Voici cependant ce qui ressort de ces observations :

Lorsque la tête est en oblique postérieure, il n'est pas tou-

jours possible de placer le forceps comme l'ont indiqué
Loviot, Bataillard, Farabeuf et Varnier ; nous avons vu ce
mode d'application ne pas réussir, qu'il s'agisse de D P ou
de G P. Dans ces cas, la tête ou n'était pas fléchie ou l'était
incomplètement. On sait que la rotation n'est facile que la
tête étant fléchie. Or la méthode conseillée par ces auteurs
repose justement sur un commencement de rotation imprimée
à la tête soit par la main, soit par la première cuiller du forceps.

Il semble que l'indication d'intervenir avec le forceps sur
une tête immobilisée en oblique postérieure doit se présenter
plus souvent dans la pratique que ne le pensent MM. Farabeuf
et Varnier. La main et la première branche ne déplaçant pas
l'occiput, l'application pour être régulière devra être oblique
par rapport au bassin, et la première cuiller introduite sera
celle de nom contraire à la position (c. gauche pour une
O I D P, droite pour une O I G P).

Chaque fois que la rotation en avant à l'aide du forceps a
été tentée, elle a réussi, même lorsque la tête était en O S ou
qu'elle manifestait une tendance à la rotation postérieure.
Lorsque le forceps est appliqué sur une tête en oblique postérieure, si l'on se contente de tractions sans tenter de rotation, on risque fort de voir la tête se dégager en occipito-
sacrée.

La rotation a été exécutée très facilement, sauf dans deux
cas où le début a demandé un certain effort (modéré et sans
violence). On doit tenter la rotation lorsque la tête a été
abaissée le plus possible sur le périnée. La tête étant ainsi
abaissée et bien fléchie, elle s'effectue ordinairement avec
facilité On peut cependant l'essayer (mais avec la plus grande
réserve), quoique la tête ne repose pas sur le plancher, lorsque, pendant les tractions faites pour abaisser la tête, on voit
l'extrémité des branches se relever comme la situation de la

tête ne le comporte pas et qu'on sent les cuillers glisser sur
celle-ci. Continuer les tractions, c'est s'exposer à un dérapement. Au sujet de ce dérapement, faut-il admettre l'explication donnée par le docteur Remy (v. page 59)? On peut
aussi supposer que, dans ces cas, le forceps a été appliqué
sur une tête qui n'était pas fléchie; les premières tractions ont
dû fléchir la tête, mais, comme l'ont indiqué MM. Farabeuf et
Varnier, on a une prise qui n'est pas solide, et, une fois la
flexion faite, l'instrument menace de déraper. Mais alors, si
la tête est fléchie, ne peut-on pas tenter la rotation avant de
procéder à une seconde application qui est nécessaire si l'on
veut abaisser la tête jusque sur le plancher? Cette tentative de
rotation devra plus que jamais être faite avec une grande douceur. D'autre part, nous avons rapporté l'opinion de M. Charpentier, qui déclare que, si la tête est un peu élevée, il est quelquefois très difficile de l'abaisser avant de lui faire exécuter son
mouvement de rotation. Aussi conseille-t-il, dans ces cas, de
commencer la rotation avant que la tête ne soit tout à fait
descendue au niveau du détroit inférieur. Enfin, la rotation
peut s'exécuter spontanément au-dessus du plancher pelvien.
Ce fait a été noté chez une femme dont nous citons l'observation et s'est reproduit lors de son second accouchement.

Les résultats de la rotation artificielle ont été heureux pour
la mère et l'enfant. Si quelques légères érosions de la muqueuse vaginale ont été notées, il faut se rappeler ce que disait
Mac-Donald, que ces érosions sont beaucoup plus communes,
dans les applications de forceps, qu'on ne le croit généralement.

Lorsque le forceps a amené l'occiput en avant, s'il s'agit
d'une multipare, on peut dégager sans enlever l'instrument
en observant les précautions que conseillent MM. Farabeuf
et Varnier. S'agit-il d'une primipare, si la tête est à la vulve,
si les contractions sont fortes, en l'absence d'indication pres-

sante, surtout si l'on craint pour le périnée, on peut désarticuler le forceps, qui est alors renversé, l'enlever et laisser le
dégagement se faire naturellement ; si les conditions précédentes ne se présentent pas, surtout si l'on peut craindre le
retour de l'occiput en arrière, on enlèvera le forceps en maintenant la tête par la main de nom contraire à celui de la position, par la main gauche par exemple dans le cas de droite
postérieure, puis immédiatement on réappliquera l'instrument
en commençant par la branche de même nom que la position,
c'est-à-dire par la droite.

Quand l'occiput a été amené en avant ou dans le diamètre
transverse, l'introduction de la première cuiller peut déplacer la tête et produire la rotation en arrière de l'occiput.

Quant à la manière d'exécuter la rotation, il faut se con-
former aux préceptes qui ont été posés par le professeur
Tarnier au congrès de Londres et que M. Poullet a reproduits
dans sa thèse d'agrégation (1). Deux figures, dues à M. Tarnier, font parfaitement saisir pourquoi, quel que soit le forceps employé, l'instrument doit tourner non pas autour de
l'axe des manches, mais autour de celui des cuillers, les manches décrivant ainsi un arc considérable. Il nous semble que
la rotation sera surtout facile à exécuter avec le forceps de
M. Tarnier, surtout depuis qu'il est muni de son tracteur
brisé ; une main tient la poignée, tandis que l'autre imprime à
l'extrémité des branches un mouvement de circumduction
autour d'un axe représenté par la ligne fictive qui unirait les
extrémités de la tige de traction.

Pour faire la rotation on ne devra jamais recourir à la violence ; les partisans les plus convaincus de la rotation artificielle condamnent la rotation forcée et lui préfèrent de beaucoup

---

(1) *Des diverses espèces de forceps, leurs avantages et leurs inconvénients*,
1883.

le dégagement en O S, qui sera exécuté comme l'enseignent les maîtres que nous avons cités.

Enfin, qu'on veuille ou non terminer par la rotation, quand on cherche à abaisser la tête sur le plancher du bassin, l'occiput étant en arrière, il faut tirer en empêchant un relèvement des manches ne correspondant pas à la progression de la tête et, si l'on se sert du forceps Tarnier, ne pas toujours compter aveuglément sur les indications que peuvent donner les branches de l'instrument.

DU FORCEPS

DANS LA PRÉSENTATION DU FRONT[1]

Pendant le mois d'octobre dernier, j'ai eu occasion d'observer dans le service de M. le professeur Herrgott un cas de présentation du front, où j'ai dû intervenir avec le forceps. La rareté de ces présentations (une sur 2060 accouchements suivant Spœth) (2), la fréquence relative des applications de forceps (3 pour 10 d'après Heinricius) (3), les divergences des auteurs sur la manière d'appliquer cet instrument, enfin certaines particularités offertes par le cas soumis à mon observation m'ont engagé à le publier et à le faire suivre de quelques considérations.

Il s'agit d'une femme, âgée de 27 ans, primipare, qui fut amenée à la Maternité le 12 octobre, à 6 heures et demie du soir.

Ses antécédents au point de vue pathologique ne présentent rien qui nous intéresse.

Elle nous apprend que sa mère, qui n'a eu qu'elle d'enfant, a été accouchée au forceps et a succombé six semaines après son accouchement.

Elle a été réglée pour la dernière fois en janvier 92 (dernier jour des règles le 6 janv.).

Les premières contractions ont apparu le 11 octobre, à 6

---

(1) *Revue médicale de l'Est*, 1893.

(2) *In* thèse de Cazals, Paris, 1888.

(3) *Nouvelles Arch. d'Obstétr.*, 1886, t. II.

heures du soir. A 8 heures, rupture prématurée des membranes. Le lendemain, trouvant que le travail ne marchait pas, la sage-femme fit appeler un médecin qui conseilla le transport de la parturiente à la Maternité.

A son entrée dans le service, on constate que la tête est engagée ; le col est effacé, dilaté comme une pièce de 5 fr. ; il existe une bosse sanguine volumineuse ; on ne sent pas de fontanelle. Le doigt atteint le promontoire. Les battements fœtaux s'entendent à droite. Un nouvel examen pratiqué, à 7 heures du soir, fait reconnaître une présentation du front ; la face regarde à droite et en arrière.

Pendant la nuit, on essaie, à diverses reprises, d'appliquer deux doigts sur le front afin de produire la flexion ; ces tentatives restent infructueuses.

Appelé à 5 heures et demie du matin, je constate que la tête plonge dans l'excavation ; je sens encore le col à droite et en avant ; une bosse sanguine considérable occupe le frontal droit (partie la plus déclive de la présentation) ; la grande fontanelle répond directement au centre du bassin. Le doigt porté à droite et en arrière rencontre les yeux et le nez, mais il ne peut atteindre ni le menton, ni même la bouche. La petite fontanelle n'est pas accessible au toucher digital. On est obligé d'introduire la main pour arriver à l'occiput, qui paraît plus bas que le menton.

Les contractions sont rapprochées, mais peu intenses. Les bruits du cœur s'entendent toujours à droite, mais par instant on ne perçoit qu'un seul battement. Ecoulement de liquide amniotique teinté par le méconium.

Ayant essayé, mais inutilement, d'abaisser l'occiput avec la main, je procède de suite, en présence de cet état de souffrance du fœtus, à une application de forceps. La branche gauche du forceps Tarnier est introduite ; je cherche à la placer au niveau de la région latérale gauche de la tête, mais elle glisse et est appliquée au niveau de la région pariéto-occipitale gauche. La seconde vient se mettre sur la face. L'introduction et l'articulation des cuillers se font facilement. Grâce à des tractions assez énergiques, la tête est amenée sur le plancher du bassin.

Au moment du dégagement, on vit le forceps tourner : la cuiller droite (celle appliquée sur la face) vint se placer sous la branche ischio-pubienne droite (près de la symphyse). Une fois l'occiput dégagé, le forceps fut retiré; le menton sortit le dernier.

Le cordon, enroulé autour du cou, fut facilement dégagé.

Le travail a duré trente-six heures.

L'enfant, venu en état de mort apparente, ne put être ranimé. Il pesait 2.855 grammes.

En examinant la tête fœtale, on rencontre une bosse sanguine volumineuse au niveau du frontal droit. Les marques de la cuiller gauche sont visibles sur la région pariéto-occipitale gauche. La partie antérieure et supérieure du cou porte les traces du bec de la cuiller droite ; la fenêtre de cette cuiller encadrait le menton.

DIAMÈTRES DE LA TÊTE :

Occipito-mentonnier	13	Bitemporal	8,3
Occipito-frontal	13	Cervico-bregmatique	10
Sous-occipito-bregmatique	10,5	Fronto mentonnier	7
Bipariétal	9,5		

DIAMÈTRES DU BASSIN :

Conjugué externe	17
Bicrête	25
Biépine	23,5

Au toucher, on atteint le promontoire. Mais, la femme ayant voulu quitter le service huit jours après son accouchement, une mensuration exacte ne put être prise.

Au sujet de l'observation précédente, nous n'insisterons pas sur les divers signes fournis par le toucher ; ce sont ceux des présentations du front qui, comme on le sait, se différencient de celle de la face et du sommet en ce que, d'une part, on n'atteint ni la bouche, ni le menton, et que, d'autre part, la petite fontanelle est inaccessible au doigt explorateur Nous ferons cependant remarquer que le centre de l'excavation était ici occupé par la grande fontanelle, le front représentant la partie la plus déclive de la présentation. C'est l'opinion soutenue récemment par Pollosson (1), qui la déclare basée et sur des constatations directes et sur ce qui se passe au moment où le dégagement va commencer, quand on voit le milieu du diamètre fœtal appuyant contre les parois pelviennes correspondre à peu près exactement à la grande fontanelle, enfin sur ce fait que, si le front occupait le centre de l'excavation, le doigt pourrait atteindre la bouche et le menton.

Si l'on adopte les idées émises par l'auteur que nous venons de citer, on comprendra l'insuccès des tentatives manuelles qui ont été faites pour transformer la présentation en présentation du sommet. Dans la présentation du front, les diamètres occipito-frontaux pénètrent obliquement dans le bassin en engageant leur extrémité frontale la première, tandis que dans la présentation du sommet, c'est leur extrémité occipitale qui descend tout d'abord. Les diamètres allant du front à l'occiput mesurent à peu près 12 centimètres. Ils peuvent à la rigueur basculer dans l'excavation, mais avec difficulté. Au début du travail, la transformation en sommet n'est donc pas mécaniquement impossible, mais la tête subit rapidement des phénomènes de déformation et de modelage.

---

(1) *Du mécanisme de l'accouchement dans les présentations du front. (Annales de Gynécologie*, mars 1892).

Le diamètre qui va du point élevé du front à un point de l'occiput situé en arrière de la petite fontanelle mesure 13 centimètres environ (13 dans notre observation), et constitue le diamètre maximum. Ce diamètre, ne pouvant basculer dans l'excavation, empêche d'une façon absolue la transformation d'une présentation du front en celle du sommet.

Du reste, la plupart des auteurs, même partisans des réductions manuelles, reconnaissent que plus la tête est engagée, moins ces procédés ont de chance de réussir. Déjà Mme Lachapelle (1) s'était montrée peu favorable à ces tentatives de transformation en sommet, et, au sujet de la manœuvre qui consiste à repousser le front ou la face, l'illustre sage-femme se demandait comment un ou deux doigts pouvaient résister à tout l'effort des contractions utérines abdominales.

Devions-nous essayer, comme Mme Lachapelle, de convertir la présentation en celle de la face, soit en repoussant le front pour permettre la descente du menton, soit en tirant sur celui-ci avec deux doigts recourbés en crochet, ou encore, comme on l'a conseillé, en introduisant deux doigts dans la bouche et en exerçant des tractions sur le maxillaire supérieur? Pollosson (2) a démontré que, dans les présentations du front, le diamètre occipito-mentonnier s'engage obliquement dans l'excavation de façon que l'extrémité occipitale de ce diamètre pénètre avant l'extrémité mentonnière. Pour les présentations de la face au contraire, c'est l'extrémité mentonnière de ce diamètre qui pénètre la première. La transformation de front en face ne pourra donc s'obtenir que si ce diamètre vient à basculer. C'est dire qu'elle ne peut être tentée que si la tête est au-dessus du détroit supérieur, à moins que celle-ci ne soit très petite, très molle, très réduc-

---

(1) *Pratique des accouchements*, t. I, 3e mémoire, p. 404 et suiv.
(2) *Loc. cit.*

tible, et le bassin très large. Tel n'était pas notre cas où du reste, comme c'est la règle, le menton et la bouche n'étaient pas accessibles.

Quant à la version, la tenter dans les circonstances où nous nous trouvions était entreprendre une opération à la fois inutile et dangereuse.

Il était indiqué d'intervenir. L'enfant étant vivant, il fallait recourir au forceps.

Si la littérature médicale est relativement assez riche en exemples d'applications de forceps pour présentation frontale, nous devons reconnaître que les auteurs n'indiquent pas toujours comment l'instrument doit être placé, et si telle ou telle prise de la tête peut être facile ou difficile, favorable ou défavorable.

Smellie (1) rapporte un cas de présentation frontale (la face regardant à gauche) où, en raison de l'inefficacité des douleurs, qui cependant étaient fortes et fréquentes, il se décida à intervenir. Le bassin étant assez large, il essaya d'abord de relever le front vers le côté gauche du bassin pour permettre la descente de l'occiput, puis, cette tentative n'ayant pas réussi, de retourner l'enfant pour l'extraire par les pieds. Ayant encore échoué dans cette seconde tentative, Smellie introduisit une des branches du forceps du côté du pubis, le long de l'oreille gauche, et l'autre du côté du sacrum, le long de l'oreille droite. Après avoir abaissé la tête, il réussit très facilement à tourner la face en avant et à l'amener au-dessous du pubis ; il releva alors les manches du forceps vers le ventre de la femme et dégagea l'enfant, dont le front s'élevait en forme de cône, tandis que la partie postérieure des pariétaux et de l'occipital se trouvait tout aplatie. Smellie essaya de cor-

---

(1) *Observations sur les accouchements ou suite de la théorie et pratique de cet art,* traduit par de Préville, 1756, t. II, p. 581.

riger avec ses mains cette conformation de la tête, mais il ne
put parvenir à la modifier.

Si nous ouvrons le livre de Mme Lachapelle, nous trouvons
deux descriptions intéressantes d'emploi du forceps dans les
présentations du front (1). Dans une observation (obs. XVI,
p. 443), la tête s'engageait dans l'excavation, le front presque
directement au centre, la face regardant en arrière et à droite.
Le travail durant depuis vingt-quatre heures, Mme Lachapelle appliqua le forceps. Les branches furent assez aisément
placées sur les côtés de la tête (la courbure de l'instrument
dirigée vers l'occiput). Les premières tractions furent dirigées fortement en bas et firent, non sans peine, descendre la tête, sans changement dans sa disposition. Quand la
tête fut assez basse pour faire saillir le périnée, les branches
du forceps achevèrent une rotation lente et graduelle qui
s'était combinée dès le principe avec les tractions en bas, et se
trouvèrent ainsi tout à fait latérales par rapport au bassin ;
en même temps, l'occiput entra dans l'arcade pubienne : le
forceps fut retiré et l'accouchement s'acheva naturellement.
Enfant vivant, du poids de cinq livres ; empreintes du forceps
derrière et sous les oreilles. Mme Lachapelle fait remarquer
que cet accouchement n'a pu se terminer que grâce à la largeur du bassin et à la petitesse de l'enfant ; encore a-t-il été
très pénible. Dans l'application du forceps, elle s'est compor-
tée comme s'il s'agissait d'une première position du sommet :
«En faisant agir le forceps comme pour une présentation de
la face, dit-elle, il aurait fallu, contradictoirement aux principes généraux , tourner sa concavité en arrière et faire exécuter une rotation très considérable à la tête : il aurait été impossible d'y parvenir». Dans une seconde observation (obs. XVII,

---

(1) *Pratique des accouchements*, t. I, 3e mémoire.

p. 445), la tête en présentation frontale faisait saillie dans
l'excavation ; obligée d'intervenir par suite de l'arrêt du travail, Mme Lachapelle plaça les branches exactement sur les
côtés de la tête, la courbure du forceps tournée vers la face
qui regardait à droite et en avant. Elle tira directement en
bas. Ses efforts étant impuissants, elle en fit employer de
plus énergiques et, suivant avec le doigt la marche de la tête,
elle la sentit descendre. L'occiput tourna vers le sacrum et
bientôt le front se trouva derrière la symphyse. En relevant
les crochets, on fit avancer davantage l'occiput. La tête continua à se fléchir. L'occiput ne se dégagea du périnée qu'en
le fendant assez profondément. L'occiput sorti, on enleva
l'instrument et le front à son tour se dégagea sous la symphyse. Enfant vivant, mais ne pesant que quatre livres et
demie ; mère morte de fièvre puerpérale.

Nous n'insisterons pas davantage sur la manière d'agir des
anciens accoucheurs. Faisons simplement remarquer que
Smellie est sans doute un des premiers qui aient conseillé de
saisir la tête d'une oreille à l'autre et de ramener la face
vers la symphyse pubienne. Si Mme Lachapelle faisait une
prise régulière, en revanche elle se comportait comme dans
une présentation du sommet. Aussi, comme elle l'avoue elle-
même, elle ne pouvait réussir qu'au prix de difficultés et
grâce à la largeur du bassin et à la petitesse de la tête fœtale.

Dans ces derniers temps, divers auteurs se sont occupés de
l'emploi du forceps dans la présentation du front. Je n'ai pas
l'intention de passer en revue toutes les opinions émises, je
me contenterai d'en rapporter quelques-unes.

Certains accoucheurs, Lusk par exemple (1), ont étudié les

---

(1) *Science et art des accouchements,* trad. par Doléris.

indications du forceps, mais n'ont pas insisté sur la manière dont cet instrument devait être appliqué. De même quelques observations, comme celle de de Saint-Moulin (1), sont muettes sur ce point qui, ainsi que nous le verrons plus loin, a une grande importance.

Dans un travail paru dans les *Nouvelles archives d'obstétrique* de 1886 (2), le professeur Heinricius (d'Helsingfors), qui avait déjà publié en suédois un mémoire sur les présentations frontales, indique dans quels cas ces présentations réclament l'emploi du forceps et comment suivant les circonstances cet instrument doit être appliqué. Après avoir repoussé l'usage du levier et la pratique de la version, Heinricius préfère abandonner l'accouchement à la nature ou essayer les procédés manuels de transformation, laquelle a d'autant moins de chances de se produire que la tête a pénétré plus bas dans l'excavation. Si le travail ne fait pas de progrès par diminution, arrêt ou impuissance des contractions, s'il est indiqué de terminer l'accouchement, c'est au forceps que l'auteur conseille de recourir, lorsque l'enfant est vivant. La tête se trouve-t-elle au détroit supérieur, la seule application possible est une application parallèle au bassin; le mouvement de rotation qui ramène le front en avant n'étant pas commencé, la tête est saisie de la face à l'occiput. On a de la peine à placer l'instrument à cause de la difficulté d'introduire la main conductrice. La surface inégale du menton vient encore gêner l'opérateur. Si l'application a pu se faire, l'écartement considérable des branches rend l'articulation difficile ; de plus, les tractions compriment la tête dans le sens antéro-postérieur et empêchent la réduction des diamètres transverses ; enfin la compression peut amener diverses lésions

---

(1) *Annales de Gynécologie*, 1886, p. 164.
(2) **T. II**, p. 434 et suiv.

de la tête fœtale, telles que des fractures et des dépressions ;
aussi le pronostic est-il très grave, non seulement pour l'enfant,
mais aussi pour la mère. Si d'autre part on ne réussit pas à
appliquer le forceps ou si, après l'avoir appliqué, on le voit
glisser ou être impuissant à extraire la tête, on n'aura plus
que la craniotomie comme dernier moyen pour terminer
l'accouchement. En cas de mort du fœtus, c'est à cette opération qu'il faut de suite recourir. Il y a donc peu de chances
d'avoir un enfant vivant, quand l'accouchement est entravé,
la tête se trouvant encore au détroit supérieur.

Si la tête est dans l'excavation ou sur le plancher périnéal,
l'application est plus facile et le dérapement moins à craindre.
Si le mouvement de rotation ne s'est pas produit, la tête étant
dans l'excavation et la suture frontale étant placée dans la
direction transverse du bassin, Heinricius conseille d'appliquer
le forceps obliquement par rapport aux parois du bassin, de
manière que la concavité des bords soit dirigée vers le
menton. La tête fait sa rotation dans l'instrument, ou bien on
peut lui faire exécuter artificiellement les mouvements de
rotation.

Enfin, si la tête repose sur le plancher périnéal et si la
rotation est faite, l'application sera régulière et directe ;
elle n'offrira pas de difficultés. On termine l'accouchement en
abaissant le maxillaire supérieur jusqu'à ce qu'il prenne un
point d'appui contre le pubis, et en relevant ensuite les manches pour dégager l'occiput sur le périnée. On voit alors sortir
le maxillaire inférieur, resté jusque-là derrière la symphyse.

Blanc (de Lyon), pour qui les présentations frontales ont
été l'objet de deux mémoires (1), partage les idées du

---

(1) *Archives de Tocologie*, 1885, p. 614, el *Nouvelles Arch. d'obstétrique*
1886, t. II.

Dr Devars (1) sur l'utilité d'essayer d'abord la conversion manuelle, que la tête soit encore au détroit supérieur ou déjà dans l'excavation. En cas d'insuccès, Blanc conseille l'usage du levier. Mais si cet instrument reste impuissant, si d'autre part la version est impossible ou contre-indiquée, l'accoucheur procédera à une application de forceps, application qui devra se faire sur les côtés de la tête, ou du moins, très obliquement si la tête est transversale, de façon à favoriser la descente, ou même une transformation possible de la présentation entre les cuillers de l'instrument. Lorsque la tête a opéré son mouvement de descente, si elle reste en présentation frontale, deux cas, dit l'auteur que nous citons, peuvent avoir lieu : ou la face regarde directement en avant, ou elle regarde en arrière. Si elle regarde en avant, il suffit de tirer directement en bas jusqu'à ce que le dos du nez apparaisse au-dessous de la symphyse et de relever ensuite les manches de l'instrument. Si au contraire elle est dirigée vers le sacrum, comme à moins de conditions exceptionnelles on ne peut espérer la possibilité du dégagement de la face en arrière, on tentera de ramener celle-ci en avant avec le forceps avant d'en arriver à la perforation du crâne, à moins toutefois que l'enfant ait cessé de vivre. Si le fœtus est mort ou si l'insuccès des divers procédés a rendu impossible l'expulsion d'un enfant vivant, on aura recours à la craniotomie, opération qui cependant ne doit pas être pratiquée trop hâtivement, comme paraîtrait le faire l'école italienne.

Dans sa thèse inaugurale (2), Cazals fait une importante distinction, au point de vue du pronostic et de la facilité d'appliquer le forceps, entre les interventions lorsque la tête

---

(1) *Etude clinique et expérimentale de l'accouchement par le front.* Thèse de Lyon, 1885.

(2) *Des présentations frontales.* Thèse Paris, 1888.

est encore élevée et celles pratiquées la tête étant située au bas de l'excavation et ayant accompli sa rotation : dans le 1er cas, on évitera de saisir la tête de la face à l'occiput ; on s'efforcera au contraire de faire une prise régulière et, si la tête est placée transversalement, on fera une application oblique, en tournant la concavité des branches vers le front et la face. Sans essayer de faire avec le forceps ce que n'a pu faire la main : fléchir ou défléchir la tête, Cazals conseille de tirer directement en bas, puis, lorsque la tête est abaissée sur le plancher du bassin, de faire la rotation ou de la compléter si elle est commencée, et d'amener la face en avant. Dans le 2me cas, une application directe et régulière sera généralement facile ; la tête sera saisie plutôt par un diamètre bitemporal que par le bipariétal, mais néanmoins cette prise sera solide. Tout en reconnaissant qu'entre des mains expérimentées le forceps peut donner de bons résultats, Cazals cite des observations où cet instrument a amené un enfant mort, ou a produit des lésions sur la tête fœtale, ou enfin a été impuissant à extraire cette tête ne laissant ainsi d'autre ressource que la craniotomie.

C'est également l'application régulière qui est conseillée par Bonnaire (1), lorsque l'insuccès des procédés manuels ou la nécessité de terminer rapidement l'accouchement oblige le médecin à recourir au forceps. Cet accoucheur ne cherche pas à transformer la présentation à l'aide du forceps, de même qu'il juge inutile de défléchir entièrement la tête avec la main avant d'introduire l'instrument, comme l'a enseigné Chiarleoni. Bonnaire recommande de placer le forceps d'une oreille à l'autre et de pratiquer des tractions : bien souvent, ajoute-t-il, surtout si l'on se sert du forceps Tarnier, qui permet à la tête d'exécuter ses mouvements naturels, la déflexion se

_____

(1) *Gazette des hôpitaux*, 1889, 23 mars.

complètera d'elle-même au cours des tractions. On exécutera artificiellement la rotation, si elle ne s'accomplit pas spontanément, et, lors du dégagement, on imprimera à la tête le double mouvement de flexion et de déflexion, qui se produit dans l'accouchement spontané. En cas d'insuccès dans les tentatives de rotation ou d'extraction de la tête, il ne reste plus comme dernière intervention que le sacrifice du fœtus.

Pour Auvard (1), lorsque la tête en présentation du front est encore au détroit supérieur, l'opérateur, comme mode d'intervention, peut choisir entre les procédés manuels, la version et le forceps précédé ou non de la transformation de la présentation ; mais, plus le travail s'avance, plus le forceps tend à devenir la seule ressource. Quant à la manière de l'appliquer, les cuillers saisissent la tête tantôt d'une bosse pariétale à l'autre, tantôt du menton à l'occiput, tantôt obliquement d'une bosse pariétale d'un côté à la tubérosité malaire du côté opposé. La tête est-elle descendue dans l'excavation et à plus forte raison dans le bassin musculaire, la version est impossible, les tentatives manuelles de transformation sont inutiles ; pour terminer l'accouchement, c'est au forceps qu'il faut s'adresser : cet instrument est appliqué d'une oreille à l'autre, comme dans la présentation du sommet.

Il faut encore citer la pratique de Fritsch (2). Cet accoucheur conseille d'une manière peut-être trop absolue l'emploi du forceps, qui lui a donné 7 succès sur 7 applications. Crédé (3) au contraire recommande l'expectation dans la présentation du front, sans autre intervention que la craniotomie.

Nous n'avons pas à faire ici l'étude critique des divers

---

(1) *Travaux d'obstétrique*, t. III, p. 208.

(2) *Klin. der geburtshlüftichen Operat.* Halle, 1880, p. 54. V. Bonnaire, *loc. cit.*

(3) V. Bonnaire, *loc. cit.*

modes d'intervention qui ont été préconisés. Faisons simplement remarquer que la plupart des auteurs sont d'accord pour recourir au forceps, lorsque le travail ne fait pas de progrès, que l'enfant est vivant, que les procédés manuels ont échoué et que la version est impossible ou contre-indiquée. L'application du forceps pourra donc s'imposer alors que la tête est au détroit supérieur, dans l'excavation ou sur le plancher périnéal, alors que la rotation n'est pas faite ou au contraire déjà accomplie. La tête est-elle au détroit supérieur, les uns ne croient possible qu'une application parallèle au bassin, tout en reconnaissant ce que cette application a de défavorable pour le fœtus et aussi pour la mère et ce qu'elle présente de difficultés ; les autres veulent une prise bien régulière, ou tout au moins oblique si la tête est transversale ; d'autres enfin admettent que la tête peut être saisie latéralement ou obliquement ou d'avant en arrière (de la face à l'occiput). Si la tête est descendue dans l'excavation, l'application régulière est généralement conseillée ; cependant, quand la rotation n'est pas accomplie et que la suture frontale répond à un diamètre transverse du bassin, on a recommandé une application oblique par rapport à la tête et aux parois pelviennes, de manière que la concavité des bords du forceps soit dirigée vers le menton. Il va sans dire que, dès la rotation faite, il ne peut plus être question que d'une application régulière, qui devient alors directe par rapport au bassin.

Nous avons vu comment les divers auteurs se servent du forceps comme tracteur et non comme modificateur de la présentation. Tous conseillent d'une façon absolue de tenter la rotation si elle ne se produit pas spontanément. Enfin, ils indiquent la manière dont l'accoucheur doit opérer le dégagement.

Le pronostic des applications de forceps dans les présentations du front est regardé comme d'autant plus sérieux que

la tête est plus élevée et que la rotation a moins de tendance
à se faire. Aussi, à propos des heureux résultats rapportés
par Fritsch, Cazals fait remarquer que cet accoucheur, comme
les Allemands en général, ne fait jamais d'applications au
détroit supérieur, ni même à la partie supérieure de l'excavation. Nous avons cité plus haut la pratique de Crédé, qui,
d'une manière générale, à l'application du forceps, préférerait
l'expectation, dût-il la faire suivre de la craniotomie. Du
reste, quand on est certain de la mort de l'enfant, c'est à
cette opération que les auteurs conseillent de recourir avant
de tenter une application de forceps.

Dans l'observation qui a servi de point de départ à cette
étude, la tête, avons-nous dit, plongeait dans l'excavation, la
face regardant en arrière et à droite ; on sentait encore la
lèvre antérieure du col. Notre but, en appliquant le forceps,
était de saisir la tête latéralement, la courbure de l'instrument
étant dirigée en avant (vers l'occiput), puis d'abaisser la
tête, de tenter ensuite la rotation si elle ne se faisait pas
spontanément, enfin, l'instrument étant alors renversé par
suite du mouvement de rotation, de l'enlever, quitte à le
réappliquer, si c'était nécessaire, sa courbure dirigée cette
fois vers la face, pour opérer le dégagement. Par suite du
glissement de la première branche, la tête fut saisie de la
face à la région pariéto-occipitale gauche. Cette prise était très
solide ; car, malgré les tractions très énergiques qui furent
pratiquées, l'instrument ne glissa pas. La rotation se fit spontanément et la tête entraîna le forceps dans son mouvement. L'enfant vint en état de mort apparente et ne put être
ranimé. Lors de notre intervention, il manifestait déjà un état
de souffrance ; mais, eût-il été bien portant à ce moment,
l'application de forceps aurait pu compromettre son existence.
En effet, une des cuillers de l'instrument encadrait en quelque
sorte le menton et venait par son extrémité presser sur le

cou de l'enfant, comprimant ainsi les vaisseaux de cette région.
Voilà un danger du forceps dans les présentations du front,
lorsqu'au lieu d'être prise latéralement ou obliquement, la tête
est saisie d'avant en arrière (de la face à l'occiput). C'est là
un point qui, je crois, n'a pas été signalé spécialement par
les auteurs et sur lequel je veux attirer l'attention.

En terminant, je rapporterai le résultat d'expériences que
j'ai faites en plaçant dans un bassin des têtes de fœtus en présentation du front.

La prise de la tête d'avant en arrière, qui est impossible
dans la présentation de la face à cause du dérapement du
forceps, est au contraire solide dans le cas de présentation du
front : les cuillers sont retenues par la saillie du menton et
par l'occiput ; mais une cuiller presse sur la face et vient comprimer la région cervicale.

Lorsque le forceps saisit la tête d'une bosse pariétale à la
tubérosité malaire de l'autre côté, ces deux saillies étant com-
prises dans les fenêtres des cuillers, l'instrument ne dérape
pas. Mais, quand on l'applique et s'il n'est pas fortement
serré, les cuillers tendent à tourner sur la tête. De plus, la
cuiller malaire a son bord antérieur appliqué sur l'œil et sur
la joue.

Enfin, lorsque l'application est régulière, les cuillers enca-
drent les oreilles, leur bord antérieur répondant à l'apophyse
malaire. On a une prise très solide (les oreilles paraissent
retenir l'instrument) ; cette prise est de beaucoup la plus
favorable pour le fœtus.

Comme conclusion de cette étude, nous dirons que, dans
les présentations du front, plus que dans celles du sommet,
il faut chercher à obtenir une prise régulière, qu'à défaut de
cette prise s'efforcer tout au moins de faire une application
oblique.

ÉTUDE EXPÉRIMENTALE

SUR L'INDICATION DE LA SYMPHYSÉOTOMIE

dans les accouchements en présentation du front (1)

«La limite supérieure de la symphyséotomie, disait Mori-
sani au Congrès de Rome (2), doit être élastique. En effet,
l'on ne peut, ni l'on ne doit mettre en doute qu'avec un diamètre promonto-pubien de 9 centimètres, même de 9 cent. 5,
la symphyséotomie est indiquée, si la tête du fœtus, avec les
manœuvres opportunes, n'arrive pas à s'engager au détroit
supérieur».

Par ces paroles, l'accoucheur napolitain fait entendre que
l'indication de la symphyséotomie réside non seulement dans
le degré prononcé du rétrécissement pelvien, mais aussi dans
ce fait que l'opérateur ne peut engager la tête fœtale dans le
bassin.

Depuis que la voix autorisée du professeur Pinard a su,
suivant l'heureuse expression de M. Fochier (3), porter la
bonne nouvelle aux quatre coins du globe, l'opération de
Sigault délaissée par la France son pays d'origine, et conser-
vée presque exclusivement par les accoucheurs italiens, s'est
imposée à l'examen et à l'étude de tous ceux qui s'intéressent
à l'obstétrique. Malgré quelques discordances à la Société
allemande de Gynécologie (4), la pratique de la symphyséoto-

---

(1) Extrait des *Archives de Tocologie et de Gynécologie*, 1893.
(2) Séance du 30 mars 1891.
(3) *Société obstétricale de France*, séance du 7 avril 1893.
(4) Congrès de Breslau, 27 mai 1893.

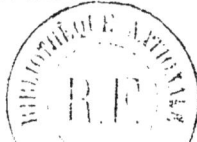

7

mie tend de plus en plus à se répandre, et, pour ne parler
que de la France, si les indications de cette opération sont
discutées à la Société obstétricale de France (1), son principe
est généralement admis. Elle suscite les travaux originaux
de Pinard, Farabeuf, Varnier, et sert d'objet aux thèses de
Desforges, de Gotchaux, d'Hulot et de Pierre Farabeuf. La
presse médicale et les comptes rendus de la clinique Baudelocque enregistrent de nouvelles et intéressantes observations,
et M. Eustache (de Lille) peut déclarer que tout accoucheur
doit savoir faire une symphyséotomie et que la nouvelle génération doit être élevée dans la technique de cette opération
de façon à pouvoir la pratiquer sans hésitation quand l'indication s'en présentera (2).

Dirigée presque exclusivement contre les rétrécissements
du bassin, la symphyséotomie a été pratiquée aussi dans les
cas de tumeur occupant l'excavation et; comme le rapporte le
professeur Gaulard (3) qui tend à partager cette manière de
voir, cette opération a été également préconisée contre la
rétroversion irréductible de l'utérus gravide. Enfin, M. Queirel (de Marseille), dans une lettre adressée au professeur
Pinard (4), va jusqu'à proposer la symphyséotomie pour
remplacer l'embryotomie dans la présentation négligée de
l'épaule, quand l'enfant est mort. Cette ligne de conduite, il
est vrai, ne fut pas approuvée par M. Pinard.

Les succès de la symphyséotomie, l'application de cette
opération à des cas d'obstétrique autres que ceux de rétrécissement pelvien, permettaient de penser que dans la symphyséotomie on pouvait trouver une solution pour les difficultés

---

(1) Séance du 7 avril 1893.
(2) *Nouvelles Arch d'obstétrique*, 1893, p. 326.
(3) V. *Archiv. de Tocologie*, 1894, p. 358.
(4) *Annales de Gynéc.*, février 1893.

que présentent trop souvent les accouchements en présentation du front. On sait que cette présentation est caractérisée par la présence au centre du bassin soit d'une partie voisine de la grande fontanelle, soit du front, le front représentant toujours la partie la plus déclive de la présentation.

En pratiquant le toucher, on reconnaît aisément une présentation frontale. En effet, elle se distingue de celle de la face et du sommet en ce que d'une part on n'atteint ni la bouche, ni le menton, et que d'autre part la petite fontanelle est inaccessible au doigt explorateur. Depuis Mangiagalli, on admet que, dans la présentation du front, la descente de la tête n'est généralement possible que si le diamètre occipito-mentonnier, au lieu de se placer parallèlement au plan du détroit supérieur, s'engage obliquement dans la filière pelvienne. Pour Mangiagalli, Devars (1) et Blanc (2), c'est l'extrémité mentonnière de ce diamètre qui descend la première. M. Pollosson (3) a montré que, pour comprendre comment au moment du dégagement le menton sort le dernier, il faut admettre de toute nécessité que l'extrémité occipitale du diamètre occipito-mentonnier pénètre la première dans l'excavation. Mais il peut arriver qu'au lieu de s'engager obliquement, le diamètre maximum de la tête reste à peu près parallèle au plan du détroit supérieur, ou bien que, malgré le plus ou moins d'obliquité de ce diamètre, le diamètre qui se substitue au précédent soit encore trop grand (et en mettant dans un bassin une tête en présentation frontale, il est aisé de voir que le diamètre d'engagement reste toujours plus grand que s'il s'agissait d'une présentation du sommet). Voilà pour les présentations frontales une cause de dystocie, surtout si le bas-

---

(1) Th. Lyon, 1885.
(2) *Nouvelles Arch. d'obstétrique*, 1886, t. II.
(3) *Annales de Gynécologie*, mars 1892.

sin est tant soit peu rétréci. L'accoucheur est alors obligé d'intervenir. Son intervention peut aussi être réclamée soit par l'état de souffrance du fœtus, soit par l'insuffisance ou l'arrêt des contractions. Si sans danger on pouvait pratiquer la version, ce serait peut-être ce qu'il y aurait de mieux à faire, surtout s'il s'agissait d'une multipare. Si la version est dangereuse ou impossible, on peut encore essayer de convertir la présentation du front en celle de la face ou en celle du sommet. M. Pollosson (1) a montré pourquoi on voit si souvent échouer ces tentatives. S'il y a un début d'engagement, on ne peut convertir en face qu'en reportant au-dessus du détroit l'extrémité occipitale du diamètre maximum. Quant à la conversion en sommet, elle exige la bascule du diamètre occipito-frontal, ce qui ne peut se faire que difficilement si la tête est engagée et a subi des déformations. Reste le forceps.

Dans un travail antérieur (2), nous avons étudié le mode d'emploi de cet instrument dans les présentations frontales et, comme conclusion de notre mémoire, nous disions que dans ces présentations la prise antéro-postérieure de la tête était sans doute solide parce que les cuillers étaient retenues par la saillie du menton et par l'occiput, mais était dangereuse pour le fœtus, parce qu'une cuiller pressait sur la face et comprimait la région cervicale ; nous recommandions l'application régulière, la regardant à la fois comme très solide et comme de beaucoup la plus favorable au fœtus.

Nous serions maintenant moins affirmatif, car nous nous demandons si l'application régulière, celle que nous donnions comme idéale, doit être conseillée. *La prise régulière de la tête comprime celle-ci latéralement et augmente ainsi les diamètres antéro-postérieurs, y compris le diamètre suivant lequel*

---

(1) *Loc: cit.*

(2) *Revue méd. de l'Est*, mars 1893, et *Arch. de Tocol.*, août 1893.

la tête s'engage et qui est déjà trop grand puisqu'il gêne l'ac-
couchement. L'application oblique semblerait la meilleure, et
encore nous croyons qu'on ne doit la tenter que si l'indication
d'intervenir est absolue, car l'instrument, au lieu d'aider le
mécanisme de l'accouchement par le front, pourrait contrarier le jeu de la nature, comme il le fait quelquefois pour le
mécanisme dans les bassins rétrécis. Aussi Crédé (1) allait-il
jusqu'à conseiller de ne pas intervenir dans les présentations
frontales, d'attendre tout de la nature, et, si elle se montrait
impuissante, de pratiquer la craniotomie.

Lorsque la tête est saisie avec le forceps, on exerce des
tractions prudentes et soutenues, en insistant d'autant moins
que le bassin paraîtrait peu large. Mais il arrive (et nous en
connaissons des exemples) que, même dans des cas où le bassin a semblé normal ou peu rétréci, ces tractions restent infructueuses ou aboutissent à un dérapement. Que faire alors? Si
l'enfant est mort, pratiquer la basiotripsie. Mais s'il est vivant?
Aussi nous a-t-il paru utile de pratiquer quelques expériences
pour rechercher si l'accoucheur pourrait trouver un secours,
qui serait précieux, dans la symphyséotomie, qui a rendu de
si grands services dans les cas de rétrécissement pelvien et
dans les autres circonstances que nous avons rapportées.
Nous avons procédé aux expériences suivantes, pour lesquelles
nous avons été aidé par M. Geoffroy, interne des hôpitaux.

1ʳᵉ EXPÉRIENCE

Sur un cadavre de jeune femme, on enlève les intestins et les
organes génitaux, on met à découvert l'excavation garnie de ses
parties molles.

---

(1) BONNAIRE. — *Gaz. des Hôpitaux*, 23 mars 1889.

Diamètres du bassin (internes)

Diamètres du détroit supérieur $\begin{cases} \text{antéro-postérieur} = 10,5 \\ \text{transverse} = 12 \\ \text{oblique} = 12 \end{cases}$

Diamètres de l'excavation = 11.

On prend un fœtus qui a été conservé dans l'alcool.

Diamètres de la tête : Maximum = 12,5.

Occipito frontal = 11.

Bipariétal = 9.

Bitemporal = 8.

Sous-occipito-frontal = 10,5.

La tête fœtale est placée transversalement au détroit supérieur et maintenue en présentation du front (la grande fontanelle est au centre). Le périnée est sectionné. Des pressions énergiques, exercées de haut en bas sur la tête, ne la font pas descendre dans l'excavation.

La tête restant placée transversalement et en présentation frontale, on engage obliquement son diamètre occipito-mentonnier, l'extrémité occipitale de ce diamètre descendant la première. Si l'on presse alors sur la tête, on la fait descendre dans l'excavation.

La tête étant replacée au détroit supérieur, en présentation frontale, la grande fontanelle occupant le centre de la présentation, on fait sur cette tête trois applications de forceps, la 1re directe quant à la tête, la 2e oblique (la courbure de l'instrument dirigée vers le maxillaire), la 3e du menton à l'occiput. Dans aucun cas, il n'y eut dérapement. Mais, malgré des tractions énergiques, la tête ne descendit pas. Le diamètre occipito-mentonnier resta parallèle au plan du détroit supérieur.

La tête étant toujours au détroit supérieur en présentation frontale, *si on sectionne la symphyse pubienne,* on voit qu'avec un écart de 1 centimètre, la tête descend dans l'excavation sous l'influence de pressions exercées de haut en bas : le diamètre occipito-mentonnier reste parallèle au plan du détroit supérieur.

La tête enlevée et l'écart de la symphyse restant = 1 centimètre, on constate :

$$\text{Détroit supérieur.}\begin{cases} \text{D. transverse} = 12 \text{ cent.5.} \\ \text{D. oblique} = 12 \text{ cent.} \end{cases}$$

Excavation : Diam. = 11 centim.

2ᵉ EXPÉRIENCE

Sur un cadavre de femme adulte on enlève les intestins et les organes génitaux, on met à découvert l'excavation garnie de ses parties molles.

Diamètres du bassin.

$$\text{Diam. externes}\begin{cases} \text{bi-épine} = 27. \\ \text{bi-crête} = 29. \end{cases}$$

$$\text{Diam. internes}\begin{cases} \text{Détroit supérieur}\begin{cases} \text{sacro-pubien minimum} = 13. \\ \text{transverse} = 12. \\ \text{oblique} = 12,5. \end{cases} \\ \text{Diamètres de l'excavation} = 13. \end{cases}$$

On prend un fœtus qui a été conservé dans l'alcool.

Diamètres de la tête : Maximum = 14.

Bipariétal = 10.

Bitemporal = 8.

La tête fœtale est placée transversalement au détroit supérieur et maintenue en présentation du front.

Le périnée étant sectionné, on fait une application de forceps oblique par rapport à la tête, la courbure de l'instrument dirigée vers le maxillaire. De fortes tractions sont exercées, la tête ne descend pas. La prise est solide.

On incise la symphyse pubienne : Avec un écart de 3 centimètres, la tête est facilement entraînée par le forceps et descend dans l'excavation (en présentation frontale). On enlève la tête et on constate que l'écart de 3 centimètres donne :

$$\text{Détroit supérieur}\begin{cases} \text{D. transverse} = 14. \\ \text{D. oblique} = 14. \end{cases}$$

Excavation : D. transverse = 14.

La tête est replacée transversalement au [détroit supérieur, en présentation frontale, les deux surfaces de section étant en contact. De fortes pressions exercées de haut en bas sur la tête la font descendre dans l'excavation en écartant légèrement la symphyse. Ces pressions la font facilement descendre avec un écart de la symphyse = 1 cent. 1/2.

3ᵉ EXPÉRIENCE

Sur un cadavre de femme adulte on enlève les intestins et les organes génitaux, on met à découvert l'excavation garnie de ses parties molles.

Diamètres du bassin (internes)

Détroit supérieur
- D. antéro-post. minimum = 11.
- D. transverse = 13.
- D. oblique = 13.

Excavation : Diamètres du plan moyen = 13.

On prend un fœtus qui a été conservé dans l'alcool.

Diamètres de la tête : Maximum = 14.
Bipariétal = 10.
Bitemporal = 8.

La tête fœtale est placée transversalement au détroit supérieur et maintenue en présentation du front. De fortes pressions, exercées de haut en bas, sur la tête, ne sont suivies d'aucun résultat.

Le périnée étant sectionné, on fait une application de forceps oblique par rapport à la tête, la courbure de l'instrument dirigée vers le maxillaire. De fortes tractions sont exercées. Le forceps ne dérape pas ; mais la tête ne descend pas.

On incise la symphyse pubienne : Avec un écart de 4 cent. 5, la tête est facilement entraînée par le forceps et descend dans l'excavation (en présentation frontale).

La tête enlevée, on voit qu'un écart de 4 cent. 5 donne :

Détroit supérieur
- D. transverse = 15.
- D. oblique = 14,5.

Excavation
- D. transverse = 14,5.
- D. oblique = 14,5.

La tête est replacée transversalement au détroit supérieur, en présentation frontale, les deux surfaces de section étant mises en contact. De fortes pressions, exercées de haut en bas, sur la tête, la font descendre dans l'excavation sans écartement notable de la symphyse.

4e EXPÉRIENCE (1)

Sur un cadavre de jeune femme on procède comme précédemment.

Diamètres du bassin :

$$\text{Détroit supérieur} \begin{cases} \text{antéro-post.} = 12. \\ \text{transverse} = 13. \\ \text{oblique} = 12,5. \end{cases}$$

Diamètres de l'excavation = 13.

On prend un fœtus qui a été conservé dans l'alcool.

Diamètres de la tête : Maximum = 13.

Sous-occipito-frontal = 11,5.
Occipito-frontal = 12.
Bipariétal = 10,5.
Bitemporal = 8.

La tête fœtale est placée transversalement au détroit supérieur et maintenue en présentation du front.

Le périnée étant sectionné, des pressions, énergiques mais non exagérées, sont exercées de haut en bas sur la tête fœtale. On constate qu'elle descend dans l'excavation. Elle descend en présentation frontale; le diamètre maximum est à peu près parallèle au plan du détroit supérieur.

5e EXPÉRIENCE

On prend un bassin normal à l'état sec et plusieurs fœtus qui ont été conservés dans l'alcool.

Lorsque la tête est placée transversalement au détroit supérieur et maintenue en présentation du front, elle ne descend dans l'excava-

---

(1) Dans cette observation, la symphyséotomie n'a pas été nécessaire.

tion (à moins qu'il ne s'agisse d'une petite tête) qu'en engageant obliquement son diamètre maximum. Quand ce diamètre est devenu oblique au plan du détroit supérieur, l'engagement s'est toujours produit sous l'influence de pressions modérées et la tête est descendue, l'occiput étant plus élevé que le front et plus bas que le menton (mécanisme décrit par Pollosson).

Des applications de forceps (directe, oblique et antéro-postérieure), faites sur une tête en présentation frontale, tendent à l'engager comme elle a été saisie.

Voici ce qui semble ressortir des expériences que nous venons de relater :

1° Dans les présentations du front, il est surtout à craindre que le diamètre maximum de la tête se mette en rapport avec le diamètre transverse du bassin, ce qui empêche l'engagement.

Lorsque le diamètre occipito-mentonnier s'engage obliquement, le diamètre qui devient alors parallèle au plan du détroit supérieur pourrait encore être trop large. Nos expériences ne nous en ont pas présenté d'exemple.

2° Si réellement le forceps entraîne la tête comme il la saisit, est-il appliqué sur une tête dont le diamètre maximum répond au diamètre transverse du bassin, il empêchera ce diamètre de se placer obliquement et, s'il réussit à entraîner la tête, ce ne sera qu'au prix de tractions très fortes.

3° Pour permettre la descente facile d'une tête en présentation frontale et dont le diamètre maximum reste parallèle au plan du détroit supérieur, il suffit d'un écart peu considérable de la symphyse pubienne. Le diamètre du bassin dont l'augmentation est ici nécessaire est le transverse. Pour M. Bouchacourt (1), l'augmentation du diamètre transversal atteint

---

(1) *Dictionnaire des Sciences médicales*, v. Pubiotomie.

la moitié de l'écartement des pubis dans toute la hauteur du bassin. Récemment encore, M. Fochier (1) a insisté sur l'agrandissement du diamètre transverse après la symphyséotomie.

De nos expériences, qui ont évidemment besoin de la sanction de la clinique, nous croyons pouvoir conclure que, dans les présentations du front, lorsque la version est impossible ou dangereuse, les tentatives de transformation en sommet ou en face impossibles, les efforts de la nature impuissants, une application de forceps faite prudemment suivie d'insuccès, la symphyséotomie est indiquée si l'enfant vit, la basiotripsie restant l'opération de choix dans le cas de mort de l'enfant. Si le bassin était tant soit peu rétréci, on insisterait moins dans les tentatives avec le forceps et on recourrait plus volontiers à la symphyséotomie.

---

(1) *Loc. cit*

DES

DIFFÉRENTES MANIÈRES D'APPLIQUER LE FORCEPS

AU DÉTROIT SUPÉRIEUR

DANS LES CAS OU CE DÉTROIT EST RÉTRÉCI

suivant son diamètre antéro-postérieur (1)

Depuis que le professeur *Farabeuf*, dans une série de travaux pleins d'intérêt et connus de tous les accoucheurs, a montré les dangers des applications de forceps au détroit supérieur rétréci, l'école obstétricale, à la tête de laquelle se trouvent MM. *Pinard* et *Varnier*, a rejeté d'une façon absolue tout emploi de forceps pour viciation pelvienne sans symphyséotomie préalable. Cette règle de conduite est nettement formulée par ses auteurs à la Société obstétricale de France (séance du 7 avril 1893). Les *Annales de Gynécologie,* le fonctionnement de la maison Baudelocque publié par le Dr Lepage, la thèse de Pierre Farabeuf (2) et la communication de M. Pinard au Congrès de Rome (3), rendent compte de la pratique suivie et des résultats obtenus à la Clinique Beaudelocque. Aussi, dans leur *Précis d'Obstétrique*, MM. *Ribemont* et *Lepage* déclarent-ils qu'à l'heure actuelle l'application du forceps au détroit supérieur perd une partie de son intérêt.

---

(1) *Nouveau Montpellier médical,* 1896.
(2) *Les bienfaits de la symphyséotomie.* Thèse de Paris, 1893.
(3) Séance du 30 mars 1894.

Cependant cette manière de voir est loin d'être adoptée par tous les accoucheurs, qui, tout en reconnaissant les bienfaits de la symphyséotomie, ne proscrivent pas d'un commun accord comme mauvaise opération toute application de forceps au détroit supérieur.

Ainsi, d'après le Dr *Perret* (1), dans le service du professeur *Tarnier*, du 1er janvier 1893 au 1er avril 1895, on compte dix-neuf applications de forceps au détroit supérieur.

M. *Budin*, qui à la Société obstétricale de France (2) avait soutenu avec M. *Bar* ce qu'ils regardaient comme les droits du forceps, publie en 1894 (3) un travail intéressant où, loin de rejeter tout emploi de cet instrument au détroit supérieur, il discute les diverses manières de l'appliquer.

M. *Auvard* (4) ne conseille-t-il pas de tenter une application de forceps avant de procéder à la symphyséotomie? N'est-ce pas aussi la conduite que suivait en pareil cas M. *Maygrier* (5) ?

Citons encore l'opinion que formulait M. *Gaulard* dans la *Presse médicale* (6) : « Avant d'en arriver à couper la symphyse, dit-il, je suis d'avis qu'il faut toujours tenter au moins une application de forceps. Soyez prudents, faites des tractions modérées, mais ne rejetez pas de parti pris cet excellent instrument. S'il échoue, ayez alors, mais alors seulement, recours à la symphyséotomie ». M. *Eustache* (de Lille) est du même avis lorsqu'il écrit : « Pour les rétrécissements au-dessus de 8 centim., la symphyséotomie ne devra être pra-

---

(1) *De l'application du forceps au détroit supérieur dans les bassins rétrécis*. Société obstétricale de France, session de 1895.

(2) Séance du 7 avril 1893.

(3) Voir *Archives de Tocologie*, 1894, p. 511.

(4) *Trois cas de symphyséotomie. (Archives de Tocologie*, 1895, p. 905).

(5) *Symphyséotomie et basiotripsie* ; *L'Obstétrique*, 1896, p. 17.

(6) V. *Archives de Tocologie*, 1894, p. 353.

tiquée que pour terminer un accouchement impossible par la version ou le forceps » (1).

Il ressort de ces quelques citations que l'emploi du forceps au détroit supérieur n'est pas absolument banni de la pratique obstétricale, et, comme d'autre part, ainsi que nous le verrons dans le cours de ce travail, les partisans du forceps diffèrent au sujet de la manière d'appliquer l'instrument, l'étude de cette question nous a paru intéressante, et nous en avons fait l'objet de ce mémoire.

Nous n'avons pas l'intention de discuter l'opportunité ou les indications du forceps au détroit supérieur, mais nous mettant simplement à la place d'un médecin décidé à tenter une application de forceps sur une tête arrêtée au détroit supérieur, nous avons à nous demander suivant quels diamètres la tête doit être saisie. L'application doit-elle être antéro-postérieure, oblique ou parallèle par rapport au bassin ?

Il va sans dire qu'ici plus que jamais les tractions seront modérées, prudentes, afin de ménager les parties maternelles et de ne pas transformer pour l'enfant l'opération en une basiotripsie déguisée. Plutôt que de compromettre la vie de ce dernier, il vaudrait mieux recourir franchement à la symphyséotomie.

On sait que par rapport au bassin le forceps peut être appliqué de 3 manières :

1° Sur les côtés du bassin, une branche à droite, une branche à gauche, la courbure de l'instrument regardant directement en avant (on dit alors que l'application est directe ou parallèle au bassin) ;

2° Suivant un des diamètres obliques du bassin, la courbure de l'instrument ne regardant plus directement en avant

_____

(1) *Nouvelles Archives d'obstétrique*, 1893, p. 319.

Fig. 1.   Fig. 2.   Fig. 3.

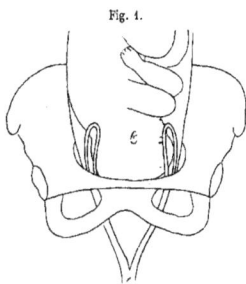

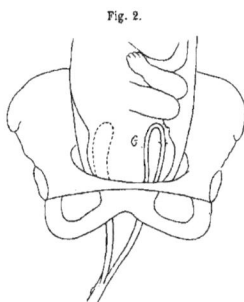

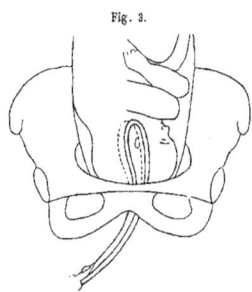

PLANCHE I. — *Diverses manières d'appliquer le forceps au détroit supérieur.*

Fig. 1. — Application antéro-postér. par rapport à la tête et directe par rapport au bassin ;

Fig. 2. — Application oblique par rapport à la tête et au bassin ;

Fig. 3. — Application régulière par rapport à la tête et antéro-postérieure par rapport au bassin.

Sur la figure 3, une erreur du dessin a fait porter trop en arrière sur la tête les extrémités des cuillers (la tête aurait dû être saisie suivant son grand axe).

(si les deux cuillers sont placées suivant le diamètre oblique gauche, la courbure regardera en avant et à droite) ; c'est l'application oblique ;

3° Suivant le diamètre antéro-postérieur du bassin, une cuiller derrière le pubis, l'autre cuiller devant le sacrum, la courbure de l'instrument regardant directement vers un des côtés du bassin ; c'est l'application antéro-postérieure.

Il est inutile de rappeler que par rapport à la tête l'application peut être :

1° Antéro-postérieure, lorsqu'une cuiller de l'instrument répond au front et l'autre à l'occiput ;

2° Oblique, lorsque l'application a lieu d'une bosse frontale à la partie opposée de l'occipital ;

3° Régulière, lorsque la tête est saisie d'un pariétal à l'autre.

Déjà, au siècle dernier, la question du meilleur mode d'application intéressait les accoucheurs. Ainsi nous voyons *Smellie* (1) préférer dans tous les cas la prise régulière de la tête, c'est-à-dire d'une oreille à l'autre, et une des planches de son ouvrage (Pl. XVI du tome IV) nous montre un forceps placé sur une tête au détroit supérieur ; l'application est régulière quant à la tête, mais antéro-postérieure par rapport au bassin.

Baudelocque (2) suivait une pratique identique lorsque la tête se présentait transversalement au détroit supérieur.

Cet accoucheur reprochait déjà à la prise directe quant au bassin : 1° de rendre l'accouchement difficile en augmentant le diamètre céphalique en rapport avec le rétrécissement par la compression du diamètre opposé ; 2° d'être dangereuse pour le fœtus en comprimant du front à l'occiput une tête déjà

---

(1) *Traité de la théorie et pratique des accouchements*, traduit par de Préville.
(2) *L'art des accouchements*, 1789, t. II.

comprimée latéralement par le sacrum et le pubis. Ce n'était que dans le cas où la tête, enclavée dans le détroit supérieur en position transversale, était tellement serrée entre le pubis et le sacrum qu'elle ne pouvait plus être repoussée au-dessus du détroit, que Baudelocque se décidait à placer les branches du forceps de chaque côté du bassin, c'est-à-dire une branche sur la face et l'autre sur l'occiput.

D'après *Jacquemier* (1) et *Joulin* (2), la règle posée par Smellie de saisir toujours la tête par le diamètre bipariétal aurait empêché l'emploi du forceps au détroit supérieur de se généraliser, et ce ne serait qu'au moment où l'on s'est écarté de cette règle (c'est-à-dire au commencement de ce siècle) que l'usage du forceps s'est répandu davantage.

Mᵐᵉ *Lachapelle* (3), lorsqu'elle était forcée d'appliquer le forceps sur une tête retenue au détroit supérieur en position transversale, introduisait l'instrument sur les côtés du bassin et plaçait les cuillers sur le front et l'occiput. En agissant ainsi, elle voulait à la fois que l'instrument évitât l'angle sacro-vertébral et que la tête descendît dans une direction presque transversale, le plus petit diamètre de la tête (le temporo-auriculaire) se mettant ainsi en rapport avec le diamètre rétréci du bassin.

Si nous passons maintenant aux accoucheurs du milieu de ce siècle, nous trouvons dans *Jacquemier* (4) une étude critique assez complète des diverses manières d'appliquer le forceps au détroit supérieur.

A l'application des branches dans le diamètre antéro-posté-

---

(1) *Manuel des accouchements.*

(2) *De la version pelvienne et de l'application du forceps dans les cas de ré trécissement du bassin.* (Mémoire de l'Académie de Médecine, t. XXVII).

(3) *Pratique des accouchements*, t. III, p. 428 et suiv.

(4) *Manuel des accouchements*, 1846, t. II, p. 379 et suiv.

rieur du bassin, Jacquemier adresse les reproches suivants :
1° Il est très difficile, presque impossible, de placer les cuillers
sur les côtés de la tête, qui sont serrés entre l'angle sacro-
vertébral et le pubis ; 2° la grande courbure des cuillers, qui
regarde vers un des côtés, n'est plus en rapport avec la courbure du bassin, laquelle regarde directement en avant ; de
plus, la courbure céphalique de la cuiller antérieure a sa
convexité en avant, c'est-à-dire opposée à la courbure du
bassin.

Quant à l'application du forceps suivant le diamètre oblique
du bassin, Jacquemier la préfère à la précédente, parce
qu'ici du moins une des cuillers (la postérieure) s'accommode
bien à la direction du bassin. Tout en reconnaissant la possibilité de l'application oblique au détroit supérieur sur une
tête peu serrée et avec un bassin bien conformé, Jacquemier
fait remarquer que ce n'est pas ordinairement dans de telles
conditions qu'on est appelé à intervenir au détroit supérieur,
mais sur une tête pressée fortement contre un rétrécissement,
et alors, quelle que soit la position de la tête, on est généralement conduit à placer les cuillers sur les côtés du bassin.
Saisir la tête obliquement, c'est-à-dire d'un côté du front au
côté opposé de la région occipitale, serait une opération non
seulement plus difficile dans son exécution que l'application
du front à l'occiput, mais encore donnant à l'accoucheur une
prise moins sûre et exposant davantage le crâne fœtal aux
dépressions et aux fractures par suite de la pression souvent
inégale des bords des cuillers.

Reste le placement des cuillers sur les côtés du bassin. C'est
ce mode d'application que Jacquemier trouve le meilleur.
L'introduction et l'articulation des branches se feraient
presque toujours assez facilement, alors même que le bassin
serait mal conformé, et l'opérateur réussirait à entraîner la
tête fœtale, sans exposer gravement ni la mère ni l'enfant,

8

lorsque l'obstacle au passage de la tête est de nature à être surmonté par des tractions modérées. Jacquemier a bien soin de mettre en garde contre les tractions intempestives, c'est-à-dire les tractions brusques, trop violentes, trop prolongées. Cet auteur fait également remarquer que, si la tête, prise du front à l'occiput, peut être facilement entraînée dans l'excavation, il est difficile et dangereux de lui faire ainsi traverser le détroit inférieur. Dans l'excavation et au détroit inférieur, la saisie de la tête doit toujours être régulière, et sur ce point la conduite de Jacquemier diffère complètement de la pratique de la plupart des auteurs allemands.

Pour *Cazeaux* (1), une application de forceps régulière sur une tête en position transversale constitue une opération souvent impossible lorsque la tête est arrêtée au-dessus du niveau du détroit supérieur, encore très difficile lorsque la tête est élevée dans l'excavation quoiqu'ayant en partie franchi le détroit supérieur. L'opération serait facilitée par l'emploi du forceps de Baumers.

Quant au choix entre une application oblique et une application directe par rapport au bassin, dans le cas de tête placée transversalement au-dessus du détroit supérieur rétréci, Cazeaux est d'un avis absolument opposé à celui de Jacquemier. Cazeaux veut qu'on place les cuillers dans un diamètre oblique du bassin. Les grands diamètres de la tête occupant le diamètre transversal du bassin et ce dernier étant rétréci d'avant en arrière, les cuillers ne pourraient se placer facilement qu'autant qu'on les dirigerait l'une derrière la cavité cotyloïde, l'autre au devant de la symphyse sacro-iliaque (seuls points où la tête laisserait un espace vide). L'accoucheur voulût-il placer le forceps sur les côtés du bassin,

---

(1) *Traité théorique et pratique de l'art des accouchements.*

presque toujours les cuillers seraient dirigées vers les deux extrémités d'un diamètre oblique. Malgré lui, l'opérateur ferait ainsi une application oblique par rapport au bassin.

Si nous jetons maintenant un coup d'œil sur l'époque contemporaine, nous voyons les auteurs discuter encore au sujet de la manière d'appliquer le forceps au détroit supérieur dans le cas de rétrécissement pelvien ; en outre, nous voyons une école obstétricale rejeter d'une façon générale, lorsque le bassin est rétréci, toute application de forceps sans symphyséotomie préalable.

Dans sa thèse inaugurale (1), le Dr *Lepage* se montrait grand partisan de l'application régulière sur une tête en position transversale au détroit supérieur et en décrivait avec soin le manuel opératoire. Pour lui, ce mode d'application avait ce double avantage et de donner à l'opérateur une prise plus solide de la tête et d'amener la réduction du diamètre céphalique en rapport avec le rétrécissement en même temps que l'allongement des diamètres antéro-postérieurs et verticaux de la tête fœtale. A l'objection adressée à la prise régulière de diminuer de l'épaisseur de l'instrument le diamètre pelvien rétréci, l'auteur répondait que cette diminution était largement compensée par la réduction subie par le diamètre bitemporal bien saisi, et par la facilité éprouvée par la tête à franchir le rétrécissement Quant à l'objection qu'avec l'application régulière la traction n'avait plus lieu suivant le plan médian du corps, Lepage montrait que cette critique n'avait plus de raison d'être si l'on se servait du forceps Tarnier, dont l'articulation située au niveau de l'angle de courbure du tracteur rendait ce dernier absolument indépendant.

---

(1) *De l'application du forceps au détroit supérieur*. Thèse de Paris, 1888.

L'idée de cette thèse avait été inspirée à son auteur par la pratique du professeur *Pinard*, qui préconisait l'application régulière au détroit supérieur.

Dans son article *forceps* (1), M. Pinard déconseillait le placement des branches du forceps sur les côtés du bassin, lorsque la tête était au détroit supérieur en variété transversale. A ce mode d'application, qui augmentait ou tendait à augmenter les diamètres transverses de la tête, ce maître préférait l'application oblique, qui ne donnait qu'une saisie irrégulière, mais qui avait pour résultat de diminuer les diamètres de la tête ou tout au moins de ne pas les augmenter.

Plus tard, à l'application oblique elle-même, M. Pinard préférait l'application régulière, c'est-à-dire celle que M. Lepage préconisait dans sa thèse.

Actuellement, ainsi que nous le disions au début de notre travail, M. Pinard et son élève M. Lepage ne pratiquent plus, sans symphyséotomie préalable, d'application de forceps, même régulière, sur une tête arrêtée au détroit supérieur rétréci.

A son cours de 1887, le professeur *Tarnier* reconnaissait les avantages de l'application régulière au détroit supérieur (2).

Dans ses écrits antérieurs (3), M. Tarnier enseignait le placement des deux cuillers sur les parties latérales du bassin, quelle que fût la position de la tête au détroit supérieur.

M. *Charpentier* (4) fait une distinction suivant que la tête est en partie engagée dans le détroit supérieur, ou encore mobile au-dessus de ce détroit.

---

(1) *Dictionnaire encyclopédique des Sciences médicales.*

(2) V. Thèse de Lepage.

(3) *Atlas complémentaire de tous les traités d'accouchement,* par LENOIR, SÉE et TARNIER (texte, p. 264) ; *Dict. de méd. et de chir. prat.,* art. forceps.

(4) *Traité pratique des accouchements,* 2ᵉ édit., t. II, p. 782 et suiv.

Dans le premier cas, le forceps pourrait être appliqué de deux façons différentes : *a*) obliquement par rapport au bassin, ce qui sur une tête en position transversale donne une prise d'une bosse frontale à la partie opposée de l'occipital ; *b*) régulièrement quant à la tête (d'un pariétal à l'autre), c'est-à-dire dans le diamètre antéro-postérieur du bassin. Pour M. Charpentier, ce dernier procédé n'est pas toujours applicable, et, s'il y a eu début d'engagement dans un bassin rétréci, il est difficile, sinon impossible, de le réaliser.

Dans le second cas, l'application régulière du forceps présenterait de réels avantages et devrait toujours être essayée. Mais ici encore l'opérateur pourrait ne pas réussir et devrait alors se contenter de prendre la tête d'une bosse frontale à la partie opposée de l'occiput.

Ainsi donc, pour M. Charpentier, l'application idéale est celle qui donne la prise régulière de la tête, et c'est à son défaut qu'il s'adresse à l'application oblique. Quant à l'application du front à l'occiput, il la regarde comme capable d'augmenter les difficultés de l'accouchement.

Parmi les accoucheurs qui sont restés partisans de l'application oblique au détroit supérieur, il faut citer M. *Budin*, qui à plusieurs reprises s'est occupé de la question qui fait l'objet de ce travail.

Dans son livre *Obstétrique et Gynécologie* (1), M. Budin préfère, il est vrai, l'application du front à l'occiput, lorsque le fœtus est avant terme et que la tête est placée transversalement au détroit supérieur, et cela parce que, si la tête est fléchie, cette application permet au diamètre bitemporal de se mettre en rapport avec le diamètre promonto-pubien. Mais,

(1) **Page 139 et suiv.**

dans ces cas de fœtus avant terme, ce n'est pas au forceps que M. Budin conseille de recourir, mais à la version.

Dans ces dernières années, M. Budin (1) rapportait les recherches expérimentales qu'il avait faites à l'école pratique. Dans un mannequin rétréci suivant le diamètre antéro-postérieur, il plaçait un fœtus dont la tête, en position transversale, se trouvait arrêtée par le rétrécissement; puis il appliquait successivement le forceps sur les côtés du bassin, suivant le diamètre antéro-postérieur du bassin et suivant son diamètre oblique.

Si le rétrécissement était assez notable par rapport au volume de la tête, M. Budin ne pouvait l'engager ni avec l'application directe, ni avec l'antéro-postérieure, tandis que parfois il parvenait à lui faire franchir le rétrécissement avec l'application oblique. En revanche, si l'application oblique échouait, il ne réussissait jamais ni avec l'application directe, ni avec l'antéro-postérieure.

Voici, du reste, le jugement que portait M. Budin sur les trois manières d'appliquer le forceps au détroit supérieur :

a) L'application directe est correcte relativement au bassin et permet d'exercer des tractions dans l'axe du détroit supérieur, mais elle est défectueuse relativement au fœtus ; car, la tête étant saisie du front à l'occiput, les diamètres transversaux sont augmentés (2).

b) Avec l'application antéro-postérieure, la courbure du

---

(1) *Des applications du forceps au détroit supérieur dans les bassins viciés par rachitisme.* (V. *Archives de Tocologie*, 1894, p. 511 et suiv.).

(2) DELORE.— *Essai de mécanique obstétricale.* (*Gaz. hebd.*, 1865, p. 310 et 404).

BUDIN.— *De la tête du fœtus au point de vue de l'obstétrique.* Th. Paris, 1876.

LABAT.— *Recherches cliniques et expérimentales sur la tête du fœtus au point de vue obstétrical.* Th. Paris, 1881.

forceps ne correspond plus à la courbure pelvienne et les tractions ne peuvent plus être exercées dans l'axe du détroit supérieur ; quand la tête est soulevée et fléchie, au lieu du diamètre bitemporal, c'est le bipariétal (diamètre plus grand et à peine réductible) qu'on met en rapport avec le diamètre pelvien rétréci ; le déplacement du crâne, nécessaire pour l'application des cuillers, fait perdre le bénéfice des déformations plastiques que la tête avait déjà subies ; enfin, ce mode d'application présente souvent des difficultés dans son exécution et, par la pression des cuillers sur le promontoire et la face postérieure du pubis, il n'est pas toujours inoffensif.

c) Avec l'application oblique, il s'en faut de peu que la courbure du forceps soit en rapport avec celle du bassin et que les tractions soient exercées dans l'axe du détroit supérieur ; la tête est saisie solidement suivant un diamètre qui se rapproche du bipariétal ; elle tend à passer suivant son diamètre bitemporal et, comme ici son déplacement n'est pas nécessaire, on conserve le bénéfice des déformations et des réductions qui se sont déjà produites.

Aussi est-ce à cette dernière application que M. Budin donne la préférence.

A une séance (1) de la Société obstétricale de Paris, M. Porak se prononçait nettement contre les applications de forceps suivant le diamètre antéro-postérieur du détroit supérieur et les regardait comme capables de déterminer des accidents graves de perforation. A l'appui de son opinion, M. Porak rapportait un fait où une première application, suivant le diamètre antéro-postérieur, s'était montrée impuis-

---

(1) Séance du 10 novembre 1892.

sante après avoir produit une large déchirure du cul-de-sac postérieur du vagin, tandis qu'une application oblique, faite immédiatement après, avait permis à la tête de franchir le détroit supérieur.

Dans la même séance, M. *Guéniot* déclarait que tenter une application antéro-postérieure de forceps au détroit supérieur, dans un bassin rétréci, c'était courir à un échec certain.

Tous les accoucheurs ont-ils renoncé à la troisième manière d'appliquer le forceps au détroit supérieur, c'est-à-dire parallèlement aux côtés du bassin, ce qui, sur une tête en position transversale, donne une prise du front à l'occiput?

Bon nombre de praticiens appliquent ainsi le forceps, mais sans discuter, ni raisonner leur opération : ils se contentent de placer une branche à gauche, une branche à droite, d'articuler et de tirer en s'efforçant de faire le moins de dégâts possible.

Mais il est aussi des accoucheurs qui ont continué à préférer ce mode d'application. Ainsi M. *Auvard* s'en déclare partisan. Se servant de fœtus à terme et du bassin de bronze, M. Auvard (1) a essayé un certain nombre de fois d'extraire la tête placée transversalement au détroit supérieur, en la saisissant avec le forceps Tarnier tantôt par le diamètre bipariétal, tantôt du front à l'occiput. Sans compter les difficultés d'exécution, qui sont plus grandes avec l'application régulière, M. Auvard conclut qu'expérimentalement l'extraction seule au détroit supérieur d'une tête saisie suivant le bipariétal est un véritable tour de force, si on la compare à la facilité de l'extraction après la saisie du front à l'occiput. Ce résultat tiendrait aux deux causes suivantes :

---

(1) *Travaux d'obstétrique*, t. III, p. 43.

1° En saisissant la tête suivant le diamètre bipariétal, on place le plus grand diamètre transverse de la tête en rapport avec le diamètre rétréci du bassin ; tandis que, dans la prise de la tête du front à l'occiput, c'est un diamètre plus petit que le bipariétal qui se met en rapport avec le rétrécissement ;

2° En saisissant la tête suivant le diamètre bipariétal, on empêche le mouvement de bascule et le mouvement tournant qui se produisent dans les bassins rétrécis ; tandis que, dans l'application du front à l'occiput, surtout si l'on a soin de se servir du forceps Tarnier, les bosses pariétales sont libres et peuvent osciller facilement en avant et en arrière.

Quant à l'avantage qu'on reconnaît à l'application régulière d'amener une certaine réduction du diamètre bipariétal, M. Auvard prétend que cette réduction de quelques millimètres compense à peine l'épaisseur des cuillers.

L'année dernière (1), à l'occasion de trois faits cliniques où il dut intervenir, M. Auvard revient sur cette question de l'application du forceps sur une tête arrêtée au détroit supérieur par un rétrécissement pelvien, et conseille en pareil cas la pratique suivante : Avant de procéder à la symphyséotomie, tenter une application de forceps, qui sera faite parallèlement au bassin et saisira du front à l'occiput la tête placée en position transversale (sauf indication spéciale, tout autre mode d'application serait défectueux), exercer des tractions pendant dix minutes et si, au bout de ce temps, la tête reste immobile et ne s'engage pas, recourir à la symphyséotomie ; si au contraire il y a engagement, continuer les tractions et n'opérer que si, après dix autres minutes, l'engagement commencé ne continue pas, la tête restant stationnaire ; enfin, quand la symphyséotomie est décidée, procéder à cette opé-

---

(1) *Trois cas de symphyséotomie.* (*Archives de Tocologie*, 1895, p. 905).

ration en laissant le forceps en place, les cuillers par conséquent restant dirigées parallèlement au bassin.

Nous plaçant, comme nous l'écrivions dès le début de notre travail, non pas au point de vue de l'opportunité du forceps
au détroit supérieur, mais simplement au point de vue du
choix à faire entre les divers modes d'application, nous venons de retracer les diverses opinions des accoucheurs con-
temporains qui se sont occupés de cette question, laquelle
même actuellement présente encore, comme nous le disions,
un certain intérêt. Nous avons reproduit les arguments pour
ou contre telle ou telle application aussi complètement que le
permettait le cadre de ce petit mémoire, afin de rendre aussi
fidèlement que possible la pensée de chaque auteur. Un simple coup d'œil sur les quelques lignes d'historique que nous
avons tracées nous montre qu'un certain nombre de ces arguments avaient autrefois déjà été mis en avant pour préconi-
ser, à l'exclusion des autres, chacune des diverses applications.

Si nous ne tenons compte que de l'époque actuelle, nous
pouvons résumer ainsi l'état de la question :

*L'application suivant le diamètre antéro-postérieur du bas-
sin* est abandonnée dans le cas de rétrécissement pelvien par
les auteurs qui l'avaient le plus conseillée, M. Pinard et
M. Lepage, qui du reste en pareil cas n'admettent aucune
application de forceps sans symphyséotomie préalable. Nous
ferons remarquer, comme le reconnaissent MM. Ribemont et
Lepage (1), que c'est ce mode d'application qui était exclusivement employé par le professeur Farabeuf (2) dans ses ex-

---

(1) *Précis d'obstétrique*, p. 1166.
(2) *Possibilité et moyens de traiter scientifiquement la dystocie du détroit supérieur rétréci. (Annales de Gynéc.*, 1894, p. 388).

périences si intéressantes destinées à montrer les inconvénients et les dangers du forceps au détroit supérieur.

L'application faite parallèlement aux côtés du bassin est surtout préconisée par M. Auvard, qui s'appuie sur des considérations théoriques et sur les résultats de l'expérimentation. Mais les expériences comparatives de M. Auvard ne portent que sur des applications suivant le diamètre antéro-postérieur du bassin ou faites parallèlement à ce dernier.

L'application oblique compte parmi ses principaux défenseurs M. Budin, dont l'opinion repose non seulement sur des raisons théoriques, mais aussi sur l'expérimentation, et les expériences comparatives de M. Budin portent sur les trois façons d'appliquer le forceps.

Ce dernier mode d'application semblerait mériter la préférence. C'est du reste celui que nous croyons le plus généralement employé par ceux des accoucheurs qui n'ont pas complétement renoncé à l'emploi du forceps au détroit supérieur sans symphyséotomie préalable.

Cependant nous ferons observer, avec MM. Ribemont et Lepage, qu'aucune statistique complète n'est venue trancher définitivement la question. Sans avoir la prétention d'y apporter une solution définitive, nous avons essayé, pour notre part, de contribuer à l'étude de cette question en apportant quelques faits cliniques que nous avons observés et les résultats des expériences que nous avons entreprises.

Observations recueillies à la Clinique d'accouchements de Nancy, dans le service de M. le professeur Herrgott, dont nous avions l'honneur d'être le chef de clinique :

a) La nommée G..., femme R..., âgée de 34 ans, entre dans le service le 16 janvier 1892, à 8 h. 1/2 du matin.

Tête mobile au-dessus du détroit supérieur ; battements fœtaux à gauche. Au toucher: col effacé et dilaté comme une pièce de 5 francs; poche des eaux saillante. On atteint facilement le promontoire.

> Diam. promonto-pubien . . . . . 8 1/4 à 8 1/2
> Diam. conjugué externe 16 1/2
> Diam bi-épine. 26
> Diam. bi-crête. 24 1/2

A 3 h. 30 de l'après-midi, dilatation complète; poche saillante; grande fontanelle à droite et en arrière.

A 6 heures, rupture de la poche des eaux.

A 6 h. 15, col reformé; suture sagittale transversale et très près du promontoire. La tête se présente donc en position transversale avec inclinaison sur le pariétal antérieur (asynclitisme antérieur ou de Naegele).

Même état pendant la nuit.

17 janvier, à 8 heures du matin, col complètement dilaté; commencement de chevauchement; grande fontanelle à droite, seule accessible.

Je fais une application de forceps (forceps Tarnier).

La branche gauche, que j'aurais voulu placer directement en arrière en vue d'une prise régulière, glisse légèrement et se place à gauche; la cuiller droite est amenée derrière l'éminence ilio-pectinée droite. La tête, qui est en position GT, est saisie obliquement; la courbure du forceps regarde en avant et à gauche.

La tête descend sous l'influence des tractions; le forceps tend à se relever et tourne en avant. La tête est dégagée. Pendant le dégagement, la courbure du forceps regarde directement en avant, l'occiput est un peu à gauche de la ligne médiane.

Le travail a duré 28 heures.

Délivrance artificielle à cause d'adhérences.

L'enfant est ranimé. Il présente, dans la région temporale droite, une sorte d'hématome provenant de la compression de cette région contre la symphyse pubienne.

L'enfant, du sexe masculin, pèse 3.100 grammes.

Diamètres de la tête : Sus-occipito-mentonnier. 13
     —   Occipito-mentonnier. 12
     —   Occipito-frontal. 11
     —   Sous-occipito-bregmatique. 10 1/2
     —   Bipariétal 9
     —   Bitemporal. 7

b) B..., femme S..., 24 ans, primipare.

Femme de constitution robuste, mais de très petite taille ; membres courts, épais, mais droits ; dit «avoir été nouée dans son enfance quelque temps après avoir commencé à marcher».

Fin des dernières règles : 15 avril 1893.

Grossesse normale.

Entre en travail le 13 janvier 1894, à 6 h. du matin. A midi, les douleurs sont intenses ; on cherche une sage-femme, qui rompt la poche des eaux à 4 h. de l'après-midi.

De plus, elle aurait commis la faute de donner une assez forte dose d'ergot de seigle.

Les douleurs deviennent de plus en plus fortes, et, à 8 h., l'accouchement n'avançant pas, on appelle un médecin qui fait sans succès deux applications de forceps. (Il est fort probable que ces applications ont été faites parallèlement au bassin).

A 11 h., la femme est amenée dans le service de M. le professeur Herrgott.

A son entrée, on constate que les contractions sont fortes et fréquentes ; par moment, l'utérus semble tétanisé. L'auscultation est pratiquée avec soin ; on n'entend pas de battements fœtaux. OEdème de la paroi abdominale.

La tête est appliquée contre le détroit supérieur. La suture sagittale est dans le diamètre transverse du bassin ; grande fontanelle à droite, seule accessible ; bosse sanguine volumineuse descendant dans l'excavation et masquant la partie moyenne de la suture sagittale ; il n'y a plus de col.

Le promontoire est accessible.

       Diamètre sacro-sous-pubien **10,5**

Même état des contractions jusqu'à 1 h. du matin. On me fait appeler. Je procède à une application de forceps (F. Tarnier). — Chloroforme.

La branche gauche est introduite la première. La tête, qui est en OIGT, est saisie obliquement.

L'introduction et l'articulation des branches ne présentent pas de difficulté. La courbure du forceps regarde en avant et à gauche.

Tractions soutenues, mais modérées; la tête descend dans l'excavation. Arrivée sur le plancher périnéal, elle accomplit aisément sa rotation, puis se dégage en occipito-pubienne.

Dégagement des épaules très difficile. Le périnée, respecté par la tête, est déchiré par le passage des épaules. Cette déchirure, qui est peu étendue, est suturée une heure après la délivrance.

Enfant mort, du sexe féminin, pesant 3.340 grammes.

Dépression sur le pariétal gauche produite par le promontoire ; chevauchement considérable des os.

Diamètres de la tête : Maximum. 14,5
—   Sous-occipito-frontal. 9
—   Sous-occipito-bregmatique 8
—   Occipito-frontal 12,5
—   Bipariétal. 8,5
—   Bitemporal 7,5

Délivrance artificielle.

Fièvre le troisième et le quatrième jour ; — sort du service complètement guérie.

c) D..., femme G..., 27 ans, multipare.

A commencé à marcher vers l'âge de 2 ans.

2 accouchements antérieurs à terme, normaux et rapides.

Entre à la clinique le 29 mars 1894. à 2 h. de l'après-midi.

Avant son entrée, rupture artificielle des membranes, la dilatation étant complète, à 8 h. du matin. Depuis ce moment jusqu'à son entrée, il n'y aurait eu aucun progrès malgré des contractions énergiques.

On procède à l'examen de la parturiente. Au toucher, dilatation

complète; tête arrêtée au détroit supérieur; la suture sagittale
répond au diamètre transverse; les deux fontanelles sont accessibles ; la petite fontanelle est à droite et semble un peu plus élevée
que la grande.

Le promontoire est facilement accessible.

Diamètre promonto-sous-pubien . . . . 10 centim.

Même état jusqu'à 4 heures. Les battements fœtaux sont toujours
réguliers.

Application de forceps (F. Tarnier). Application oblique par rapport au bassin et à la tête, laquelle se présente en OIDT.

Branche droite introduite la première et placée sur la région
pariéto-occipitale droite ; branche gauche appliquée ensuite sur la
région fronto-pariétale gauche. Introduction et articulation des
cuillers faciles. Tractions continues et modérées.

Dès que la tête est descendue dans l'excavation, le forceps tourne
de lui-même et la concavité de la courbure est amenée directement
en avant.

Extraction facile.

Délivrance normale; pas d'hémorragie.

Enfant vivant et bien portant, pesant 3.800 grammes.

Bosse sanguine volumineuse.

Diamètres de la tête :	Bipariétal	9
—	Bitemporal	8
—	Maximum	14
—	Occipito-frontal	12
—	Sous-occipito bregmatique	9 3/4
—	Sous-occipito-frontal	11 1/4

Bassin mesuré de nouveau :

Diamètre utile. 8 1/2

Suites de couches bonnes. — L'enfant continue à se bien porter.

Expériences sur la valeur comparative des diverses manières d'appliquer le forceps au détroit supérieur rétréci :

PREMIÈRE EXPÉRIENCE

Je me sers du bassin de Joulin et d'un fœtus de 7 mois 1/2 environ, mort depuis quelque temps et conservé dans l'alcool.

Diamètre bipariétal.................... 7,5
—   bitemporal................... 7

Après plusieurs essais, on arrive à rétrécir le détroit supérieur juste assez pour que la tête ne puisse le franchir que dans les conditions suivantes : elle doit être en position transversale, un diamètre céphalique intermédiaire au bipariétal et au bitemporal doit répondre au diamètre antéro-postérieur du bassin, enfin les deux pariétaux doivent franchir le rétrécissement l'un après l'autre (le postérieur descendait le premier).

Dans ces conditions, sous l'influence du plus léger effort exercé sur la tête, celle-ci franchissait le rétrécissement.

Le degré de rétrécissement restant le même, la tête est replacée au-dessus du détroit supérieur (toujours en position transversale). On fait une application de forceps (F. Tarnier), suivant le diamètre antéro-postérieur du bassin ; la tête est donc saisie par l'instrument régulièrement, c'est-à-dire d'un pariétal à l'autre. On exerce de grands efforts pour engager la tête ; mais elle ne descend pas, le rétrécissement ne peut pas être franchi.

Le degré de rétrécissement restant le même, la tête étant toujours en position transversale au-dessus du détroit supérieur, on saisit obliquement la tête avec le forceps d'une bosse frontale à la région latérale de l'occiput. Cette application, qui est également oblique par rapport au bassin, présente un peu de difficulté pour le placement des cuillers et leur articulation. Mais, sous l'influence d'efforts modérés, la tête s'engage et franchit le rétrécissement.

Le degré de rétrécissement restant le même et la tête étant replacée en position transversale au-dessus du détroit supérieur, on la saisit avec le forceps du front à l'occiput (application directe quant au bassin). L'application se fait facilement. Il suffit de tractions modérées pour engager la tête, qui franchit le rétrécissement avec plus de facilité encore qu'avec la prise oblique.

La tête était placée au détroit supérieur à peine fléchie. Après chaque essai d'engagement, on avait soin de pétrir la tête. Ces essais d'ailleurs ont été pratiqués à plusieurs reprises ; qu'on commence par l'engagement naturel ou par l'une des trois applications de forceps, on arrive aux mêmes résultats.

Deuxième expérience

Je me sers du bassin de Joulin et d'un fœtus de 6 mois 1/2 environ, mort depuis quelque temps et conservé dans l'alcool.

Diamètre bipariétal.................... 6 1/2

— bitemporal.................... 6

Le détroit supérieur est rétréci juste assez pour que la tête ne puisse le franchir qu'en se plaçant en position transversale et en engageant les deux bosses pariétales l'une après l'autre.

Dans ces conditions, la tête franchit le rétrécissement sous l'influence d'un léger effort : il suffit d'appuyer alternativement avec un doigt sur chaque pariétal.

Le degré de rétrécissement restant le même, si la tête est replacée en position transversale au-dessus du détroit supérieur et qu'on procède sur cette tête d'abord à une application de forceps régulière, puis à une application oblique, enfin à une application du front à l'occiput, on arrive aux résultats suivants :

L'application régulière (d'un pariétal à l'autre) présente un peu de difficulté dans son exécution; elle ne réussit pas à engager la tête, même si l'on exerce de grands efforts.

L'application oblique (oblique aussi par rapport au bassin) présente également un peu de difficulté, mais avec des tractions modérées elle permet à la tête de franchir facilement le rétrécissement.

L'application du front à l'occiput (sur les côtés du bassin) présente une grande facilité d'exécution et avec des tractions modérées entraîne facilement la tête dans l'excavation (moins facilement cependant que l'application oblique).

9

La tête était placée au détroit supérieur à peine fléchie. Le forceps employé était celui de M. Tarnier. Après chaque essai d'engagement, on pétrissait la tête. L'expérience est répétée plusieurs fois : on obtient toujours les mêmes résultats.

TROISIÈME EXPÉRIENCE

Fœtus conservé dans l'alcool ; les diamètres transverses du crâne mesurent :

Diam. bipariétal . . . . 8 centim.

Diam. bitemporal. . . . . 7 —

Sur un bassin de Joulin, le diam. antéro-postérieur du détroit supérieur est rétréci à 7 centim.

Placée en position transversale au-dessus du détroit, la tête franchit le rétrécissement, en engageant tour à tour chacune des bosses pariétales (il faut une pression assez forte, mais non exagérée).

Replacée au-dessus du détroit supérieur en position transversale et saisie avec le forceps (F. Tarnier), d'abord d'une bosse pariétale à l'autre, puis du front à l'occiput, la tête ne peut franchir ce même rétrécissement (même si l'on exerce de grands efforts).

Le détroit supérieur est alors rétréci à 7 centim. 1/4.

Placée transversalement, la tête franchit le rétrécissement avec la plus grande facilité en engageant successivement les deux bosses pariétales (il suffit de presser légèrement sur la tête, d'appuyer alternativement avec le doigt sur chaque pariétal).

La tête replacée en même position au-dessus du détroit, on applique le forceps successivement d'un pariétal à l'autre, puis du front à l'occiput, enfin suivant un diamètre oblique de la tête. Dans ces expériences, la tête était à peine fléchie.

Avec l'application suivant le diamètre bipariétal, on ne peut pas engager la tête, même avec de grands efforts.

L'application du front à l'occiput est d'une exécution facile et permet à des tractions modérées d'engager la tête dans l'excavation.

Avec l'application oblique, le rétrécissement est également franchi, mais les tractions doivent être un peu plus fortes qu'avec l'application précédente, l'exécution en est aussi moins facile.

Nouveau-né mort depuis vingt-quatre heures seulement :

      Diam. bipariétal . . . .   9 centim.
      Diam. bitemporal   8   —

Le diamètre antéro-postérieur du détroit supérieur (bassin de Joulin) est rétréci à 8 centim. 1/2.

Placée transversalement au-dessus du détroit, la tête le franchit en engageant l'une après l'autre les bosses pariétales (des pressions assez fortes sont cependant nécessaires).

Une application de forceps du front à l'occiput ne réussit pas à engager la tête. Un autre mode d'application n'est pas essayé.

Le détroit supérieur est rétréci à 8 centim. 3/4.

La tête étant placée transversalement, une pression modérée l'engage dans l'excavation ; les bosses pariétales franchissent l'une après l'autre le détroit supérieur.

La tête étant replacée dans la même position et étant fortement fléchie, on fait comparativement sur elle trois applications de forceps (F. Tarnier).

Une application du front à l'occiput ne permet pas l'engagement malgré les efforts énergiques.

Une application oblique fait franchir le rétrécissement avec des tractions énergiques, mais non exagérées.

Enfin, avec une application suivant le diamètre bipariétal, la tête, qu'on a saisie fortement fléchie, descend dans l'excavation ; les tractions sont moins fortes qu'avec l'application oblique. La tête étant prise dans les cuillers du forceps, on mesure ses diamètres comprimés et on trouve :

      Diam. bipariétal . . . .   8 centim.
      Diam. bitemporal   7   —

Pour chacun d'eux la réduction est donc d'un centimètre.

Pratiqués à plusieurs reprises, les trois modes d'application donnent encore les mêmes résultats que précédemment.

Cinquième expérience

Enfant né la veille en présentation du siège et ayant succombé pendant le travail, pesant 4.200 grammes ; la tête est dure, très ossifiée.

Diam. bipariétal. . . . .   10 centim.

Diam. bitemporal. . . . .   8 centim. 1/2.

Sur le bassin de Joulin, on fait un rétrécissement de 9 centimètres.

Si l'on place la tête en position transversale au-dessus du détroit supérieur et qu'on l'engage comme elle le fait naturellement dans le cas de rétrécissement pelvien, on constate qu'il suffit de pressions modérées pour la faire descendre dans l'excavation.

Si au contraire sur cette tête en position transversale au-dessus du détroit supérieur on tente successivement des application de forceps suivant les diamètres bipariétal, oblique et occipito-frontal, on constate qu'il est impossible de l'engager.

Le rétrécissement n'est porté qu'à 9 centim. 1/2.

La tête est toujours en position transversale. Avec le forceps Tarnier on fait comparativement trois applications (régulière, oblique, du front à l'occiput). Elles peuvent engager la tête, mais avec plus ou moins de facilité, suivant que cette dernière est fléchie ou non.

Lorsque la tête est bien fléchie, la prise bipariétale donne les meilleurs résultats, puis vient la prise oblique, enfin celle du front à l'occiput.

Lorsque la tête n'est pas fléchie, c'est la prise oblique qui est la plus avantageuse, puis vient la prise bipariétale, enfin celle du front à l'occiput.

Sixième expérience

Fœtus conservé dans l'alcool depuis plusieurs jours ; tête très molle.

Diam bipariétal . . . .   9 centim.

Diam. bitemporal.   8   —

Sur le bassin de Joulin on porte le rétrécissement à 8 centimètres.

Si l'on place la tête en position transversale au-dessus du détroit supérieur et qu'on l'engage comme elle le fait naturellement dans le cas de rétrécissement pelvien, on constate qu'il suffit de pressions modérées pour la faire descendre dans l'excavation.

Si au contraire, sur cette tête en position transversale au-dessus du détroit supérieur, on tente des applications de forceps régulières, obliques, du front à l'occiput, on constate qu'il est impossible de l'engager.

On fait un rétrécissement de 8 centim. 1/2.

La tête étant toujours en position transversale, on fait comparativement, avec le forceps Tarnier, trois applications (suivant les diamètres bipariétal, oblique et occipito-frontal). Ces essais portent sur la tête fléchie et non fléchie. Répétés à plusieurs reprises, ils ont donné constamment les mêmes résultats.

Que la tête soit fléchie ou non, avec l'application régulière, c'est-à-dire d'un pariétal à l'autre, on engage la tête dans l'excavation plus facilement qu'avec l'application du front à l'occiput.

Que la tête soit fléchie ou non, la prise oblique se convertit pendant les tractions en prise régulière.

Peut-on tirer quelques conclusions des faits cliniques et des expériences que nous venons de rapporter ?

Nos observations montrent que, la tête étant arrêtée par un rétrécissement antéro-postérieur du détroit supérieur et placée en position transversale, une application de forceps, oblique à la fois par rapport à la tête et au bassin, peut donner de bons résultats et que par conséquent elle ne doit pas être négligée de parti pris. Si dans un cas l'enfant est venu mort, cette mort précédant notre intervention ne peut lui être attribuée.

Quant à nos expériences, il en ressort un premier fait d'une manière indiscutable, c'est que dans tous les cas, que le fœtus soit à terme ou non, que sa tête soit dure ou molle, le mécanisme spécial qu'emploie la nature pour permettre à la tête venant la première de franchir un rétrécissement donne de meilleurs résultats que n'importe quelle application de forceps.

Grâce à ce mécanisme spécial, la tête peut traverser des rétrécissements que le forceps est impuissant à lui faire franchir.

Mais, quand l'accouchement ne peut se terminer seul et
que le médecin est obligé d'intervenir avec le forceps, comment doit-il placer l'instrument et à quelle application doit-il
avoir recours ?

Nos expériences tendent à prouver qu'il faut faire une distinction suivant que le fœtus est à terme ou non.

1° Le fœtus est avant terme. La tête étant à peine fléchie
et placée transversalement au-dessus du détroit supérieur
rétréci, les applications suivant les diamètres occipito-frontal
et oblique donnent des résultats satisfaisants et bien supérieurs à ceux obtenus avec l'application suivant le diamètre
bipariétal. La prise du front à l'occiput semble même préférable à la prise oblique : elle serait d'une exécution plus facile
et exigerait des tractions moins fortes pour entraîner la tête
dans l'excavation.

2° Le fœtus est à terme. Contrairement aux expériences
de M. Auvard, rapportées plus haut, il résulte de nos expériences que la prise du front à l'occiput ne doit pas être conseillée, que la tête soit fléchie ou non, volumineuse ou petite,
molle ou dure.

Restent les applications bipariétale et oblique.

Quand la tête n'est pas fléchie ou n'est que peu fléchie,
l'application oblique est préférable. Nous ferons remarquer
que dans nos observations cliniques, où l'application oblique
a réussi, la tête n'était pas fléchie.

Quand la tête est fléchie fortement, l'application bipariétale nous a donné de meilleurs résultats. Cependant nous ne
la conseillons pas en clinique pour les deux raisons suivantes :

1° A cause de la difficulté d'exécution quand la tête a subi un essai d'engagement ; 2° pour un motif qui est mis en évidence par nos expériences elles-mêmes : Rien, dans le cas de rétrécissement pelvien, ne vaut le mécanisme naturel ; or, avec l'application bipariétale, non seulement on empêche ce mécanisme, mais encore, en obligeant l'opérateur à soulever la tête, on perd le bénéfice du travail commencé. Nous devons néanmoins reconnaître qu'au point de vue purement expérimental, cette application bipariétale nous a donné, dans le cas de tête fortement fléchie, un meilleur résultat que l'application oblique.

QUELQUES RÉFLEXIONS

AU SUJET DE

TROIS OBSERVATIONS DE RÉTRÉCISSEMENT PELVIEN [1]

Observation I. — Il s'agit d'une dame, actuellement âgée de 32 ans, atteinte d'un rétrécissement pelvien, chez laquelle deux grossesses semblèrent avoir dépassé le terme normal et qui accoucha d'enfants volumineux, lesquels ne purent être extraits vivants.

Premier accouchement en février 1897. En voici le résumé : au moment de l'accouchement, les règles n'avaient pas paru depuis 10 mois. — Travail très long. — Malgré des contractions fortes et fréquentes, la tête ne put s'engager. Procidence du membre supérieur gauche et du cordon. — Applications de forceps infructueuses tentées par un confrère. — A mon arrivée, je ne perçois pas de battements fœtaux ; je trouve la tête arrêtée et fixée au détroit supérieur en O I G T ; procidence de la main gauche et d'une partie de l'avant-bras ; procidence du cordon, qui n'est animé d'aucun battement. Après avoir essayé, mais inutilement, de réduire les parties procidentes, je fais une application de forceps (F. Tarnier), oblique par rapport à la tête. L'instrument ne dérape pas, mais ne peut entraîter la tête. Je termine alors par une basiotripsie qui ne présente aucune difficulté.

L'extraction de l'enfant se fait aisément. — Poids du fœtus (cerveau non compris) = 4.500 gram. — Suites de couches bonnes.

Le détroit supérieur est rétréci suivant son diamètre antéro-postérieur. La face antérieure du sacrum est concave ; il n'y a pas de

(1) Extrait de l'*Obstétrique*, 1899.

faux promontoire. Le rétrécissement est peu marqué ; mais, à mon grand regret, je ne puis en donner ici la mesure exacte.

Deuxième grossesse en décembre 1897. Suppression des règles pendant 10 mois.

Depuis le 21 juillet 1898 jusqu'au 21 octobre (moment de l'accouchement), Mme X... fut examinée plusieurs fois. L'utérus a une tendance très marquée à l'antéversion ; le ventre doit être soutenu par une ceinture.

La paroi utéro-abdominale est tellement extensible, tellement amincie, qu'au palper on sent les petits membres fœtaux comme sous le doigt et que la simple inspection du ventre permet de suivre tous leurs mouvements. Un palper, même prolongé, ne fait apparaître aucune contraction utérine.

Le fœtus tend à se présenter par la tête, mais cette dernière reste mobile au-dessus du détroit supérieur, sur lequel elle ne repose pas franchement. Ayant trouvé à un examen la tête dans une des fosses iliaques, on cherche à la ramener au-dessus du détroit supérieur et, à défaut de ceinture de Pinard, on applique un bandage abdominal avec deux tampons de coton placés latéralement.

La provocation d'un accouchement prématuré, qu'à plusieurs reprises j'ai proposée, fut toujours ajournée par la famille.

Les premières douleurs apparurent dans la matinée du 21 octobre (10 mois après les dernières règles).

A 7 heures soir, le col est complètement effacé ; l'orifice utérin est dilaté comme 2 fr. A travers les membranes, on sent la tête qui repose au-dessus du détroit supérieur.

A 10 heures, la dilatation est comme une petite paume de main et. à partir de ce moment, elle ne fait plus de progrès. Les bords de l'orifice sont dilatables. On ôte le bandage abdominal et les tampons latéraux ; on fait fixer la tête, puis on rompt la poche des eaux. La tête vient alors s'appliquer sur le détroit supérieur.

Il n'y a pas de procidence. Le fœtus se présente en O I D T. Le maximum des battements est à droite, près de l'ombilic.

Malgré des contractions fortes et fréquentes, la tête ne descend pas ; elle reste au-dessus du détroit supérieur : la suture sagittale est transversale, elle est située près du promontoire (asynclitisme antérieur). La petite fontanelle est à droite.

A 2 heures du matin, j'essaie une application de forceps (F. Tarnier). Je cherche d'abord à saisir la tête obliquement. Je sens que mon instrument glisse ; je l'enlève et je fais une application directe quant au bassin, c'est-à-dire antéro-postérieure quant à la tête, qui est en transversale. Tractions énergiques exercées suivant l'axe du détroit supérieur. L'instrument ne glisse pas, mais la tête ne fait aucun mouvement. Reconnu impuissant, le forceps est enlevé.

La symphyséotomie, que je propose, est refusée par la famille.

La tête tend maintenant à fuir au-dessus du détroit supérieur et laisse glisser une main entre elle et la paroi postérieure du bassin. Je repousse cette main et je me fais fixer le mieux possible la tête par la sage-femme. Je procède alors à la basiotripsie. Je ne réussis pas à entraîner la tête, qui, mal fixée sur le détroit supérieur, a été mal saisie, malgré mes efforts pour placer l'instrument suivant les règles classiques. L'instrument dérape.

La main droite et une partie de l'avant-bras viennent glisser entre la tête et la paroi postérieure du bassin. Contractions très énergiques et très rapprochées. Le membre supérieur droit descend de plus en plus dans l'excavation, en même temps que la tête se déplace et se porte vers la fosse iliaque droite.

Je me dispose alors à terminer l'accouchement par une version. Après avoir fait endormir Mme X... par le Dr Vézian, médecin de la famille, je vais chercher un pied, que je réussis à amener dans le vagin. Avec un lacs placé au-dessus des malléoles, je tire sur le pied abaissé, en même temps qu'avec une main je vais repousser la tête, qui reste dans la fosse iliaque droite. L'évolution s'exécute alors facilement. Le pied abaissé se trouvant pied postérieur, je tire très fortement en arrière, puis je dégage la fesse antérieure. L'extraction ne présente aucune difficulté.

Délivrance spontanée un quart d'heure après. Injection intra-utérine antiseptique.

Avant, pendant et après l'accouchement, on s'est conformé autant que possible à toutes les règles de l'antisepsie.

Déchirure incomplète du périnée, qui a été suturée.

Poids de l'enfant (cerveau non compris) = 4.000 grammes.

Suites de couches bonnes. La température a été prise matin et soir. Pas une fois le thermomètre n'a atteint 38° (1).

OBSERVATION II. — (Je remercie M. le professeur Grynfeltt de m'avoir permis d'assister à cet accouchement et de m'en avoir communiqué l'observation. Cette observation a été prise avec grand soin par le Dr Guérin-Valmale, chef de clinique à la Faculté).

Le 15 avril 1898, à la Maternité de Montpellier, dans le service de M. Grynfeltt, entrait la nommée Louise B..., épouse B..., âgée de 37 ans, de Montpellier.

Les antécédents obstétricaux de cette femme sont intéressants.

Première grossesse, en 1884. Cette grossesse fut pénible (vomissements incessants, céphalée intense, épigastralgie constante, gêne respiratoire avec crises d'étouffement, œdème des membres inférieurs, du bas-ventre et même de la face).

Au début du neuvième mois, les mouvements fœtaux cessèrent d'être perçus par la femme, qui n'accoucha que vingt-deux jours après, à terme, d'un enfant mort-né. Cet accouchement fut long et laborieux. Une fois la tête dégagée, les épaules ne descendant pas, la vieille sage-femme qui l'assistait tira de toutes ses forces pour extraire le corps. N'ayant pas réussi, elle fit promener la parturiente avec la tête du fœtus hors la vulve, puis elle attacha solidement une serviette au cou de l'enfant et tira de nouveau de toutes ses forces ; n'ayant pu achever l'extraction, elle fit appeler deux accoucheurs qui terminèrent rapidement et firent de l'antisepsie autant que possible alors qu'elle avait été complètement négligée jusque-là. Les suites de couches furent fébriles et la femme fut longtemps sans se remettre.

---

(1) Mme X... étant devenue enceinte pour la 3e fois, je fis, au début du 9e mois, un accouchement prématuré. Enfant vivant et bien portant, qui s'est parfaitement élevé.

Neuf mois après, débuta sa deuxième grossesse, très mauvaise aussi et accompagnée du même cortège symptomatique d'auto-intoxication gravidique que la première fois.

Le deuxième accouchement eut lieu à terme ; il fut long et pénible, moins cependant que le premier. L'enfant mourut au cours du travail.

La vieille sage-femme ne prit aucune mesure d'antisepsie ; aussi y eut-il une légère infection.

Enfin, il y a huit ans, elle devint enceinte pour la troisième fois ; cette grossesse encore fut sujette aux mêmes accidents que précédemment, peut-être plus marqués encore.

L'accouchement fut des plus compliqués. Le travail durait depuis longtemps déjà sans résultat appréciable, lorsqu'un accoucheur fut mandé qui tenta plusieurs applications successives de forceps, mais sans succès. Il introduisit alors dans le crâne des ciseaux perforateurs et appliqua ensuite un céphalotribe grâce auquel il put terminer l'accouchement. Malgré les précautions d'antisepsie relative possibles dans un pareil milieu, la malade eut de la fièvre et garda le lit deux mois, au cours desquels elle présenta durant dix-sept jours de l'incontinence d'urine, dont elle guérit spontanément, puis un phlegmon du ligament large gauche pour lequel elle entra à la clinique obstétricale, où ce phlegmon fut ouvert et d'où la malade sortit guérie.

Pour la quatrième fois, elle devint enceinte en août 1897 (dernières règles du 5 au 12). Dès le début de cette grossesse, comme au cours des précédentes, paraissent tous les symptômes d'auto-intoxication déjà notés. Cependant les vomissements furent moins fréquents ; la céphalée au contraire devint intense, ainsi que l'épigastralgie et les troubles respiratoires. Pour la première fois parurent des troubles de la vue. L'œdème devint considérable.

Le 15 avril 1898, la malade se décide à entrer à la Maternité de Montpellier, où elle est examinée par M. le professeur Grynfeltt. Bouffissure très marquée de la face, surtout au niveau des paupières ; œdème sus-pubien s'étendant presque jusqu'à l'ombilic ; vulve très œdématiée ; membres inférieurs pâles, boudinés par l'œdème.

L'utérus, ovoïde, en antéversion assez marquée, avec légère déviation à droite, remonte à sept travers de doigt au-dessus de l'ombilic.

L'enfant, dont la tête est mobile au-dessus du détroit supérieur et
ne dépasse pas la symphyse au palper mensurateur, se présente en
OIDT. Les battements fœtaux sont perçus à droite sur la ligne ombi-
lico-pectinéale. Le col utérin est long et ramolli; son orifice externe
est fermé; il est traversé par une sorte de cicatrice dirigée obliquement de gauche à droite et d'avant en arrière et semble ainsi formé
de deux lèvres obliques: l'une antéro-droite, l'autre postéro-gauche.

La cicatrice qui traverse ainsi le col en diagonale se prolonge sur
le vagin: en arrière et à droite sur une longueur d'un à deux centimètres, et en avant et à gauche sur une plus grande étendue, jusqu'au côté gauche du tubercule antérieur du vagin.

Le segment inférieur est vide.

Le promontoire est accessible (sans faux promontoire). On l'atteint
assez facilement, et la mensuration digitale donne un diamètre promonto-sous-pubien $= 10$ cent. 1/2, ce qui indique un promonto-
pubien minimum de 9 cent.

L'examen des urines révèle 0,50 centigr. d'albumine environ par
litre; aussi le régime lacté absolu est-il aussitôt institué.

Le 30 avril, Mlle Bazin, sage-femme en chef de la Maternité, crut
remarquer que la tête fœtale mesurée par le palper semblait, sinon
déborder, du moins affleurer le bord supérieur de la symphyse. Aussi
prévint elle M. le professeur Grynfeltt, qui, ayant examiné la
femme, confirma absolument le fait.

La grossesse étant alors au début du neuvième mois, M. Grynfeltt
proposa à la femme de provoquer un accouchement prématuré. La
femme ne voulut rien entendre, déclarant ne vouloir se prêter à rien
sur sa propre personne, et toutes les raisons que l'on put faire
valoir n'aboutirent qu'à un refus absolu. On laissa alors aller à terme,
comptant sur la symphyséotomie pour faciliter le passage de l'enfant s'il y avait lieu. Sous l'influence du régime lacté absolu, l'œdème
diminua et les symptômes d'auto-intoxication s'amendèrent considérablement. Toute trace d'albumine avait absolument disparu des
urines lorsque débuta le travail.

Premières douleurs le 22 mai, dans l'après-midi. Faibles et espacées pendant quelques heures, elles se rapprochèrent et augmentèrent notablement d'intensité pendant la nuit. Le lendemain matin, elles étaient intenses et très rapprochées. Le col était complètement effacé, mais il ne présentait pas la moindre dilatation.

Ne pouvant sentir d'orifice utérin, Mlle Bazin pensa à une rigidité pathologique du col et avisa M. Grynfeltt.

A 6 heures du soir, on ne trouvait ni col, ni orifice utérin.

Au fond du vagin on sentait deux parties saillantes, rénitentes, longues et obliques, l'une en avant et à droite, l'autre en arrière et à gauche, séparées l'une de l'autre par une longue bande de tissu plus résistant, qui n'était autre que la cicatrice dont il a été parlé plus haut.

En cherchant bien l'orifice utérin, on arrivait, sinon à le reconnaître, du moins à le soupçonner sur cette bande cicatricielle et près de son extrémité postérieure. Là, à peu près au centre du bassin, on percevait une sorte de petite cupule dont le bord gauche était complètement effacé, tandis que le bord droit faisait une petite saillie de 1 à 2 millim. de haut, en forme de croissant à concavité gauche. Après avoir placé un spéculum, M. Grynfeltt sonda avec un hystéromètre ce repli semi-lunaire et ses environs sans pouvoir découvrir un pertuis. Le spéculum fut enlevé ; puis, saisissant un bistouri boutonné à long manche et se guidant sur l'index de la main droite, M. Grynfeltt incisa légèrement le repli falciforme à droite et en arrière. Alors, insinuant dans cette petite plaie un dilatateur à trois branches de Huguier, il tâcha de pénétrer, mais sans grand succès, car il n'osait forcer, craignant, dans une brusque échappée, de perforer la poche des eaux. Aussi remplaça-t-il bientôt la pointe vive du dilatateur par le bout rond et mousse d'une pince de Doyen, avec laquelle il défonça la petite cupule. Il put alors pénétrer avec le dilatateur de Huguier et agrandir l'orifice jusqu'à permettre l'introduction du doigt.

On était bien dans le col, mais celui-ci, dur et rigide, formait un anneau difficilement dilatable. Cependant, le doigt aidant, on put mettre peu après le dilatateur à trois branches de Tarnier, et à 7 heures du soir, celui-ci était en place avec son caoutchouc constricteur. A ce moment, la poche des eaux vient de se perforer et laisse échapper un peu de liquide amniotique et de méconium.

L'enfant est vivant; la tête est toujours mobile au détroit supérieur.

A 9 heures du soir, le col est ouvert comme une pièce de 5 francs environ, mais il a repris sa longueur et étrangle fortement le dilatateur. L'auscultation révèle un souffle au premier temps du cœur fœtal. On enlève la troisième branche du dilatateur, laquelle est devenue douloureuse pour la femme. De temps en temps, injections antiseptiques.

A 2 h. 1/2 du matin, on constate que la dilatation est presque complète et on enlève l'écarteur de Tarnier. Puis on tente une application de forceps (F. Tarnier). La femme est chloroformée. La tête étant en droite transversale, on se décide pour une application oblique. M. Grynfeltt exerce des tractions qui deviennent bientôt très énergiques. Puis il se fait remplacer successivement par M. Vallois et par M. Guérin, mais sans résultat. La prise est solide, le forceps ne dérape pas; mais la tête ne descend pas. Après un nouvel essai, M. Grynfeltt retire l'instrument et avec le grand forceps de Pajot fait une application directe quant au bassin. Nouveaux efforts; nouvel insuccès. Quelque énergiques que soient les tractions, la tête ne fait aucun mouvement; les bosses pariétales ne franchissent pas le rétrécissement. L'enfant est encore vivant. M. Grynfeltt examine l'opportunité d'une version et se demande si, vu le degré peu prononcé du rétrécissement, la manœuvre de Champetier ne permettra pas la descente de la tête. Mais, d'autre part, craignant qu'en raison de sa rigidité le col ne se serre sur le cou de l'enfant et ne vienne s'opposer au passage de la tête dernière, il préfère renoncer à cette opération, qui dans le cas particulier exposerait la mère sans donner d'espoir de sauver l'enfant.

On insiste auprès de la femme sur la nécessité de la symphyséotomie comme étant le seul moyen de sauver son enfant sans grand danger pour elle. Mais elle s'y refuse absolument, et aucun argument ne peut la faire changer d'avis.

Il ne reste plus alors qu'un moyen de terminer l'accouchement; c'est la basiotripsie. A 3 h. 1/2 du matin, M. Grynfeltt applique le basiotribe en saisissant la tête du front à l'occiput; après broiement, l'extraction de la tête fœtale fut facile, mais celle des épaules fut plus longue et demanda quelques efforts.

L'enfant pesait 2.540 grammes sans le cerveau. Délivrance naturelle à 4 h. 1/2. Le placenta est plutôt petit; il pèse 440 grammes. La face utérine présente un assez grand nombre de foyers fibrineux jaunâtres, traces d'anciennes hémorragies. Déchirure des membranes à 5 ou 6 centimètres du bord placentaire.

Les suites de couches furent normales. Jamais la température ne s'éleva au-dessus de 37°4.

La femme quitte le service le 9 juin 1898 en parfait état et en excellente santé. Un examen pratiqué avant la sortie montre le vagin obliquement sillonné par son ancienne cicatrice; le col est à cheval sur cette cicatrice et fait saillie dans le vagin. Cette ligne cicatricielle sépare le col en deux grosses lèvres, l'une antérieure et droite, l'autre postérieure et gauche; chacune de ces deux lèvres est elle-même divisée en deux par une autre scissure moins profonde, de telle sorte que le col semble avoir été divisé par une incision cruciforme.

Observation III. — La nommée Marie M..., âgée de 40 ans, entre le 8 septembre 1897, à la Clinique obstétricale de Montpellier, dans le service de M. Grynfeltt, que j'avais alors l'honneur de remplacer.

Cette femme nous dit être accouchée une première fois il y a sept ans; le travail a duré trois jours, et on a terminé par une application de forceps qui a amené un enfant mort.

Dernières règles du 10 au 15 décembre 1896.

La femme est examinée le 8 septembre. Le fond de l'utérus est à huit travers de doigt au-dessus de l'ombilic.

Le ventre est étalé latéralement. On sent la tête mobile dans la fosse iliaque gauche. Les petites parties sont en haut et à droite. — On constate de l'hydramnios. — Maximum des battements fœtaux à gauche presque au niveau de l'ombilic. — Le col est ramolli, non effacé; les deux orifices sont largement ouverts.

Il existe un rétrécissement du bassin.

Diamètre promonto-sous-pubien = 9 cent. 1/2.

On constate un faux promontoire.

Diam. bi-épine = 24 centim.

Diam. bi-crête = 26 centim. 1 2.

Diam. conjugué externe = 16 centim.

Je ramène d'abord la tête au-dessus du détroit supérieur et je l'y fixe avec la ceinture de Pinard.

En raison du rétrécissement, je me décide à provoquer au plus tôt l'accouchement. On prépare la femme (grand bain, injections vaginales répétées, gaze iodoformée dans le vagin).

Le 10 septembre, au moment où je me prépare à introduire une bougie (procédé de Krause), je constate que le col est effacé et dilaté comme 1 fr. ; à travers l'orifice utérin la poche des eaux vient faire saillie.

La tête, que la ceinture maintient au dessus du détroit supérieur, est toujours très élevée. Les contractions augmentent de fréquence et d'intensité.

A 3 heures de l'après-midi, la dilatation est comme une pièce de 5 fr. ; à 5 heures elle est égale à une petite paume de main. La poche des eaux bombe très fortement. A 6 heures on constate qu'au lieu d'augmenter la dilatation a plutôt tendance à rétrocéder. A 6 heures 1/2, après avoir ôté la ceinture et fait fixer la tête par les mains d'un aide, je romps la poche des eaux. Les membranes, surtout l'amnios, sont assez résistantes. La main est maintenue dans le vagin, afin d'empêcher la sortie brusque du liquide amniotique. Il s'en écoule une très grande quantité. La tête vient reposer sur le détroit supérieur ; mais entre elle et la paroi postérieure du bassin, un bras tend à faire procidence Il est repoussé et maintenu pendant que les eaux s'écoulent. Enfin, la tête s'appliquant complètement contre le détroit supérieur, on retire la main après avoir constaté l'absence de toute procidence. Le palper montre que la tête déborde fortement la symphyse pubienne.

A 9 heures, même état des choses. La tête déborde toujours fortement (l'occiput est à gauche). A gauche, au niveau de l'ombilic, on entend distinctement les battements fœtaux.

10

Je me propose, si les contractions sont impuissantes à faire franchir le rétrécissement, de tenter une application oblique de forceps et, si cette dernière reste sans résultat, de terminer par une symphyséotomie. On fait entrevoir à la femme la possibilité de cette dernière opération, qu'on lui représente comme pouvant devenir la seule opération capable de sauver l'enfant tout en faisant courir à la mère peu de danger. La femme déclare que jamais elle ne consentira à ce qu'on pratique sur elle la moindre opération, quelque légère elle soit. Tous les raisonnements viennent se heurter à un refus formel.

Constatant que la tête ne présente pas le moindre engagement et ne pouvant plus compter sur la symphyséotomie comme dernière ressource, je pense que d'une part, dans l'intérêt de l'enfant, il est préférable de tenter une version, et d'autre part que la tenter sans plus attendre, c'est la faire dans de meilleures conditions. Les parties molles, élargies par un accouchement antérieur qui a laissé le périnée presque complètement déchiré, ne retarderont pas le passage de l'enfant.

La femme refuse d'abord d'être endormie et finit par avouer qu'elle craint qu'on profite de son sommeil pour pratiquer sur elle une opération. Elle n'accepte l'anesthésie que sur la promesse formelle qu'on ne fera pas sur elle la moindre incision.

Les précautions aseptiques ordinaires étant prises, j'introduis ma main gauche ; l'orifice utérin se laisse facilement dilater ; la tête est repoussée dans la fosse iliaque gauche. La pénétration de la main jusqu'aux pieds demande un certain temps à cause des contractions utérines. Enfin le pied droit (pied antérieur) est saisi et amené dans le vagin. La tête est toujours dans la fosse iliaque gauche et le fœtus n'a aucune tendance à évoluer. Un lacs est porté sur le pied au-dessus des malléoles, ce qui, malgré la hauteur du pied, se fait sans difficulté. Tirant d'une main sur le lacs, je repousse la tête de l'autre main ; l'évolution s'effectue alors facilement et la tête est perçue par le palper au fond de l'utérus et à gauche. Des tractions exercées sur le membre inférieur abaissent le siège, qui franchit le détroit supérieur dans une position à peu près transversale (dos en avant). Les difficultés ne surviennent qu'au moment où la tête arrive au détroit supérieur. Elle est arrêtée par le rétrécissement (l'occiput est à gauche). Manœuvre de Champetier de Ribes. Tractions sur le maxillaire inférieur et pressions extérieures doivent être très énergiques. Mais le mouvement destiné à faire passer successivement les deux bosses pariétales est gêné par la présence du faux promontoire. La tête finit par franchir le rétrécissement. Une fois la tête arrivée dans l'excavation, son extraction ne présente plus de difficulté. Elle est aisément dégagée par la manœuvre de Mauriceau.

Délivrance spontanée un quart d'heure plus tard.

L'enfant ne donne pas signe de vie. On essaie, mais en vain, de le ranimer.

Cet enfant, du sexe féminin, pèse 2.970 grammes et mesure 50 centimètres.

Diamètre	occipito-frontal	=	11 1/2
—	occipito-mentonnier	=	12 1/2
—	sous-occipito-frontal	=	10 1/2
—	sous-occipito-bregmatique	=	10
—	bipariétal	=	9 1/4
—	bitemporal	=	8 1/4

A la partie antérieure du pariétal droit, on trouve une dépression en forme de virgule verticale dont la concavité regarde en arrière (dépression produite par le promontoire).

Diamètre transversal du crâne, mesuré au niveau de l'enfoncement = 8 1/2.

Ce diamètre est à peu près à égale distance des diamètres bipariétal et bitemporal.

Sous le cuir chevelu, on trouve, au niveau de la région occipitale, un épanchement de sang très considérable. A la face interne du crâne, on retrouve le même épanchement. Telles sont les lésions présentées par le fœtus.

Quant à la femme, les suites de couches ont été normales. La température n'a jamais dépassé 37°. Elle a quitté le service le 25 septembre 1897.

Il nous semble que les observations que nous venons de rapporter prêtent d'abord à quelques considérations générales.

Il s'agissait de femmes atteintes de rétrécissement modéré du bassin et chez lesquelles, pour des raisons diverses, la provocation d'un accouchement prématuré n'avait malheureusement pas été pratiquée.

La symphyséotomie était nettement indiquée. On la propose, et elle est refusée soit par la femme, soit par la famille. Que devait-on faire? Fallait-il ne consulter ni la femme, ni la famille et opérer sans prévenir? De cette façon on ne s'exposait pas à un refus. Mais a-t-on le droit de porter sur la femme un instrument sans son autorisation et, sans la prévenir des risques qu'elle peut courir, pratiquer sur elle une opération qui, faite par des mains de maître, donne encore une mortalité maternelle de 10 pour 100? Je me souviens avoir entendu dire par un des partisans de la symphyséotomie qu'il n'y a pas plus de raison de consulter la femme au sujet de cette opération que lorsqu'il s'agit d'une version ou d'une application de forceps. Il me semble que ces opérations ne peuvent être comparées ni au point de vue de la gravité, ni au point de vue de la nécessité. Ne peut-on pas dire dans le cas de symphyséotomie ce que Naegele disait, si je ne me trompe, au sujet de la césarienne à indication relative : «il appartient à la femme seule de décider» ? La deuxième observation que j'ai citée montre que le professeur Grynfeltt ne procède à cette opération qu'avec le consentement de la femme. C'est aussi la pratique que j'ai vu suivre à Nancy par mes maîtres. «Peut-on, écrivait le professeur Charles (de Liège), pratiquer une césarienne ou une symphyséotomie sans le consentement de la femme? Beaucoup ne le pensent pas et déclarent que ce serait immoral et contraire à toutes les lois divines et humaines. Du reste, de nombreux exemples ont démontré aux chirurgiens combien il en coûte parfois d'opérer sans avertir l'intéressée : les tribunaux ne sont que trop disposés à condamner les audacieux opérateurs». D'autre part, ma troisième observation montre jusqu'à quel point la crainte du bistouri peut être poussée chez certaines femmes.

Si l'accoucheur ne peut pratiquer la symphyséotomie que du consentement de l'intéressée, c'est-à-dire de la femme, à qui il a nettement exposé la situation, quelle sera sa conduite dans le cas où la femme répond par un refus ?

Dans les observations I et II, avant de proposer la symphyséotomie, des applications de forceps avaient été tentées, mais inutilement. Les tractions avaient été très énergiques, plutôt même exagérées. La tête étant en transversale, on avait, dans les deux cas, essayé successivement des applications oblique et directe par rapport au bassin. Si l'on n'a pas eu recours à l'application antéro-postérieure (prise régulière de la tête), c'est que cette application, comme l'ont prouvé les expériences de M. Budin, échouerait toujours lorsque la prise oblique a échoué et que, de plus, comme l'ont montré M. Porak et M. Guéniot, elle serait dangereuse pour la mère. On sait qu'en sacrifiant la concavité sacrée et en exigeant une flexion de la tête, elle met obstacle au passage de cette dernière dans un bassin rétréci, puisqu'elle empêche la tête de faire descendre successivement ses deux bosses pariétales et d'exécuter le léger mouvement d'extension qui met le petit diamètre de la tête en rapport avec le diamètre rétréci. Enfin, en repoussant la tête, on perd tout le bénéfice du travail déjà fait par la nature.

Dans l'observation II, M. Grynfeltt, à cause de l'état du col, n'a pas cru devoir tenter une version comme dernière chance de salut à offrir à l'enfant avant de ce décider à le sacrifier. Il craignit qu'en raison de sa rigidité le col ne vînt se serrer sur le cou de l'enfant et s'opposer ainsi au passage de la tête dernière. Dans le cas particulier, la version lui paraissait exposer la mère sans profit pour l'enfant.

Dans l'observation III, comme d'une part la tête, qui restait au-dessus du détroit supérieur, n'avait aucune tendance à s'engager et que d'autre part je ne pouvais compter sur la symphyséotomie comme dernière ressource, je préférais recourir à la version avant toute application de forceps. Les efforts pour faire franchir à la tête le rétrécissement durent être très énergiques, et l'enfant, qui ne put être ranimé, présentait les lésions que nous avons décrites. Il faut tenir compte dans ce cas de l'existence d'un faux promontoire, peut-être aussi d'un défaut de largeur du bassin. Pour un même degré d'étroitesse antéro-postérieure et un même volume de la tête fœtale, on comprend que la manœuvre de Champetier a d'autant plus de chances de réussir que le rétrécissement est annelé et non canaliculé, et que le bassin offre plus de largeur. Ces deux facteurs facilitent d'une part le double mouvement d'asynclitisme imprimé successivement à la tête et d'autre part, permettant à l'occiput de se loger latéralement, mettent le diamètre bitemporal ou tout au moins un diamètre voisin en rapport avec le diamètre rétréci.

Dans l'observation I, où, après réduction de la tête, je dus terminer par une version, la facilité relative que j'ai trouvée dans l'exécution des deux premiers temps de cette opération (recherche et saisie des pieds, évolution du fœtus) me fait regretter de ne pas avoir essayé une version comme dernier moyen de sauver l'enfant avant de me résoudre à le sacrifier.

Dans les observations que je viens de rapporter, on a donc fait tout ce qu'on a cru pouvoir faire pour avoir un enfant vivant, et, comme d'autre part on ne se reconnaissait pas le droit de pratiquer une symphyséotomie que la mère n'acceptait pas, que restait-il à faire ?

Fallait-il attendre que l'enfant eût succombé avant de porter sur lui un instrument réducteur, mais alors, sans profit aucun pour l'enfant, on aurait laissé la mère s'épuiser et on aurait ainsi compromis son existence. Lorsqu'il avait tout fait pour sauver l'enfant sans y réussir et que l'expectation devait être meurtrière pour la mère, le professeur Herrgott père n'hésitait pas à sacrifier l'enfant, disant « quem non servasti, occidisti ».

Il est vrai que le maître que je viens de citer tenait cette conduite avant la rénovation de la symphyséotomie, et maintenant le professeur Pinard déclare que l'embryotomie sur l'enfant vivant a vécu et que, s'il est encore des accoucheurs qui ont recours à cette pratique qu'il ne veut pas qualifier, « ils agissent dans l'ombre et se jugent eux-mêmes en n'ayant pas le courage de le dire ». Mais, si l'on reconnaît à la mère le droit de s'opposer à une opération pratiquée sur elle, on peut se trouver dans la même alternative pénible qu'autrefois. La raison et la conscience de l'accoucheur lui dictent alors sa conduite.

Telles sont les considérations générales auxquelles nous voulions nous livrer au sujet de ces trois observations.

Relevons maintenant quelques particularités offertes par deux d'entre elles.

L'observation II offre un exemple intéressant d'accidents gravidiques se renouvelant à plusieurs grossesses et de rigidité cicatricielle du col.

Dans l'observation I, nous voyons, chez une même personne, deux grossesses successives sembler dépasser la durée normale et se terminer par la naissance d'enfants dont le poids est supérieur à la moyenne (4.800 et 4.300 grammes). Nous avons publié, en 1894, dans les *Archives de Tocologie*, une observation de dystocie, où l'enfant pesait 5.300 grammes et mesurait 17 centimètres de diamètre bi-acromial ; la grossesse dans ce cas avait duré dix mois.

M. Grynfeltt a observé également le cas d'une femme, chez laquelle trois grossesses successives dépassèrent considérablement le terme, et qui, d'autre part, accoucha d'enfants volumineux.

Non seulement ces faits prouvent le rapport qui existe entre la durée de la grossesse et le poids du fœtus, mais ils montrent aussi que, de même que certains utérus ne peuvent conduire une grossesse à terme, d'autres, plus extensibles et surtout moins irritables que normalement, sont destinés à dépasser le terme habituel. Chez la personne qui fait l'objet de l'observation I, jamais on ne constata de contractions indolores pendant la grossesse, même à la suite d'un palper un peu prolongé.

Disons en terminant que la première observation nous a aussi présenté un exemple de difficultés que la basiotripsie peut rencontrer dans certains cas où la tête est élevée, mal fixée, avec tendance à fuir en avant au-dessus de la symphyse pubienne. Quoiqu'on cherche à faire la perforation au niveau de la suture sagittale et à porter l'extrémité inférieure des branches aussi en arrière que possible, on est exposé à ce que la perforation porte sur une région trop postérieure de la tête et à ce que les cuillers, si elles répondent à un diamètre transverse du bassin, ne saisissent qu'un segment postérieur de la tête.

De plus, comme on le sait, dans le cas d'O I D T, en se servant du basiotribe premier modèle et en faisant une prise transverse quant au bassin, c'est-à-dire antéro-postérieure par rapport à la tête, la grande cuiller (cuiller droite) vient répondre à l'occiput et la petite cuiller (cuiller gauche) à la face, ce qui est défectueux au point de vue de la solidité de la prise.

CONTRIBUTION A L'ÉTUDE

DES

INCLINAISONS LATÉRALES DE L'UTÉRUS GRAVIDE

DANS LES PRÉSENTATIONS DU SOMMET (1)

On désigne généralement, sous le nom d'*obliquité latérale* ou *d'inclinaison latérale* de l'utérus gravide, une déviation de l'organe telle que son axe, au lieu de rester dans le plan médian du corps, semble se diriger de côté, le plus souvent à droite, quelquefois à gauche.

Plusieurs théories ont été émises au sujet de la cause des inclinaisons : on a surtout cherché à expliquer la fréquence des obliquités droites. Voici ce que disait Deventer qui a tant insisté sur l'importance des inclinaisons: «La partie la plus grosse et la plus pesante de la matrice dans les femmes grosses étant en liberté peut changer de direction et tomber de quelque côté, surtout dans celles qui ont le bassin petit, parce que sa pointe n'a pas assez longtemps l'assiette nécessaire pour l'empêcher de baisser de quelque côté, et que les ligaments se relâchent aisément, ce qui cause l'obliquité de la matrice. Les ulcères, les cicatrices, l'obstruction des glandes ou des vaisseaux de ces ligaments, ou des parties voisines, peuvent causer cette obliquité dès le commencement de la grossesse,

---

(1) Extrait des *Archives de Tocologie et de Gynécologie*, 1893.

ainsi que plusieurs autres causes ; mais il est inutile de faire l'analyse de ces causes» (1).

Pour Levret (2), c'est l'implantation du placenta sur l'un des côtés de l'utérus qui entraînerait l'organe de ce côté ; cette opinion est actuellement regardée comme inadmissible.

Deleurye (3) admet des causes multiples, telles que la tendance qu'on a généralement à se pencher à droite ; le relâchement du ligament rond du côté opposé à l'inclinaison ; l'inflammation et le raccourcissement de ce même ligament du côté de l'inclinaison ; une tumeur ou une maladie de la trompe empêchant la matrice de se développer ; un état spécial du bassin ; enfin l'implantation du placenta. Gardien (4) attribue les obliquités latérales à la forme même de l'utérus gravide et à ses rapports avec la colonne vertébrale et l'intestin. En se développant, la matrice prend une forme plus ou moins ronde. Elle ne peut rester constamment appliquée ni sur le sacrum à cause de la présence du rectum qui le recouvre, ni sur la colonne lombaire à cause de sa convexité antérieure. Le fond de l'utérus doit donc s'incliner sur l'un ou l'autre côté du bassin. Si l'inclinaison droite prédomine tellement sur l'inclinaison gauche, et pour Gardien cette dernière se rencontre à peine une fois sur cent, cela tient à la situation du rectum et de l'extrémité de l'S du côlon. Quant à l'inclinaison gauche, elle dépend de quelques circonstances accessoires. «Si, ajoute Gardien, la matrice, fortement retenue par les enveloppes du bas-ventre, s'est élevée au-dessus du détroit supérieur sans se détourner de son axe, elle peut alors se porter indistincte-

---

(1) *Observations importantes sur le manuel des accouchements.* Trad. du latin de Deventer, par d'Ablincourt. Paris, 1734, chap. xi, p. 60.

(2) *L'art des accouchements.* Paris, 1761, p. 113.

(3) *Traité des accouchements.* Paris, 1777, p 354.

(4) *Traité complet des accouchements et des maladies des filles, des femmes et des enfants,* 1824, t. I, p. 203.

ment vers le côté droit ou vers le côté gauche, lorsque, parvenue à la hauteur de la 2me ou 3me vertèbre lombaire, elle vient à s'en écarter : le rectum ne la sollicite plus à se porter de préférence à droite». L'opinion adoptée par Gardien avait déjà été émise par Baudelocque (1) lorsqu'il déclare que les inclinaisons latérales sont déterminées par le rapport de la matrice avec le rectum et l'S du côlon et par la convexité antérieure de la colonne lombaire ; cet auteur admet en outre comme cause la situation que prennent les intestins grêles, relativement à la matrice même qui les soulève, à mesure qu'elle s'avance dans la cavité abdominale. Baudelocque fait remarquer que Rœderer avait à peu près la même opinion sur la cause déterminante de l'obliquité de l'utérus, qu'il attribuait en partie à la compression supportée par ce viscère de la part des matières contenues dans le rectum et dans la partie gauche du côlon, et que Solayrès avait eu le mérite d'en expliquer clairement le mécanisme (2).

Maygrier (3) fait dépendre les obliquités de la mobilité de la matrice et de la forme arrondie qu'elle tend à prendre : placée entre deux organes (vessie et rectum) affectant la même forme, elle doit en quelque sorte basculer sur eux. La convexité de la colonne lombaire empêche également l'utérus de rester sur la ligne médiane. Le voisinage du rectum déterminerait l'extrême fréquence de l'inclinaison à droite. L'inclinaison gauche ne se produirait que si les intestins s'étaient placés du côté droit de la matrice, au moment de sa sortie du bassin.

Désormeaux pensait que la portion iliaque du côlon, ordi-

---

(1) *L'art des accouchements.* Paris, 1789, t. 1, p. 167.
(2) *Dissert. de partu, viribus maternis absoluto (De utero obliquo).*
(3) *Nouveaux éléments de la science et de l'art des accouchements.* Paris, 1817. p. 107.

nairement remplie de matières fécales, rejetait l'utérus dans
la fosse iliaque droite. Ce qui maintenait ensuite et augmentait cette tendance à l'obliquité droite était la présence à gauche de la masse intestinale, refoulée en haut par l'augmentation de l'utérus et ramenée à gauche par la direction du
mésentère. Deux objections peuvent être faites à cette manière
de voir : d'une part, la pression exercée par le côlon à gauche
est équilibrée par celle exercée par le cæcum à droite (Paul
Dubois) ; d'autre part, le mésentère est dirigé en bas et a
droite (Velpeau) et non en bas et à gauche, comme l'indiquait
Désormeaux.

Pour Tarnier et Chantreuil (1), on pourrait reprendre l'explication donnée par Désormeaux et dire que les attaches du
mésentère dirigent les anses de l'intestin grêle vers le côté
gauche de l'abdomen, et que celles-ci repoussent la matrice
vers le côté droit. A l'appui de cette opinion, les auteurs que
nous venons de citer rapportent les faits qui, d'après Saint-
Cyr, ont été constatés chez les animaux : chez la jument, la
matrice reste à peu près sur la ligne médiane, en se portant
légèrement à gauche, à cause des grosses masses du côlon
qui occupent le flanc droit ; chez la vache, au contraire, et les
ruminants, l'utérus se dirige très sensiblement à droite à cause
de la présence du rumen dans le flanc gauche.

Regardant le ligament rond du côté droit comme plus court,
plus fort, plus riche en fibres musculaires que celui du côté
gauche, Mme Boivin avait cru trouver dans ce fait une explication de la fréquence des obliquités droites. Mais cette explication repose sur une erreur anatomique : le professeur Pajot et
le Dr Rambaud ont constaté que, même chez les femmes déjà
accouchées, la plus grande longueur du ligament rond du

(1) *Traité de l'art des accouchements*, t. I, p. 188.

côté gauche n'est pas aussi fréquente qu'on le dit, et qu'elle
est surtout bien moins commune que ne l'est l'inclinaison
droite de la matrice pendant la grossesse.

Quant aux théories qui donnaient comme cause des obliquités droites soit l'habitude de se servir du bras droit, soit
l'usage de se coucher sur le côté droit, elles n'ont pas été con-
firmées par l'observation. Du reste, comme on l'a fait remarquer, si la première hypothèse était vraie, l'inclinaison gauche
devrait exister chez les gauchères, ce qui est loin d'être constaté.

Dans son traité (1), Hubert (de Louvain) attache une certaine importance aux obliquités utérines ; mais ce qu'il en
dit, au sujet des causes, s'applique surtout à l'obliquité antérieure et ne peut expliquer la fréquence des inclinaisons
droites.

En résumé, que faut-il penser des diverses explications qui
ont été données sur la fréquence des obliquités droites ? Tarnier et Chantreuil (2) avouent qu'aucune explication n'est
complètement satisfaisante, à moins qu'on attribue cette fréquence au mésentère ; ces auteurs font remarquer que la matrice gravide se comporte comme les tumeurs de l'excavation
développées chez les hommes, qui en s'élevant dans l'abdomen s'inclinent aussi à droite. D'autre part, Pajot déclare que
l'inclinaison de l'utérus tient probablement à l'évolution même
de cet organe pendant la grossesse.

Passant en revue les diverses causes qu'on a données de
l'inclinaison latérale de l'utérus, M. Auvard (3) fait observer
au sujet de l'influence du mésentère que, si cette influence
était réelle, comme à part de rares exceptions la disposition

---

(1) *Cours d'accouchements* professé à Louvain.
(2) *Loc. cit.*, t. I, p. 189.
(3) *Travaux d'obstétrique*, 1889, t. III.

du mésentère est toujours la même, on devrait dans tous les cas trouver la même inclinaison. Quant à l'influence de la réplétion intestinale, elle ne serait que toute passagère et devrait se modifier à la suite de purgation et de diarrhée prolongée. L'auteur que nous venons de citer est ainsi amené à exposer une nouvelle théorie à laquelle il donne le nom de théorie pathogénique. L'utérus, comme on le sait, est formé par la réunion des canaux de Müller. Si cette fusion est parfaite, il existe une cavité unique dont le fond est arrondi. Cette fusion est-elle de moins en moins complète, on observe l'aplatissement du fond de l'utérus, puis une dépression centrale plus accentuée, enfin la division de tout l'utérus en deux cavités : «Chaque moitié de l'utérus, dit M. Auvard, conserve par son origine une individualité propre ; il n'est donc pas étonnant que, sous l'influence de la grossesse, cette individualité continue à se faire sentir par un développement inégal... De même qu'il y a des personnes droitières ou gauchères, suivant le côté le plus favorisé, de même il y a des utérus droitiers et gauchers, et, par une coïncidence intéressante, c'est également le côté droit de l'utérus qui est d'habitude le plus développé». Ce serait là la source de la plus grande fréquence de ce que les accoucheurs regardent comme l'inclinaison droite de l'utérus. Dans les cas d'utérus double ou d'utérus bilobé, si les deux moitiés de l'organe se sont développées inégalement, il est facile de se rendre compte de cette asymétrie. Avec un utérus dont le fond est aplati, on pourra à un examen superficiel prendre la corne, qui est la plus développée, pour le fond de l'utérus, et penser qu'il s'agit d'une inclinaison. Enfin, si l'asymétrie porte sur un utérus dont le fond est arrondi, on diagnostiquera certainement une inclinaison, alors qu'il s'agit simplement d'une inclinaison apparente. Sous ce nom d'inclinaison apparente, M. Auvard désigne celle où l'axe réel de l'utérus, qui s'étend du milieu primitif du fond de l'organe au col, est vertical, tandis que le fond de l'utérus semble incliné de l'un ou de l'autre côté de l'abdomen. L'inclinaison apparente trouble la statique utérine et amène une inclinaison secondaire dans le même sens, laquelle est alors réelle. L'inclinaison réelle est celle où l'axe utérin abandonne le plan vertical antéro-postérieur, pour se diriger par son fond vers l'un ou l'autre côté, l'extrémité inférieure subissant parfois un mouvement en sens contraire. Quoiqu'il ne puisse en fournir de preuves anatomiques, M. Auvard pense que l'inclinaison est presque toujours apparente, et que s'il existe une inclinaison réelle, elle est consécutive à la précédente.

Dans sa thèse (1), le docteur Bourrus soutient des conclusions identiques à celles que nous venons de rapporter.

Si des causes des obliquités latérales nous passons à leur fréquence, nous voyons que, si les auteurs sont d'accord sur la rareté des inclinaisons gauches, ils diffèrent au sujet de la fréquence des inclinaisons droites.

Pour Baudelocque (2), presque toujours la matrice est inclinée du côté droit ; à peine une fois sur 100 on la trouve inclinée vers le côté gauche. C'est également l'opinion de Maygrier.

Gardien (3) admet qu'il y a obliquité 99 fois sur 100 et qu'à peine une fois sur 100 il y a obliquité gauche.

Suivant Cazeaux, 8 fois au moins sur 10 il existe une inclinaison droite.

Citons enfin le tableau suivant que nous empruntons à M. Auvard :

	Incl. droites	Incl. gauches	Incl. nulles
Dubois et Pajot, sur 100 femmes, ont trouvé.	76	4	20
Auvard, sur 100 femmes, a trouvé.........	55	5	40
Borner, sur 60 femmes, a trouvé....... ..	4	1	52
Halliday Croom, sur 60 femmes, a trouvé..	10	4	46

(1) *Etude sur les formes anormales de l'utérus gravide, leur influence sur la grossesse, l'accouchement et la délivrance.* Bordeaux, 1891.

(2) *Loc. cit.*

(3) *Loc. cit.*

On sait que c'est Deventer qui parmi les accoucheurs de son temps a le plus contribué à faire regarder l'obliquité utérine comme cause fréquente de dystocie. Mais, comme le fait remarquer Gardien, longtemps avant lui pareille opinion avait été émise par Moschion et Ætius. Baudelocque s'élève contre cette manière de voir : «Ce serait, dit-il, à la honte de l'art qu'on regarderait aujourd'hui, avec Deventer, l'obliquité utérine comme la cause la plus ordinaire des accouchements difficiles et contre nature : ceux-ci sont extrêmement rares, et l'obliquité est si fréquente, qu'il n'existe peut-être pas une seule femme sur cent où elle ne soit remarquable. Quand elle n'est que légère, et même médiocre, loin de nuire à l'accouchement, elle semble le favoriser... Ce n'est qu'autant qu'elle est extrême qu'elle peut lui devenir contraire : mais il est toujours si facile de la corriger et d'en prévenir les suites qu'on pourrait, avec une sorte de raison, attribuer celles-ci autant à l'ignorance de l'accoucheur qu'à l'obliquité même». Ces paroles de Baudelocque s'appliquent aux obliquités latérales aussi bien qu'à l'obliquité antérieure.

Pour Gardien, une obliquité médiocre ne nuit jamais à l'accouchement, fréquemment même une obliquité considérable n'entrave en rien la marche du travail et toujours il est possible de remédier aux accidents qui seraient dus à cette cause. Cet auteur reconnaît cependant qu'une obliquité exagérée peut provoquer des douleurs dans les derniers temps de la grossesse et au moment de l'accouchement produire des accidents, tels que retard dans la dilatation par suite de la déviation du col, perte d'une partie de l'effort transmis à la poche des eaux ou à la tête qui s'engage à travers l'orifice, enfin possibilité que le segment inférieur, qui est pressé par la tête, soit entraîné au-devant d'elle : on pourrait aussi observer la distension et l'inflammation de cette portion de la matrice. Mais l'accoucheur peut conjurer ces accidents en faisant coucher la femme sur le côté opposé à la déviation, en repoussant avec la main le fond de l'utérus du côte où la femme est couchée, enfin en engageant cette dernière à modérer les contractions volontaires tant que l'organe n'est pas redressé. En cas d'insuccès, deux ou trois doigts sont introduits dans le col pour le ramener au centre du bassin : il y est maintenu jusqu'à ce que la dilatation soit suffisante pour que la poche des eaux puisse s'y engager. L'opérateur agit au moment des contractions, se rappelant qu'à chaque contraction la nature cherche à redresser l'organe et souvent même se suffit à elle-même, quoique la déviation soit considérable.

Deventer accusait aussi l'obliquité utérine d'être une cause de malposition fœtale. Mme Lachapelle et Dugès auraient observé des cas qui sembleraient confirmer cette opinion.

Wigand redoutait toute inclinaison prononcée comme capable de provoquer une présentation défavorable.

Si nous consultons les auteurs modernes, nous trouvons dans Cazeaux que rarement les obliquités latérales sont de nature à constituer un obstacle sérieux à la parturition, et qu'elles agissent surtout en rendant irrégulière ou en changeant quelquefois complètement la présentation. Cet accoucheur donne les mêmes conseils que Gardien ; seulement il recommande d'agir sur le col, non pas pendant les contractions, mais dans l'intervalle des douleurs.

C'était aussi comme cause de ralentissement du travail et comme cause modificatrice de la présentation que Chailly (1) s'inquiétait de l'inclinaison latérale de l'utérus. Il a cité un cas où une inclinaison forcée avait produit une variété frontale du sommet que la réduction de l'utérus a corrigée immédiatement.

---

1) V. Thèse de Meynier.

Hubert (de Louvain) (1) reprochait aux obliquités utérines d'exposer à des douleurs pendant la grossesse, de produire parfois des présentations irrégulières ou même vicieuses, enfin dans certains cas, d'entraîner la perte d'une partie des contractions et de rendre la dilatation plus lente et moins régulière. Aussi conseillait-il à l'accoucheur d'y remédier pendant la grossesse et pendant le travail.

M. Charpentier (2) au contraire déclare que les obliquités utérines ne sont jamais portées très loin et ne deviennent jamais la cause d'accidents sérieux : elles n'agiraient guère que sur le travail, en retardant la dilatation du col.

Citons encore la thèse du Dʳ Meynier (3). Cet auteur pense que le plus souvent l'inclinaison du fond de l'utérus a pour résultat la déviation du col dans le sens opposé. Il reconnaît cependant que la déviation du col peut exister avec un utérus rectiligne ou, si l'utérus est incliné, être observée du même côté que cet organe. Quant à la déviation du col, si elle n'est pas ordinairement par elle-même une cause de dystocie, elle exerce néanmoins une influence fâcheuse sur la marche régulière du travail et peut l'entraver, soit en faisant prendre à la tête une position défavorable qui retarde ou même empêche son engagement, soit en amenant au col une partie fœtale autre que la tête. Faire coucher la femme sur le côté opposé à l'inclinaison, redresser le fond de l'utérus et ramener le col sur la ligne médiane, tels sont encore ici les moyens indiqués.

Plusieurs auteurs ont surtout regardé l'inclinaison utérine comme capable de déterminer la position. Ainsi, pour Tarnier

---

(1) Loc. cit.
(2) Traité pratique des accouchements, t. 1, p. 817.
(3) Etude sur les déviations de l'utérus gravide comme cause de dystocie. Paris, 1876.

et Chantreuil (1) la fréquence des positions O I G A et O I D P
serait due probablement à ce que l'utérus est habituellement
incliné à droite ; si l'inclinaison gauche était au contraire la
règle, les positions O I D A et O I G P deviendraient les plus
fréquentes : «Quand on rencontre ces positions avec un utérus
incliné à droite, il est donc rationnel de les attribuer à un
défaut d'accommodation du fœtus, par suite du relâchement
des parois utérines ou abdominales ». Dans sa thèse (2), le
Dr Lochard soutient la même opinion que le professeur
Tarnier lorsqu'il regarde l'inclinaison droite de l'utérus
comme la cause de l'engagement de la tête suivant le diamètre oblique gauche. Enfin, dans les conclusions d'un travail sur «l'étiologie des positions rares du sommet» (3), on
trouve les déviations de l'utérus placées parmi les causes qui
peuvent donner lieu à ces positions rares.

Nous avons vu que, pour M. Auvard, l'inclinaison vraie
était ou très rare ou secondaire, et que l'inclinaison apparente était due à un développement inégal de l'utérus. Son
action serait alors celle exercée par la forme de l'utérus.
M. Auvard admet que l'utérus commande la situation fœtale,
et que si parfois les déplacements du fœtus sont capables de
modifier cette forme, le fait est relativement rare et n'a qu'une
durée momentanée, l'utérus reprenant bientôt ses droits.
L'asymétrie, qui existe dans les cas d'inclinaison apparente,
influe naturellement sur la situation fœtale. Elle serait probablement la cause de l'enchatonnement du placenta. Bœr,
Wigand et le professeur Herrgott (4) avaient déjà montré l'in-

---

(1) *Loc. cit.*, t. I, p. 466.
(2) *Sur les positions occipito-postérieures.* Paris, 1881.
(3) SADOC. Thèse, Paris, 1885.
(4) *Essai sur les différentes variétés de forme de la matrice pendant la ges-
tation et l'accouchement.* Th. Strasbourg, 1839.

fluence exercée sur la situation fœtale par la forme de l'utérus et fait voir que très souvent la cause de la position vicieuse primitive du fœtus résidait dans le développement inégal des parois de l'utérus. Les idées de M. Auvard sur les inclinaisons ont été adoptées par le docteur Bourrus (1) qui, attribuant les obliquités latérales à un développement asymétrique de l'utérus, conclut que la forme anormale de cet organe a une action sur la situation fœtale, qu'elle peut être le point de départ de présentations vicieuses, qu'elle est une cause de retard dans la dilatation et de longueur dans le travail, enfin qu'elle est capable d'exercer une influence des plus fâcheuses sur la délivrance, en favorisant l'enchatonnement du placenta et l'inertie utérine.

Cette courte revue des diverses opinions émises sur les conséquences des inclinaisons nous montre que les accoucheurs ne sont pas d'accord sur ce point. Les uns regardent les obliquités comme ne jouant qu'un rôle presque insignifiant ; pour les autres, au contraire, ce seraient des facteurs dont il faut tenir compte au point de vue de la présentation et de la position, ainsi qu'au point de vue de la marche du travail.

Pendant mon clinicat à la Maternité de Nancy, j'ai réuni 52 observations de femmes arrivées au dernier mois de leur grossesse et présentant une inclinaison utérine assez prononcée pour être notée. J'ai examiné ces femmes à plusieurs reprises, afin de me rendre compte s'il ne survenait pas de modification soit dans l'inclinaison, soit dans la présentation ou la position. Je voulais étudier l'influence de l'inclinaison sur la situation fœtale, sur la marche et la durée du travail, et observer si les contractions ne corrigent pas l'inclinaison

_____

(1) *Loc. cit.*

et si après l'accouchement l'utérus semble encore dévié. Pour
simplifier notre étude et tâcher d'arriver à des conclusions
précises, je ne me suis occupé que des inclinaisons latérales
et j'ai éliminé le cas de présentation autre que celle du sommet, ainsi que ceux dans lesquels la mère ou le fœtus a présenté quelque particularité capable de gêner l'accouchement.

Voici maintenant le résultat de nos recherches.

Un premier point que nous avons remarqué est que l'inclinaison est moins fréquente qu'on le dit généralement. Plus
de la moitié des femmes que nous avons examinées et qui
étaient dans leur 9° mois n'en présentaient aucune : la matrice était sur la ligne médiane. Dans les 52 cas où nous avons
trouvé une obliquité latérale, 41 fois seulement l'obliquité a
persisté jusqu'à l'accouchement. Sur ces 41 cas, 31 fois l'utérus était incliné à droite, 10 fois à gauche. Dans les 11 cas
d'inclinaisons non persistantes, ou bien l'obliquité constatée
à un premier examen a disparu au suivant, ou bien l'inclinaison a changé de côté, une inclinaison droite faisant place à
une inclinaison gauche ou inversement. Nous aurons à examiner plus loin si c'est sous l'influence d'un changement de
situation fœtale ou sous l'influence de contractions utérines
que s'opèrent ces modifications de l'inclinaison. Faisons également remarquer que la proportion que nous donnons d'inclinaisons gauches est beaucoup plus forte que celle qui est
indiquée, surtout par les anciens auteurs, qui déclaraient qu'à
peine une fois sur 100 la matrice était inclinée à gauche.

En faisant l'histoire des causes des inclinaisons nous avons
déjà rapporté les critiques dont elles ont été l'objet. Nos observations montrent bien qu'il ne suffit pas d'invoquer une
disposition anatomique pour expliquer la fréquence des inclinaisons droites. Car alors, les obliquités droites devraient être
constantes et exister presque toujours. Nous avons vu au
contraire que l'inclinaison pouvait changer chez la même

femme et que les inclinaisons droites semblaient moins fréquentes et les inclinaisons gauches moins rares qu'on l'admettait.

Le décubitus sur l'un ou l'autre côté ne nous a pas paru exercer une notable influence sur la production des inclinaisons.

Nous avons dit que, pour M. Auvard, l'inclinaison telle que l'entendent les auteurs n'existerait pour ainsi dire jamais : il ne s'agirait là que d'une question de forme de l'utérus. Cette proposition nous semble trop absolue.

En examinant les femmes au point de vue des inclinaisons, nous avons noté ou dessiné la forme de l'utérus. Si l'on tient compte de cette forme, les inclinaisons peuvent être rangées en deux groupes, suivant que le fond de l'organe utérin est régulier ou non.

1° *Inclinaisons avec utérus régulier*. — Tantôt le fond de l'organe est seulement incliné de côté, tantôt la plus grande partie de l'utérus occupe le côté où est l'inclinaison, tantôt enfin l'utérus tout entier est porté de ce côté. Si on examine la situation du col, on le trouve soit du côté opposé à l'inclinaison, soit sur la ligne médiane. Exceptionnellement, lorsque tout l'utérus est porté d'un côté, le col se trouve naturellement du côté de l'inclinaison.

2° *Inclinaisons avec utérus irrégulier*. — Au lieu de rencontrer le fond de l'utérus régulier et arrondi, on constate, du côté de l'inclinaison, une corne utérine qui est plus haute ou semble plus développée que celle du côté opposé. Dans nos observations, c'était la corne droite.

Lorsque l'utérus est régulier et incliné, on peut voir une obliquité très prononcée d'un côté être remplacée par une obliquité très marquée du côté opposé. L'utérus est-il irrégulier, l'inclinaison est plus constante, elle ne change jamais de côté ; il peut arriver cependant qu'on ne constate plus d'inclinaison, l'utérus tend en même temps à se régulariser.

L'explication de M. Auvard peut s'appliquer aux inclinaisons du second groupe, mais il nous semble difficile de l'admettre pour celles du premier groupe. En effet, comment peut-on comprendre qu'une obliquité qui tiendrait à une forme anatomique de l'utérus puisse changer si facilement de côté et qu'à une inclinaison très marquée à droite ou à gauche vienne succéder une inclinaison également très marquée du côté opposé, alors que la position fœtale reste la même et que le décubitus n'exerce aucun rôle ? Nous avons cependant observé un fait qui, s'il s'était répété plusieurs fois, aurait paru donner raison à M. Auvard : dans deux grossesses successives une femme a présenté une inclinaison gauche très prononcée; le fœtus était en O I G A et l'utérus à peu près régulier.

Sous quelle influence les inclinaisons se modifient-elles ? Un changement dans la situation fœtale en est-il cause ? la position du fœtus restant la même, nous avons vu 4 fois l'inclinaison changer de côté et 7 fois complètement disparaître. Ces modifications doivent-elles être attribuées aux contractions? D'une manière générale, l'inclinaison persiste pendant le travail et même s'accentue davantage. Dans quelques observations seulement, les contractions ont paru rectifier la situation de l'utérus. Dans un cas même, alors que la dilatation était presque complète, le fond de l'utérus, jusque-là fortement incliné à gauche, s'est incliné du côté opposé.

«Lorsque la matrice a été inclinée, dit le professeur Herrgott (1), ou quand elle a eu primitivement une forme vicieuse, elle conserve cette disposition après l'accouchement, mais à

_____

(1) *Loc. cit.*, p. 18.

un degré moindre». Dans les cas d'inclinaison nous avons
noté la situation de l'utérus pendant les jours qui suivent
l'accouchement, et nous avons constaté que cet organe est
tantôt placé sur la ligne médiane, tantôt porté du côté où précédemment était l'inclinaison. Avant de pratiquer cet examen,
il faut avoir soin de faire uriner la femme, la situation de l'u-
térus étant sous la dépendance de la vessie.

Examinons maintenant si les diverses positions fœtales
paraissent dépendre des obliquités. Si l'on ne tient compte
que des cas où l'inclinaison et la position ont persisté sans
modification aucune, on arrive au résultat suivant :

17 fois l'utérus était incliné	à droite et le fœtus se présentait en O I G A

17 fois l'utérus était incliné à droite et le fœtus se présentait en O I G A

8 fois	—	à droite	—	O I D P
2 fois	—	à droite	—	O I G P
5 fois	—	à gauche	—	O I G A
5 fois	—	à gauche	—	O I D P

Ce tableau montre que les inclinaisons n'exercent pas d'influence notable sur la position du fœtus. Si l'inclinaison droite
se rencontre surtout avec la position O I G A, cela tient évidemment à leur fréquence respective. Il montre aussi que
l'obliquité droite ne doit pas être regardée comme la cause de
l'engagement habituel de la tête suivant le diamètre oblique
gauche, puisque d'une part les inclinaisons gauches que nous
avons constatées coïncidaient avec un engagement de la tête
suivant ce diamètre, et que d'autre part dans les deux cas où
le fœtus se présentait en O I G P l'utérus était incliné à droite.
Nous ne pensons pas que pour expliquer ces faits on puisse
invoquer un relâchement des parois utérines ou abdominales :
sur les 10 femmes qui présentaient une obliquité gauche, 7
étaient primipares.

On a reproché aux inclinaisons de produire des présentations irrégulières. D'après les divers cas que nous avons pu
observer, cette accusation ne semble pas justifiée. Nous avons

dit plus haut qu'avec une obliquité latérale on pouvait trouver le col tantôt du côté opposé à l'inclinaison, tantôt sur la ligne médiane, exceptionnellement du même côté que l'inclinaison. Sous l'influence du travail nous avons vu la position du col se rectifier et la période de dilatation ne nous a pas paru augmentée d'une manière sensible.

Nous ajouterons que, d'une façon générale, nous n'avons pas constaté d'augmentation notable dans la durée totale du travail par le fait de l'inclinaison et que, dans aucune de nos observations, l'obliquité, quoique très prononcée, n'a créé de difficulté à l'accouchement et n'a nécessité d'intervention. Au sujet de l'intervention, nous ferons remarquer qu'il nous est arrivé plusieurs fois, avant ou pendant le travail, d'essayer de corriger l'inclinaison, en faisant coucher la femme sur le côté opposé à l'inclinaison, en repoussant avec la main le fond de l'utérus vers la ligne médiane, et de ne pas réussir, même alors que l'utérus présentait une forme régulière. Dans un cas, nous avons trouvé la situation de l'organe complètement rectifiée, quand, quelques jours avant, la déviation persistait malgré des tentatives de redressement.

Nous terminerons cette étude en résumant les résultats de nos recherches en les propositions suivantes :

L'inclinaison latérale se rencontrerait moins souvent que le disent les auteurs. La proportion des obliquités gauches a été trouvée beaucoup plus forte que celle généralement indiquée.

Pour expliquer la fréquence de l'inclinaison droite, on ne peut invoquer ni une disposition anatomique, ni le décubitus habituel sur le côté droit. Quant à l'explication qui consiste à attribuer l'inclinaison à la forme de l'utérus, elle ne peut s'appliquer à tous les cas.

On peut constater une inclinaison latérale soit avec un utérus régulier, soit avec un utérus dont le fond est irrégulier. Dans le premier cas, l'organe est plus ou moins dévié, parfois déplacé

12

même en totalité. Le col est situé du côté opposé à l'inclinaison, ou sur la ligne médiane, exceptionnellement du même côté que le fond. Dans le deuxième cas on constate, du côté où est l'inclinaison, une corne utérine qui est plus haute ou semble plus développée que celle du côté opposé.

Lorsque l'utérus est régulier, l'inclinaison peut disparaître ou être remplacée par une inclinaison du côté opposé, la position fœtale restant la même et le décubitus n'intervenant pas.

Lorsque le fond de l'utérus est irrégulier, nous n'avons jamais vu l'inclinaison changer de côté; quoique plus constante, elle peut cependant disparaître, l'organe tendant en même temps à se régulariser.

L'explication donnée par M. Auvard peut s'appliquer aux inclinaisons du 2ᵉ groupe. Elle est difficilement acceptable pour celles du 1ᵉʳ groupe, en raison des changements d'inclinaison. (Dans une observation cependant, on a constaté chez une femme une même inclinaison gauche dans deux grossesses successives).

Les modifications dans l'inclinaison ne doivent pas être attribuées à des changements dans la position fœtale. Elles ne semblent pas dues aux contractions utérines.

D'une manière générale, l'obliquité persiste pendant le travail et même s'accentue davantage. Dans quelques observations seulement, les contractions ont paru rectifier la situation de l'utérus. Dans un cas même, il y a eu changement d'inclinaison pendant le travail.

Pendant les jours qui suivent l'accouchement, l'utérus est situé tantôt sur la ligne médiane, tantôt du côté où précédemment était l'inclinaison.

Les inclinaisons ne paraissent pas exercer d'influence notable sur la position du fœtus. L'inclinaison droite ne doit pas être regardée comme la cause de l'engagement habituel de la tête suivant le diamètre oblique gauche.

Dans les cas que nous avons observés, *les obliquités, même très prononcées, n'ont pas gêné l'accouchement et n'en ont pas augmenté la durée d'une manière sensible : elles n'ont pas nécessité d'intervention.*

Les tentatives faites pour corriger l'obliquité ne réussissent pas toujours. La situation de l'utérus peut se rectifier spontanément.

NOTE SUR UN PROCÉDÉ

PERMETTANT DE CALCULER

LA PRESSION EXERCÉE SUR LES MEMBRANES DE L'ŒUF

PENDANT L'ACCOUCHEMENT

Présentation d'un instrument destiné à mesurer cette pression (1)

Calculer l'intensité des contractions pendant l'accouchement et en particulier des contractions utérines est une question intéressante qu'on a cherché à résoudre de diverses manières.

Schatz et Poullet, en introduisant soit dans l'utérus (entre les parois et les membranes), soit à la fois dans l'utérus et le rectum, des ballons remplis de liquide et mis en communication avec des manomètres, ont essayé de mesurer l'intensité des forces expulsives pendant le travail. Pour Schatz, la force nécessaire à l'expulsion du fœtus varierait entre 8 k. 500 et 27 k. 500.

Un physicien anglais, le professeur Haughton (2), en recourant aussi à l'expérimentation, mais surtout en mesurant le volume des muscles, en calculant les courbures, est arrivé,

---

(1) Communication à la *Société obstétricale de France*, avril 1905.

(2) *Principles of Animal Mechanics* (London, 1873). *On the muscular Forces employed in Parturition.*

par des équations, à évaluer d'une part la force des contractions utérines, d'autre part la force des muscles abdominaux qui entrent en jeu dans l'accouchement. Il admet que, pendant le travail, l'utérus est capable d'exercer une pression de 24 k. 500, et il va jusqu'à évaluer à 237 k. 500 la force que pourraient développer les muscles abdominaux. Aussi leur attribue-t-il une action prépondérante dans la parturition, surtout dans les accouchements laborieux. Duncan a fait justice et de cette dernière manière de voir, qui n'est nullement en rapport avec les faits cliniques, et de l'exagération des chiffres précédents. Une force de 250 kilogrammes serait incompatible avec l'intégrité des parties maternelles et fœtales; elle réduirait le forceps et le céphalotribe à l'état d'instruments faibles et inutiles.

Suivant une autre méthode, Poppel (1), Duncan (2) et Ribemont (3) ont cherché à calculer l'intensité des contractions utérines en mesurant expérimentalement la force nécessaire pour rompre les membranes. Il nous suffira de rappeler ici qu'après avoir fixé sur ses bords une portion circulaire de membranes représentant comme étendue la poche des eaux à la dilatation complète, ils ont exercé sur elle, à l'aide d'une colonne d'eau ou de mercure, une pression croissante jusqu'au moment de sa rupture. La pression nécessaire pour produire artificiellement cette rupture était estimée sensiblement égale à celle qui, pendant le travail, avait fait éclater la poche des eaux et, quand l'expulsion du fœtus avait suivi de près cet

---

(1) *Ueber die Resistenz der Eihäute, ein Beitrag zur Meckanik der Geburt. Monatsschrift für Geburtskunde,* 22 B., 1863.

(2) *Sur le mécanisme de l'accouchement normal et pathologique,* trad. par Budin.

(3) *Arch. de Tocologie,* nov. 1879.

éclatement, on pouvait apprécier l'intensité de la contraction utérine à la fin de l'accouchement.

Nous ferons d'abord remarquer la diversité des chiffres donnés par les auteurs précédents.

Pour Poppel, la force nécessaire pour rompre les membranes à la dilatation complète varie entre 2 k. 130 et 9 k. 870 ; pour Duncan, entre 1 k. 850 et 17 kilos ; enfin, pour Ribemont, la force moyenne serait de 10 k. 300.

Une critique qu'on peut adresser à ces expérimentateurs est de n'avoir pas opéré comme dans les conditions naturelles.

En fixant les membranes sur leurs bords, ces dernières ne pouvaient opposer à la pression que leur résistance propre et leur élasticité ; un facteur important, le décollement des membranes sur une certaine hauteur, ne pouvait pas intervenir. Les expériences de Matth. Duncan ne montrent-elles pas que l'élasticité des membranes est vaincue et que la rupture a lieu quand leur élongation a atteint 1 centim. 83 à 2 centim. 5 (hauteur de la saillie formée par les membranes au-dessus de l'orifice du tube sur lequel elles étaient fixées) ? C'est l'opinion que soutenait L. Dumas (1), lorsqu'il disait que, pendant l'effacement et la dilatation, l'élasticité des membranes n'est que peu ou point sollicitée, que la séparation des membranes (jusqu'à une certaine hauteur) de la paroi utérine leur permet de venir se mettre en contact avec la paroi du col et qu'à partir du moment où l'extensibilité est vraiment mise en jeu, la rupture ne tarde pas à se faire. Enfin, ne voit-on pas en clinique, dans certains cas où, après rupture spontanée ou

---

(1) *Annales de Gynécologie*, 1885, t. II.

artificielle du chorion, la poche des eaux descend jusqu'à la vulve, l'amnios se séparer de toute la face interne du chorion, même au niveau du placenta ?

Dans les expériences précédentes, il n'a pas été tenu compte non plus de la forme de la poche des eaux. Or, on sait en physique que la résistance des membranes est en raison inverse de leur rayon de courbure. Lorsqu'on exerce une pression sur une surface courbe, plus grande est la sphère à laquelle appartient cette surface, moins il y a de résistance à la pression.

Pour me mettre à l'abri de ces causes d'erreur et me placer dans les meilleures conditions possibles, j'ai cherché à calculer la pression exercée sur la poche des eaux elle-même pendant l'accouchement.

J'ai essayé de mesurer la pression intra-ovulaire comme les ophtalmologistes mesurent la pression intra-oculaire. Les instruments utilisés à cet effet agissent en produisant sur la sclérotique soit une dépression plane, soit une dépression concave. Le professeur Imbert (de Montpellier) (1) a montré que la dépression plane seule pouvait permettre de calculer exactement la pression intra-oculaire. En effet, si, au moyen d'un disque plan, on exerce une pression normale à la surface du globe oculaire, on déprime une partie A B de cette surface de manière à la rendre plane. Cette pression extérieure, normale à A B et répartie uniformément sur cette

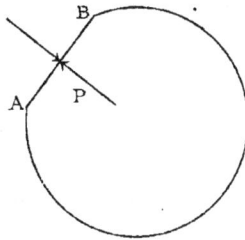

---

(1) *Traité de Physique biologique*, t. II, p. 709.

surface, fait équilibre à la pression hydrostatique intérieure qui, également normale à A B, s'exerce aussi uniformément sur cette surface. La valeur de la pression extérieure, que fait connaître l'instrument, donne la valeur de la pression intra-oculaire sur une surface égale à la partie de la sclérotique rendue plane.

La condition d'équilibre est plus complexe lorsqu'on détermine une dépression concave de la sclérotique. Dans ce cas, en effet, et par suite même de la concavité de la dépression, la réaction élastique des membranes-enveloppes donne naissance à une composante N, normale à la surface déprimée, dirigée vers l'extérieur et dont l'effet s'ajoute, par conséquent, à celui de la pression intérieure P, qui s'exerce dans le même sens au même point.

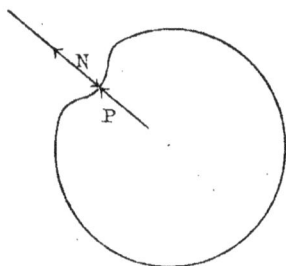

Appliquant les données précédentes à la question qui nous occupe, j'ai cherché d'une part à produire sur la poche des eaux une dépression plane dont je pourrais mesurer exactement l'étendue, et d'autre part à calculer la pression intérieure exercée pendant la contraction sur cette portion déterminée de membranes ainsi rendue plane.

A cet effet, j'ai fait construire un instrument, qui n'est peut-être pas définitif, mais qui néanmoins m'a permis de commencer quelques recherches dans le sens que je viens d'indiquer.

Cet instrument se compose d'une lame de cuivre A A, de 23 centimètres de long sur 2 centimètres de large, que l'on tient à la main pendant l'expérience. A l'une des extrémités de cette lame est soudé, à angle droit, un petit tube cylindri-

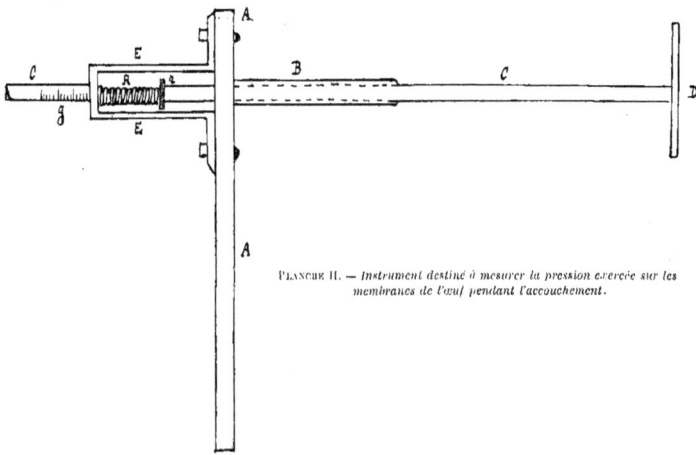

PLANCHE II. — *Instrument destiné à mesurer la pression exercée sur les membranes de l'œuf pendant l'accouchement.*

que B, également en cuivre (tout l'instrument est du même métal). La lame et le tube sont traversés par une tige cylindrique cc, à l'une des extrémités de laquelle s'adapte un plateau D, disque métallique qui peut être remplacé par un autre plus ou moins grand. La tige cylindrique traverse également un ressort à boudin R, arrêté d'un côté par une rondelle r fixée sur la tige et d'un autre côté par une lame recourbée E E, vissée sur la lame verticale et percée à son centre d'un orifice traversé par la tige cylindrique. Ce ressort, qui peut être remplacé par un autre plus ou moins fort, est repoussé par toute pression exercée sur le disque terminal, auquel il tend à faire reprendre sa position primitive. Enfin, à son extrémité libre, la tige cylindrique porte une graduation g en millimètres indiquant la pression exercée sur le disque métallique.

Voici comment je procède : suivant le degré de la dilatation, j'adapte à l'extrémité de la tige un disque métallique de la dimension d'une pièce de 2 ou de 5 francs. L'appareil ayant été stérilisé et vaseliné là où il pourrait y avoir un léger frottement, je passe le disque au-dessus d'une flamme d'essence de térébenthine de façon à recouvrir sa face libre de noir de fumée.

Je me suis servi de noir de fumée, après avoir essayé diverses matières colorantes qui ne m'ont pas donné de résultats satisfaisants.

Puis, ayant mis à découvert l'orifice utérin et la poche des eaux à l'aide d'un spéculum de Collin, j'introduis dans le vagin le disque et la tige cylindrique, l'appareil étant tenu par la lame verticale. J'attends une contraction et, à ce moment, je place le centre du disque sur la partie la plus saillante des membranes. Le recul de la tige indique qu'une pression est exercée sur le disque et, au moment où cette pression est la plus forte, on note le point de la graduation en rapport avec la lame recourbée. L'appareil est ensuite retiré et on constate l'étendue du cercle où le noir de fumée a été enlevé, ce dernier indiquant l'étendue de la dépression plane faite sur les membranes. Si tout le dépôt noir avait été enlevé, il y aurait eu contact sur toute la surface du disque et alors, comme au lieu d'une dépression simplement plane on aurait pu produire une dépression concave, on ne mesurerait plus exactement la pression intérieure. Aussi les résultats obtenus ne devraient pas être pris en considération et l'expérience serait regardée comme nulle. Si, au contraire, on obtient un cercle décoloré bien net, entouré d'un anneau où le noir de fumée est conservé, on est certain que le chiffre le plus fort donné par la graduation représente exactement la pression intérieure exercée, pendant la contraction, sur une surface de membranes de même dimension que le cercle décoloré. En appuyant le disque sur une feuille de papier imbibée d'alcool et en passant ensuite la feuille au baume de benjoin, on peut fixer l'empreinte obtenue et mesurer plus facilement l'étendue de la surface décolorée. Pour évaluer la pression exercée sur cette surface, il suffit de placer des poids sur le plateau en tenant verticale la tige cylindrique et de noter à quel poids correspond le nombre de millimètres marqué sur la gradua-tion.

Connaissant la pression intérieure exercée pendant la con-traction sur une surface donnée, il est facile de mesurer la pression exercée, à ce moment, sur toute l'étendue de la poche des eaux et, en répétant l'expérience à plusieurs repri-ses, on peut apprécier la pression exercée sur les membranes, aux divers degrés de la dilatation, jusqu'au moment de leur rupture.

J'ai entrepris ces expériences depuis trop peu de temps, leur nombre est encore insuffisant pour que je puisse maintenant apporter des résultats concluants. Certains points de technique ont encore besoin d'être perfectionnés. Mais je tenais néanmoins à présenter à la Société obstétricale de France un procédé qui, à mon avis, pourra donner, au sujet de la pression exercée sur la poche des eaux, des indications plus précises que celles déjà fournies et qui, en tout cas, a l'avantage de placer l'expérimentateur dans des conditions se rapprochant beaucoup plus des conditions naturelles qu'on ne l'avait fait jusqu'ici.

Je ne veux pas terminer sans remercier M. Imbert, professeur de physique à la Faculté de médecine, des indications utiles qu'il m'a données relativement à ce travail.

HYGIÈNE DE LA GROSSESSE[1]

Le médecin n'a pas seulement à se préoccuper de la santé de la femme, mais encore de celle de son enfant ; il doit veiller à ce que la grossesse se passe bien et aille jusqu'à terme, à ce que sa cliente soit dans les conditions les plus favorables pour un accouchement heureux et des suites de couches normales, enfin il doit préparer la femme à remplir complètement son rôle de mère, c'est-à-dire à être capable de nourrir son enfant. Les soins peuvent être pris par la femme elle-même ou être donnés par l'accoucheur.

1° Soins pris par la femme elle-même.

Plus qu'une autre, la femme enceinte doit observer les *règles de l'hygiène générale*. Mais, en raison de son état, elle doit prendre certaines *précautions spéciales*.

Quand, en raison de sa situation sociale, la femme ne peut prendre chez elle celles de ces précautions qui sont indispensables, le médecin et la sage-femme, dans l'intérêt de leur cliente, doivent lui conseiller d'entrer dans une maternité ou dans un asile spécial. M. Tarnier a insisté sur *l'utilité, en pareil cas, de l'hospitalisation de la femme enceinte*.

Ouvrir aux nécessiteuses des asiles où elles puissent se reposer pendant les derniers mois de leur grossesse, y être soumises à une surveillance médicale attentive et recevoir

---

(1) Leçon publiée dans le *Nouveau Montpellier médical*, 1901.

les soins que réclame leur état, c'est non seulement soulager une malheureuse qui va être mère, mais encore, comme l'a montré M. Pinard, *agir dans l'intérêt de l'enfant, lui permettre de naître à terme et bien portant.* Le maître que je viens de citer a démontré, avec chiffres à l'appui, que les nouveau-nés les plus vigoureux de son service, que ceux dont le poids était le plus élevé étaient les enfants dont les mères avaient pu, pendant les derniers mois de leur grossesse, se reposer et être surveillées dans un des deux asiles qu'à Paris la charité privée et la municipalité ont mis à la disposition des femmes enceintes.

Il est à désirer que, par une libéralité bien entendue, les administrations hospitalières élargissent leurs règlements à cet égard, et qu'elles ne placent jamais les chefs de service dans l'alternative ou de transgresser des règlements ou de refuser une assistance dont la femme a besoin pour elle et pour son enfant.

Après ces quelques considérations générales qu'il était bon de rappeler, entrons dans le détail des précautions que doit prendre une femme enceinte.

Tout d'abord, elle doit *éviter de se trouver en contact avec des malades atteints d'affections contagieuses.*

Il faut aussi que l'*appartement qu'elle occupe ne soit pas pour elle une cause d'infection.* A propos de l'habitation, je n'insisterai pas sur les recommandations banales, telles que propreté de l'appartement, son aération, son chauffage avec un feu de cheminée ou un poêle et non avec un appareil dégageant de l'oxyde de carbone ou de l'acide carbonique.

Au point de vue des *vêtements,* la femme enceinte doit éviter tout refroidissement, qui pourrait produire des accidents du côté des reins (albuminurie), ou du côté de l'appareil respiratoire, accidents que l'état de grossesse rendrait plus gra-

ves. En outre, les secousses de toux pourraient provoquer
l'expulsion prématurée du produit de conception.

Le ventre est proéminent. Aussi, pour éviter des refroidissements et au point de vue de la propreté génitale, le bas-
ventre et les cuisses doivent être protégés contre l'air extérieur.

Les vêtements doivent être amples ; il faut éviter toute
compression au niveau de la taille et de la poitrine, afin de
ne pas gêner le développement normal de l'utérus et des
seins.

Toute compression au-dessus et au-dessous des genoux,
capable de produire ou d'augmenter l'œdème et les varices
des membres inférieurs, doit aussi être évitée.

Reste la question si discutée du corset. Plusieurs accoucheurs l'interdisent, d'autres le permettent, mais sous certaines réserves. Il faut reconnaître qu'il est presque indispensable pour certaines femmes, qui auraient bien de la peine
à s'en passer.

Nous pensons qu'on peut autoriser le corset, mais il doit
présenter les conditions suivantes : Être fait d'un tissu souple avec baleines aussi souples que possible, sauf en arrière,
où elles doivent être fortes pour maintenir la taille ; ne
présenter ni busc d'acier, ni ressort ; être court et ne comprimer ni au niveau des seins, ni au niveau de la taille ;
enfin, pouvoir s'élargir à mesure que le ventre se développe.
On a confectionné des corsets dits de grossesse avec fentes
latérales lacées et tissu élastique en avant.

L'usage de la ceinture abdominale a été approuvé par la
généralité des accoucheurs. Elle est utile chez les multipares
et indispensable dans les cas d'éventration, de ventre en
besace.

Régime alimentaire. — Eviter tout excès alcoolique et tout abus de vin, de café et de thé.

Si des eaux minérales (Vals, Vichy) étaient nécessaires, ne pas en continuer trop longtemps l'usage, à moins d'indication spéciale.

La constipation est fréquente pendant la grossesse. Si bien souvent elle est facilement supportée (j'ai connu une dame chez laquelle la constipation avait persisté pendant quinze jours sans qu'elle en fût incommodée), cette constipation peut avoir des inconvénients sérieux au point de vue de la santé générale et au point de vue de la grossesse elle-même. Il me serait facile de montrer la gêne mécanique apportée par la constipation, qui au début de la gravité peut entraver le libre développement de l'utérus et à la fin empêcher l'engagement de la tête fœtale. Je pourrais citer aussi le fait d'une jeune femme, auprès de laquelle je fus appelé dernièrement pour des vomissements qu'on regardait comme incoercibles et qui cédèrent à la suite d'un grand lavement porté au-dessus de l'ampoule rectale.

La femme enceinte doit donc régler son intestin suivant le conseil donné par Trousseau.

Si elle est constipée, elle peut prendre soit de la poudre de rhubarbe ou de magnésie ; soit de l'huile de ricin (15 gr. à jeun dans du café ou du jus de citron, ou sous forme de capsules) ; soit de l'eau de Rubinat (1 verre à Bordeaux le matin à jeun), ou de l'eau d'Hunyadi-Janos. Elle peut aussi recourir aux lavements simples ou huileux.

On évitera avec soin tout purgatif qui pourrait exciter les contractions utérines ou congestionner la région pelvienne.

Sans parler des cas où les urines de la femme contiennent de l'albumine et où, pour cette raison, la femme doit se mettre au régime lacté absolu, nous dirons, après M. Tarnier, qu'il est avantageux de prendre du lait pour toute femme enceinte qui présente certains malaises ou certains troubles nerveux mal définis. On pourrait ajouter que, d'une façon générale, *le lait, qui ménage le rein et favorise les éliminations, est un excellent aliment pour la femme enceinte, qui plus qu'une autre est exposée aux auto-intoxications.*

PROFESSIONS. — Certaines professions exposent à des avortements et à des accouchements prématurés en produisant une intoxication :

Par l'oxyde de carbone et l'acide carbonique (cuisinières, repasseuses) ;

Par le phosphore (ouvrières dans les fabriques d'allumettes) ;

Par le sulfure de carbone (fabriques de caoutchouc);

Enfin, par le plomb et le mercure.

Le travail dans une manufacture des tabacs peut-il exercer une influence fâcheuse sur la grossesse? Je ne l'ai jamais constaté à la Maternité de Nancy, où cependant les cigarières fournissaient un assez fort contingent. En revanche, dans une crèche, dont j'étais médecin, j'ai observé, presque d'une façon constante, les effets funestes exercés sur le nourrisson lorsqu'il était nourri par sa mère et que cette dernière avait repris son travail à la manufacture, au point que la sœur du service diagnostiquait presque la profession de la femme par la mauvaise qualité de son lait.

Certain travail, par les secousses qu'il détermine, peut compromettre la grossesse (machines à coudre).

Il est aussi des professions qui, par suite de l'attitude qu'elles imposent à la femme, peuvent modifier la forme de l'utérus, faire que le grand axe de cet organe soit transversal et non vertical, ce qui est une cause de mauvaise présentation. Hubert (de Louvain) a cité les dentellières, et Dumas père les lessiveuses.

Quand, du fait de sa profession, une femme enceinte a déjà eu un ou, à plus forte raison, plusieurs accidents, on doit lui conseiller de la quitter, au moins momentanément.

Enfin, il est certaines professions (bouchères, tripières, chiffonnières) qui exposent à des dangers d'infection. M. Tarnier avait observé que les bouchères étaient plus exposées à l'infection puerpérale. D'où la nécessité, en pareil cas, d'une propreté et d'une antisepsie beaucoup plus rigoureuses.

Exercice et Voyages. — Pour la femme enceinte bien portante, l'exercice modéré est une bonne chose ; qu'elle se promène à pied ; elle peut aller en tramway ou dans une voiture bien suspendue. Mais elle doit éviter tout exercice violent (équitation, natation, danse, ascension de nombreux étages dans la même journée).

D'une manière générale, on peut dire que c'est surtout *dans les premiers mois de la grossesse*, et particulièrement *aux époques qui correspondent à celles des règles*, que la femme doit redoubler de précautions, *ainsi que dans les derniers temps de la grossesse*. En voici les raisons :

D'une part, pendant les premiers mois, les adhérences entre l'œuf et l'utérus étant moins solides peuvent être plus facilement rompues ; de plus, aux époques correspondantes aux règles, il se produit dans l'utérus une tendance congestive qui, sous certaines influences, peut aller jusqu'à l'hémorragie.

D'autre part, dans les derniers temps de la grossesse, la limite de l'extensibilité utérine est sur le point d'être atteinte, et la distension de l'organe le dispose à entrer plus facilement en contraction, en même temps que le ramollissement du col facilite l'effacement de ce dernier.

La question de personnes joue un grand rôle. Car s'il est des femmes qui, malgré des imprudences de toutes sortes, conduisent à terme leur grossesse, il en est d'autres qui, à la suite d'une légère imprudence, font un avortement ou un accouchement prématuré. Les utérus sont plus ou moins irritables. Tantôt ils entrent en contraction sous l'influence de la moindre excitation et tendent à se débarrasser de leur contenu. Tantôt, au contraire, ils restent indifférents aux excitations les plus fortes. Lorsque l'irritabilité utérine est ainsi diminuée, on observe, comme nous en avons rapporté des faits, une diminution ou une absence des contractions indolores pendant la grossesse et un accouchement retardé.

Il faut être surtout prudent quand on a affaire à des primipares, dont on ne connaît pas la tolérance utérine, et à plus forte raison à des femmes qui ont souffert de l'utérus, qui ont un utérus irritable, qui enfin dans leur passé obstétrical comptent un avortement ou un accouchement prématuré.

Il faut aussi tenir grand compte du genre de vie mené par la femme et bien comprendre que ce qui pour l'une est une simple occupation devient fatigue pour l'autre.

Quant aux voyages, par la trépidation du chemin de fer et les secousses de voiture, ils peuvent interrompre la grossesse. On doit surtout les déconseiller pendant les premiers mois et dans les six dernières semaines, et, en tout temps, si la femme est prédisposée à expulser avant terme le produit de conception.

Outre l'avortement, les femmes qui voyagent au début de leur grossesse sembleraient, d'après M. Pinard, plus exposées à une insertion vicieuse du placenta.

Si un voyage était nécessaire, il serait préférable de le faire après 5 mois et avant 7 mois 1/2. S'il survenait quelques douleurs dans les reins et dans le ventre, repos au lit et

lavement laudanisé. Peut-être devrait-on prendre un lavement laudanisé avant d'entreprendre le voyage, à titre pré-
ventif.

RAPPORTS CONJUGAUX. — Il y a 200 ans, Mauriceau, trai-
tant cette question, déconseillait les rapports sexuels pendant les premiers jours qui suivent la conception et pendant
les deux derniers mois de la grossesse. Quelque vingt ans
plus tard, Dionis reprochait à Mauriceau d'avoir manqué
d'expérience personnelle et s'appuyait sur un argument qui
n'est pas à la portée de tous les accoucheurs : « Mauriceau,
disait-il, ne peut point avoir fait ces observations par lui-
même, n'ayant jamais pu avoir un seul enfant en quarante-
six années de mariage. Pour moi, qui ai une femme qui a été
grosse vingt fois et qui m'a donné vingt enfants dont elle est
accouchée à terme et heureusement, je suis persuadé que les
caresses du mari ne gâtent rien».

Sans insister sur les opinions de ces deux vieux maîtres de
l'Obstétricie, nous dirons que, d'une façon générale, la plus
grande modération doit toujours être apportée dans les rapports sexuels pendant la grossesse, surtout dans les premiers
mois et principalement aux époques qui correspondent aux
règles, ainsi que dans les derniers temps.

Si l'accoucheur sait que la femme est prédisposée à un
avortement ou à un accouchement prématuré, s'il trouve le
col largement ouvert (comme chez certaines multipares)
ou en partie effacé, il devra alors les défendre d'une manière
absolue. Il en sera de même s'il existe des varices vulvaires
et vaginales. Tarnier et Budin rapportent un cas où le coït
pratiqué dans ces circonstances a été suivi d'une hémorragie
mortelle.

BAINS DE MER ET DE RIVIÈRE. — Il est préférable de les défendre complètement pendant la grossesse.

HYDROTHÉRAPIE. — D'une manière générale, la femme enceinte doit s'en abstenir, à moins que, pour une raison particulière, le médecin juge à propos de l'ordonner. Il doit alors indiquer comment elle doit être faite afin de ne pas compromettre la grossesse.

BAINS ORDINAIRES. — A moins de contre-indications spéciales, la femme enceinte peut et doit prendre des bains généraux ; ces bains sont surtout profitables dans les derniers temps de la grossesse.

Indépendamment des recommandations banales qui concernent les bains, nous dirons que ces derniers ne doivent pas durer plus de dix minutes, que leur température ne doit pas dépasser 34° centigrades ; dans le bain, la femme se savonnera avec soin les diverses parties du corps, et particulièrement les seins, l'ombilic et la région ano-génitale.

TOILETTE VULVAIRE ET INJECTIONS VAGINALES. — Pour donner à nos conseils une base scientifique, pour que notre conduite paraisse rationnelle, nous nous permettrons une légère incursion sur le terrain de la microbiologie, et en quelques mots nous résumerons ce qui a été étudié tout au long dans l'ouvrage si intéressant que M. Varnier vient de publier (*L'Obstétrique journalière*). Nous ferons remarquer que la microbiologie semble venir confirmer la pratique que conseillait le professeur Tarnier.

Voici les dernières données sur cette question :

Sur les organes génitaux externes vivent, à l'état de saprophytes, des streptocoques, des staphylocoques et des coli-bacilles, qui, à la suite d'un toucher, d'une injection mal faite, peuvent être introduits dans le vagin.

Le mucus cervico-vaginal ne renferme ordinairement ni streptocoque, ni staphylocoque, ni bacterium coli, mais, comme nous venons de le dire, ces micro-organismes peuvent être portés dans le vagin.

Le vagin posséderait une force bactéricide qui serait capable d'atténuer plus ou moins le pouvoir virulent du streptocoque et du staphylocoque ; *mais il faudrait un certain temps pour que cette force pût produire ses effets.*

De plus, *le vagin contient des saprophytes anaérobies, lesquels peut-être sont susceptibles de créer une auto-infection qui, pour être moins grave que celles produites par les microbes pyogènes, pourrait se généraliser.*

Enfin, *la sécrétion cervico-vaginale, la plus normale en apparence, peut renfermer le gonocoque, lequel peut à son tour, lors de l'accouchement, d'une part envahir l'utérus, les trompes et le péritoine, et d'autre part infecter les yeux de l'enfant.*

Pendant tout le temps de sa grossesse, la femme devra tenir la région ano-vulvaire dans le plus grand état de propreté. Pendant les derniers mois, elle devra faire une toilette bi-quotidienne de toute cette région à l'eau bouillie chaude et au savon. Elle ne prendra pas d'éponge, quelque propre qu'elle paraisse être ; mais elle pourra se servir de coton hydrophile, ou de linges bien lessivés.

Une bonne précaution, pendant les dernières semaines de la grossesse, est de faire ajouter à l'eau bouillie qui sert pour les toilettes une substance antiseptique. Le mieux serait de recourir au sublimé, à la dose de 0.25 centigrammes pour 1 litre d'eau bouillie.

On prescrirait les paquets que l'Académie de Médecine a formulés pour les sages-femmes :

Sublimé .... 0.25 centigr.

Acide tartrique...................... 1 gram.

Solution alcoolisée de carmin d'indigo. 1 goutte

    Pour 1 paquet.

Faire dissoudre 1 paquet dans 1 litre d'eau bouillie.

On aurait soin de recommander au pharmacien de *bien colorer les paquets*, et à la femme de veiller à ce que la dissolution du sublimé fût complète.

Mais on ne peut prescrire cet antiseptique que si l'on est bien sûr qu'aucune négligence, qu'aucune erreur ne sera commise, et que de plus il n'existe aucune contre-indication à son emploi. Autrement, on se servira de lysol ou de phéno-salyl (1 cuillerée à café par litre d'eau bouillie).

La femme doit-elle prendre des injections vaginales pendant la grossesse?

Si elle ne présente aucun écoulement vaginal, elle peut s'en dispenser jusqu'au dernier mois. Dans le cas contraire, elle devra prendre, deux fois par jour, une injection vaginale au permanganate (permanganate de potasse, 0.50 centigr. pour 1 litre d'eau bouillie).

D'une manière générale, il ne peut *qu'être avantageux pour la femme et pour l'enfant que le vagin soit aseptisé pendant le dernier mois.* Ici encore, le meilleur antiseptique est le sublimé. Mais il faut aussi être certain qu'on puisse l'ordonner en toute sécurité, autrement on le remplacerait par le lysol ou le phéno-salyl, ou de préférence par le permanganate de potasse. C'est à ce dernier qu'on recourrait s'il existait un écoulement vaginal et que le sublimé fût contre-indiqué en raison d'une albuminurie ou d'une susceptibilité particulière de la femme à l'égard de cet antiseptique.

Le médecin ne doit pas craindre *d'entrer dans les détails*

lorsqu'il indique à sa cliente la manière de prendre une injection et les précautions indispensables.

Comme instrumentation, ne jamais se servir d'irrigateur, ni d'appareil à poire ou à piston; prendre un réservoir en verre ou plus simplement en tôle émaillée, relié à la canule par un tube en caoutchouc, qui permet au liquide de s'écouler du réservoir quand on élève ce dernier.

La canule sera en verre, droite, assez volumineuse, à extrémité arrondie et percée de trous latéraux.

Avant de s'en servir, on devra désinfecter réservoir, tube et canule : le réservoir, s'il est en tôle émaillée, par un flambage rapide; le tube et la canule, par un lavage dans une solution de sublimé, par l'ébullition. Si la femme doit prendre une série d'injections (2 par jour), elle aura soin, dans l'intervalle des injections, que le réservoir soit recouvert et placé dans un endroit où il ne soit pas exposé à être contaminé; quant à la canule, elle restera plongée dans une éprouvette contenant une solution colorée de sublimé et fermée par un tampon de coton. Il faut recommander de ne pas contaminer l'eau une fois bouillie, de veiller à ce que l'antiseptique soit complètement dissous et bien mélangé au liquide de l'injection.

Si, pendant la grossesse, les injections ont seulement pour but de désinfecter le vagin, elles seront données tièdes.

Toujours elles doivent être précédées par un lavage soigneux et une désinfection parfaite de toute la région vulvaire.

Pour que l'injection soit profitable, il faut que la femme soit dans le décubitus dorsal.

Pendant l'injection, le réservoir ne doit pas être élevé à plus de 50 centimètres au-dessus du siège de la femme, afin que le liquide ne soit pas projeté avec force. La canule sera introduite avec douceur; on ne la fera pas pénétrer trop profondément.

Comme dernières précautions, il faut d'une part attendre que l'écoulement du liquide par la canule soit bien établi avant d'introduire cette dernière dans le vagin; il faut d'autre part veiller à ce qu'après l'injection, il ne reste pas de liquide dans ce canal, surtout s'il s'agit d'une solution de sublimé.

SOINS RELATIFS AUX SEINS. — Est-il nécessaire de dire qu'ils ne doivent pas être comprimés et qu'ils doivent être tenus très propres? Dans le dernier mois, laver tous les jours les mamelons avec de l'eau bouillie; on y ajoutera un peu d'eau-de-vie; on se servira de coton hydrophile ou de linge bien lessivé.

Si le mamelon et l'aréole sont recouverts de croûtes, lavages avec une solution chaude de sublimé. S'il y existe de petites plaies, lavages antiseptiques et pansement occlusif.

Si le mamelon est ombiliqué, on devra, mais seulement pendant les trois dernières semaines, essayer de le former soit avec les doigts, soit de préférence avec un tire-lait. Doigts et instrument doivent être d'une propreté irréprochable.

Terminons par un dernier conseil : Si sur un point quelconque du corps la femme présente une plaie, surtout une plaie qui suppure, cette plaie sera soigneusement recouverte, afin qu'elle ne soit pas le point de départ d'une infection des voies génitales.

2° Soins donnés par l'accoucheur.

Nous ne pouvons insister ici que sur les points principaux.

Chaque fois que le médecin est appelé à examiner une femme enceinte, il doit toujours, même si la grossesse est peu avancée, *rechercher avec soin si le bassin est rétréci*. Cette

recherche, il doit la faire *même si la femme est déjà accouchée facilement d'enfants vivants.*

On disait autrefois que les accouchements antérieurs jau-
geaient le bassin. *C'est une formule dangereuse.* Des 3 facteurs de l'accouchement : filière pelvi-génitale, fœtus et
contractions, le premier seul reste invariable (du moins dans
sa partie osseuse); les deux autres varient d'un accouchement à l'autre. Le poids des enfants n'augmente-t-il pas
généralement avec le nombre des grossesses? Toutes les
têtes se ressemblent-elles comme volume et comme dureté?

Je connais, pour ma part, plusieurs exemples où, parce
qu'un accouchement antérieur s'était bien passé, on s'est
endormi dans une fausse sécurité et on a perdu un enfant
qu'une intervention en temps opportun aurait sauvé. Dans
un cas même la femme succomba

Il est aussi absolument nécessaire que tout médecin et toute
sage-femme soient bien pénétrés de l'*importance extrême de
l'examen des urines* chez toute femme enceinte. Je dis : *de
toute femme enceinte,* même de celle qui semble bien portante, qui ne présente aucun malaise, aucun gonflement (ni
au niveau des paupières, ni au niveau des malléoles). J'ajouterai que cet examen doit être pratiqué *dès les premiers temps
de la grossesse.*

Cette analyse doit se faire tous les mois pendant les six
premiers mois, tous les quinze jours pendant le 7me et le 8me
mois, et toutes les semaines pendant le dernier mois.

Que de femmes ont succombé à des crises d'éclampsie ou
tout au moins ont eu leur santé ou leur vie plus ou moins
compromise, que d'enfants sont morts dans le sein maternel ou peu après leur naissance parce que l'examen des urines n'avait pas été pratiqué! Si l'on veut en savoir la cause,
on trouvera l'insouciance de la femme, l'ignorance ou la
négligence de son médecin ou de sa sage-femme. La femme

14

attendait toujours pour se faire examiner ; — la grossesse était encore si peu avancée ; — la femme paraissait si bien se porter ; — sa grossesse précédente s'était passée sans incident.... Ces raisons et d'autres du même ordre ont été trop souvent cause des plus graves accidents, en faisant négliger une précaution d'une extrême importance. C'est cette importance même qui justifie notre insistance sur des recommandations banales et qui passent pour être connues de tout le monde.

Il faut naturellement redoubler de prudence quand on a affaire à une femme qui autrefois a eu de l'albuminurie, une scarlatine ou toute autre maladie infectieuse, qui à une grossesse antérieure a eu des phénomènes éclamptiques, qui enfin présente des malaises, du gonflement même peu prononcé.

Si une sage-femme constatait de l'albumine, même en très petite quantité, ou si son examen lui laissait le moindre doute, elle devrait de suite faire appeler un médecin et, sans attendre son arrivée, mettre immédiatement sa cliente au régime lacté absolu et supprimer les injections au sublimé si la femme employait cet antiseptique.

Est-il nécessaire de rappeler ici *l'absolue nécessité du régime exclusivement lacté dans les cas d'albuminurie même légère de la grossesse?* Plus que personne, M. Tarnier a insisté sur l'importance du régime lacté absolu A ce propos, je me rappelle l'anecdote suivante que j'ai entendu raconter par M. Tarnier lui-même. Consulté par une jeune dame Américaine atteinte d'albuminurie gravidique, il lui avait ordonné le régime lacté absolu. La jeune Américaine répliqua qu'elle était habituée à imposer ses volontés et non à suivre celles des autres. Jugeant qu'elle méritait une leçon, M. Tarnier répondit qu'appelé à donner son avis il l'avait fait en toute conscience ; que sa cliente était libre de ne pas l'écouter, mais qu'alors elle mourrait, ce qui lui serait indifférent. M. Tarnier ajoutait que la dame ne l'avait pas trouvé accommodant, mais qu'elle s'était mise au lait exclusivement et était accouchée à terme et sans accident d'un enfant bien portant.

Dans le cas d'albuminurie même légère, le médecin doit donc faire tous ses efforts pour convaincre sa cliente et la famille de l'impérieuse nécessité du régime lacté absolu ; il emploiera tous les arguments et invoquera non seulement l'intérêt de la mère, mais aussi celui de l'enfant. Un de mes élèves, le Dr Pailhon, dans une thèse faite à mon instigation, a montré combien la vie de l'enfant est compromise, même lorsque les symptômes maternels semblent peu marqués.

Récemment encore, j'ai eu à me féliciter de m'être montré intransigeant, et j'ai pu constater d'une part l'insuffisance du régime lacté mitigé et d'autre part les excellents résultats du régime lacté exclusif.

J'ajouterai, et j'ai publié deux faits à l'appui (L'*Obstétrique*, 1899), qu'une albuminurie gravidique *même légère et passagère* devrait suffire pour faire étab'ir le régime lacté d'une *manière absolue* et *continue jusqu'à la fin de la grossesse.*

Peut-être a-t-on trouvé que j'insistais trop sur cette question et que je m'écartais un peu de mon sujet. J'ai suivi l'exemple de M. Tarnier, qui à propos d'asepsie décrit le traitement de l'hémorragie de la délivrance, disant que c'est une question qui, à cause de son importance capitale, doit être agitée chaque fois que l'occasion s'en présente.

Dès la fin du 7me mois chez la primipare et à partir du 8me chez la multipare, le médecin *doit, par des examens répétés, bien s'assurer de la présentation et de la position du fœtus.*

Si la tête est en bas et qu'elle ne s'engage pas, il doit *rechercher la cause de ce défaut d'engagement*, fixer la tête au-dessus du détroit supérieur à l'aide d'une ceinture appropriée et s'assurer qu'elle y reste maintenue.

Si l'on constate une *mauvaise présentation*, il faut *en recher-*

cher la cause, convertir cette présentation par des manœuvres externes en une présentation du sommet et placer une ceinture de Pinard pour *maintenir la tête au-dessus du détroit supérieur.*

A ce propos, je ferai deux recommandations :

1° Il ne faut pas se croire complètement à l'abri d'un changement de présentation parce qu'on a placé une ceinture de Pinard, mais il est prudent de *vérifier de temps en temps*, à l'aide du toucher, si la présentation du sommet se maintient toujours ;

2° Une fois placée par l'accoucheur, *la ceinture doit être gardée constamment jour et nuit*, à moins qu'on ne constate un engagement profond de la tête. Il y a quelques années, alors que je remplaçais le professeur Grynfeltt, une femme du service, chez laquelle j'avais constaté une présentation transversale que j'avais réduite en présentation du sommet, et chez laquelle j'avais placé une ceinture de Pinard, me demanda de la laisser sans ceinture seulement pendant une nuit. J'y consentis. Le lendemain, à l'heure de la visite, le travail débutait par la rupture de la poche des eaux. Le chef de clinique l'examina de suite et reconnut une présentation transversale. Je fis immédiatement la version par manœuvres externes, et cela sans difficulté. Mais les choses auraient pu se passer moins simplement s'il s'était agi d'une cliente de la ville et que le médecin ne se fût pas trouvé, comme dans notre cas, justement au moment opportun.

Si, chez une femme arrivée dans le dernier mois de sa grossesse, une sage-femme constatait une présentation transversale, elle devrait la réduire en présentation du sommet, fixer la tête et s'assurer qu'elle reste maintenue. Si elle échouait dans ses tentatives de réduction, si la tête, au lieu de tendre à s'engager, avait tendance à fuir vers une des fosses iliaques, la sage-femme devrait de suite faire appel à un méde-

cin. Car ce serait pour elle assumer une lourde responsabilité
de *laisser aller à terme une femme avec une présentation trans-*
versale ou une menace de présentation transversale sans avoir
fait tout le nécessaire pour l'empêcher. ·

SYPHILIS ET GROSSESSE [1]

Après avoir rapporté une série d'observations recueillies par nous-même, nous passerons en revue quelques points relatifs à l'étude de la syphilis chez la femme enceinte et nous chercherons à tirer des conclusions des faits que nous avons observés.

Pour le classement de nos observations, ce qui nous a paru le plus rationnel est de les diviser en cinq groupes, selon que la syphilis amène l'expulsion d'un fœtus non viable ou mort-né, selon qu'elle frappe l'enfant d'une manière plus ou moins grave, ou enfin le respecte entièrement.

1er GROUPE

Cas d'avortements

OBSERVATION I. — *Accidents secondaires; traitement mercuriel antérieur à la conception; reprise du traitement 3 mois après ; avortement à 5 mois et demi.*

F... Marie, âgée de 18 ans, entre à l'hôpital le 1er février 1882.

En 1881, elle a déjà fait dans le service un séjour de 4 à 5 mois environ. La malade présentait alors des papules hypertrophiques sur les grandes lèvres et une roséole généralisée. Elle fut soumise à des frictions mercurielles, puis à l'iodure de potassium et aux pilules de proto-iodure, puis de nouveau, à cause de la persistance de la roséole, à des frictions et à l'iodure de potassium. Elle sortit

---

(1) **Extrait** de ma thèse (Nancy, 1883).

du service dans les premiers jours de novembre 1881, et devint enceinte le 7 du même mois. Elle venait d'avoir ses règles. Dans l'intervalle qui sépare ses deux séjours, elle n'a pris aucune préparation mercurielle.

1er février. — Nous examinons la malade le jour de son entrée et nous constatons un œdème léger des grandes et des petites lèvres; une rougeur très prononcée occupe l'entrée de la vulve et, sur la face interne de chaque petite lèvre, on trouve une érosion superficielle, non indurée, de l'étendue d'une pièce de 50 centimes environ.

Dans les deux aines, engorgement ganglionnaire.

On institue immédiatement un traitement mercuriel : 1 pilule de proto-iodure de mercure de 0,05 tous les jours.

8 mars. — Les accidents vulvaires ne paraissent pas se modifier; les grandes et les petites lèvres sont toujours œdématiées, mais c'est un œdème mou, et le palper ne fait reconnaître aucun point sclérosé.

Les érosions persistent, toujours superficielles et de même étendue.

On continue le traitement.

15 mars. — La mère perçoit les mouvements de l'enfant. 2 pilules de proto-iodure par jour.

1er avril. — L'œdème a presque disparu; les érosions ont diminué d'étendue. A l'auscultation, on perçoit les battements fœtaux.

24 avril. — La malade est amenée à la Maternité. Depuis la veille, elle se plaint de douleurs dans la région lombaire et à l'hypogastre.

L'utérus remonte jusqu'au niveau de l'ombilic, et, au toucher, on constate que le doigt peut être introduit dans l'orifice du col et arriver jusque sur les membranes, où il rencontre la tête du fœtus, petite, excessivement mobile.

On combat les douleurs avec des lavements laudanisés; on prescrit le repos au lit.

25 avril. — Expulsion d'un fœtus vivant, de 5 mois et demi. Le cœur a continué à battre pendant 3/4 d'heure environ.

Le bassin de la femme est un bassin uniformément rétréci.

Suites de couches normales. — Disparition des accidents vulvaires.

Examen du placenta.

Le placenta pèse 159 grammes. A l'examen de sa face utérine, on constate que les cotylédons ont subi une dégénérescence graisseuse. Si l'on incise, on retrouve ce même aspect graisseux dans l'intérieur du placenta, mais moins marqué que sur sa face utérine. La face fœtale est pâle, mais ne présente plus cet aspect graisseux.

Examen du fœtus.

Poids : 190 grammes. Longueur totale : 24 centimètres. Du sommet à l'ombilic : 13,5.

Diamètres : S. O. M. 6, 5 ; O. F. 5, 5 ; S. O. B. 5, 3 ; B. P. 5.

Sexe masculin. Le fœtus est rosé, vernissé. Ses paupières sont closes. Sur la surface du corps et au niveau des orifices, on ne constate aucune lésion spécifique.

Nous examinons les divers organes et nous n'y trouvons aucune espèce d'altération.

L'aspect de l'ossification est tout à fait normal ; quelques éléments médullaires un peu plus gros que les autres et remplis de granulations graisseuses constituent la seule altération que l'on puisse découvrir.

OBSERVATION II. — *Apparition de l'accident primitif, 2 mois et demi environ après le début de la grossesse ; à la même époque, on commence un traitement mercuriel ; avortement à 6 mois.*

S... Madeleine, 23 ans, entre à l'hôpital le 21 juillet.

4 août. — On s'aperçoit de l'existence de deux chancres indurés vulvaires. Ganglions inguinaux indurés.

2 pilules de Ricord par jour.

4 septembre. — Roséole.

La malade continue son traitement mercuriel jusqu'à son entrée à la Maternité.

25 novembre. — Prise de douleurs au niveau de l'hypogastre, la malade est amenée dans le service de M. le professeur Herrgott, où nous pouvons l'observer.

Elle eut ses règles pour la dernière fois le 20 mai dernier. Examinée au point de vue de la spécificité, la malade ne nous présente qu'une adénopathie inguinale, multiple, indolore. Les accidents vulvaires et la roséole ont disparu.

Pas d'alopécie, ni de maux de gorge.

26 novembre. — Expulsion d'un fœtus vivant, du sexe masculin, âgé de 6 mois. Il a vécu 28 heures.

Examen du placenta.

Cet organe ne présente rien d'anormal.

Examen du fœtus.

Poids : 765 gram. ; longueur totale : 33 cent.

Diamètres : O. M. 7, 5 ; O. F. 6, 5 ; B. P. 6, 5.

Sur le cou, la poitrine. l'abdomen, le dos, les membres supérieurs et inférieurs, on trouve des macules rougeâtres, de l'étendue d'une pièce de 2 fr. environ.

Sur les muqueuses, là où les muqueuses se continuent avec la peau, à la région ano-génitale, aucune lésion spécifique.

L'autopsie ne nous donne que des résultats négatifs.

OBSERVATION III. — *Apparition du chancre 2 ou 3 mois après le début de la grossesse.* — *Pas de traitement mercuriel.* — *Avortement à 6 mois.* — *Dystocie fœtale : ascite ; tumeur liquide vésicale* (1).

D... Victorine, âgée de 24 ans, entre à la Maternité le 2 décembre 1882.

Le 3 janvier de cette année, elle est venue une première fois à la Maternité, pour y accoucher prématurément, à 7 mois, d'un enfant mort.

La fille D... dit n'avoir jamais eu de rapports qu'avec le même individu. Dernières règles le 28 mai 1882. Elle pense être devenue enceinte vers la même époque. Depuis, elle a continué à avoir des rapports. Il y a 3 ou 4 mois, elle remarqua, sur la grande lèvre droite, un bouton qui ne provoquait ni douleur, ni démangeaison, et

---

1) Observation communiquée à la Société de Médecine de Nancy par M. le professeur HERRGOTT.

ne suppurait pas. Au point de vue des accidents secondaires, elle répond négativement à toutes les questions.

Jamais elle n'a suivi de traitement mercuriel.

Le 30 novembre, elle fit une chute sur un escalier et tomba de la hauteur de quinze marches. Cet accident ne fut suivi ni d'hémorragie, ni de douleurs, et n'obligea pas la fille D... d'interrompre son travail. Mais, le 2 décembre, elle ressentit des douleurs au niveau de l'hypogastre et de la région lombaire. Elle percevait encore, mais à peine, les mouvements de l'enfant.

2 décembre. Entrée à la Maternité (1).— On constate sur la grande lèvre droite la trace de l'accident primitif: c'est un point sclérosé, en surélévation, à large base, à surface cicatrisée. Adénopathie biinguinale.

A son entrée (5 h. du matin), on constate que la tête est engagée dans l'excavation; on ne sent plus le col, la bosse sanguine est déjà d'un certain volume. Le ventre est aussi développé que lorsque la grossesse est arrivée à terme.

A l'auscultation, on perçoit les battements fœtaux.

A 9 h. 1/2, le travail n'avançant pas et afin d'amener un enfant vivant, application de forceps, laquelle fut facile et amena la tête à la vulve. Le forceps enlevé, comme l'enfant est bleu, on fait des tractions avec les mains sur la tête.

Quelques faibles tractions suffisent pour détacher la tête du tronc. On tire sur les deux bras; mais le fœtus n'avance pas. On introduit la main et on reconnaît un volume énorme de l'abdomen du fœtus. Après de vaines tentatives pour arriver sur cet abdomen avec les ciseaux de Blot et ceux de Dubois, on introduit à travers le thorax une sonde de Mayor qui, poussée énergiquement, donne issue à environ 800 grammes d'une sérosité jaunâtre. L'extraction du fœtus fut, dès lors, facile. Délivrance normale.

Examen du fœtus.

Longueur: 32 cent. Diamètres de la tête: B. P. 6,5; O. F. 8; O. M. 9.

_____

(1) Pour le reste de l'observation et l'examen du fœtus, nous avons dû consulter le registre de la Maternité.

L'abdomen a encore un volume considérable. Il mesure 15 cent. d'avant en arrière, 12 cent. 1/2 transversalement. Son extrémité inférieure se trouve à peu près sur le même plan horizontal que les pieds. La peau ne recouvre pas toute la paroi abdominale antérieure. Elle s'arrête brusquement à 6 cent. environ de l'insertion du cordon. A ce niveau, la paroi abdominale est représentée par une membrane transparente à peu près de même couleur que le cordon, et mesurant 10 cent. transversalement et 13 verticalement. Le cordon s'insère au centre de cette membrane. L'anus n'existe pas. Les organes génitaux sont représentés par un petit appendice de 5 millim. de longueur, ne présentant aucun orifice. A l'ouverture de l'abdomen, il s'écoule un peu de liquide clair, jaunâtre. — On voit, à la partie inférieure, une tumeur plus longue que large, occupant presque toute la cavité abdominale, et dont voici les dimensions : Diam. vertical, 15 cent.; transversal, 12; antéro-post., 13. La suface extérieure présente quelques bosselures. Elle est adhérente, par sa face postérieure, à la paroi abdominale postérieure. L'intestin se termine sur la partie antérieure de cette tumeur, à peu près sur la ligne médiane, et présente à ce niveau un diamètre d'un centimètre environ, tandis que plus haut, son diamètre n'est que de 3 millim. (Cette dilatation terminale contient du méconium). Les uretères se terminent sur la partie antéro-latérale de cette tumeur; ils ont près de 4 millim. de diamètre. Les reins mesurent 5 cent. de long, 2 cent. 1/2 de large et 1 d'épaisseur. Le rein gauche présente, à sa surface, un petit kyste transparent, du volume d'un pois (1).

OBSERVATION IV. — *Premiers accidents trois mois et demi après le début de la grossesse (?) — Traitement irrégulier. — Traitement mercuriel, d'une façon suivie, cinq mois et demi après la conception. — Avortement à six mois et demi.*

R... Augustine, femme X .., âgée de 22 ans, entre à l'hôpital le 11 juillet 1882.

---

(1) Dans la thèse d'agrégation du docteur Alphonse HERRGOTT, nous trouvons l'observation d'un fœtus dont la mère est syphilitique et qui présente des reins kystiques.

Elle s'est mariée il y a 4 mois. Neuf mois environ avant son mariage, elle commença à avoir des rapports avec son futur mari, et,
depuis cette époque, elle n'en eut plus qu'avec lui. Elle dit ignorer
si son mari est malade ; mais elle se rappelle que, quand pour la
première fois elle se plaignit de boutons aux parties génitales, on
lui a dit «qu'autrefois son mari avait eu une maladie de ce genre-là».

Elle se croit enceinte depuis la fin de janvier. Dernières règles le
17 janvier ; premiers mouvements de l'enfant vers le milieu de mai.

Il y a 2 mois, elle s'aperçut de la présence de plusieurs boutons
sur les grandes lèvres. (On ne peut obtenir d'elle de renseignements
plus précis sur le début de l'affection.)

Un médecin, qu'elle alla consulter, lui prescrivit des pilules ; mais
la malade les prit d'une façon irrégulière.

12 juillet. — On constate des syphilides papulo-hypertrophiques
sur les grandes et les petites lèvres ; syphilides érosives de la fourchette. Adénopathie biinguinale.

Plaques muqueuses des amygdales ; adénopathie cervicale.

Syphilides maculeuses des membres inférieurs.

Traitement général : pilules de sublimé d'un centigramme (2 par
jour).

8 août. — Persistance des accidents syphilitiques que nous avons
notés plus haut.

On continue le traitement.

La malade ne sent plus les mouvements de l'enfant ; à l'auscultation, on ne perçoit pas les battements du cœur.

17 août. — La malade est amenée à la Maternité. Expulsion d'un
fœtus, mort et macéré, du sexe masculin.

Examen du placenta.

Sur ses deux faces et à la coupe, le placenta présente un aspect
graisseux ; cet organe est presque complètement exsangue.

Examen du fœtus.

Poids : 1.290 grammes. Longueur totale : 40 centimètres.

Le fœtus est macéré.

La partie antérieure de l'abdomen et du thorax, ainsi que le scrotum, sont dépourvus d'épiderme.

Sur la peau, sur les muqueuses, aux orifices, nous ne constatons pas de lésions syphilitiques.

Les os du crâne, fortement disjoints, sont très mobiles. Entre eux et le cuir chevelu, on trouve des caillots rougeâtres. Le cerveau se présente sous l'aspect d'une bouillie blanchâtre, légèrement rosée en certains endroits.

Les organes thoraciques ne présentent rien de particulier. Un peu de liquide rougeâtre dans la cavité pleurale.

Les organes abdominaux (foie, rate, intestins,...) ne nous offrent pas de lésions à signaler.

Les articulations sont intactes.

A l'examen d'un fémur, on constate que la zone de prolifération est irrégulière. On ne trouve pas d'autre altération osseuse.

27 septembre. — Les syphilides de la zone génitale ont disparu rapidement après l'expulsion du fœtus, tandis que les macules persistent aux membres inférieurs et qu'une roséole s'est généralisée sur le reste du corps.

OBSERVATION V. — *Premiers accidents 2 ou 3 mois avant la conception; mari syphilitique; commencement du traitement mercuriel 6 mois après le début de la grossesse; avortement à 6 mois et demi: lésions du placenta.*

Femme R..., 25 ans, pluripare, entre à la Maternité le 16 février 1883.

Est enceinte pour la quatrième fois. Les grossesses antérieures ont été normales; accouchements à terme d'enfants qui, jusqu'à présent, se sont toujours bien portés.

Elle ignore la date de ses dernières règles. Les premiers mouvements de l'enfant ont été perçus le 25 décembre 1882.

Dans le mois de juin 1882, en même temps qu'elle commençait à éprouver de fortes démangeaisons au niveau des parties génitales, elle y remarquait pour la première fois une éruption analogue, suivant elle, aux accidents qu'elle nous présente aujourd'hui. Pendant le temps de la grossesse, les rapports conjugaux ont continué comme auparavant.

En décembre, maux de gorge, qui durèrent huit jours.

Alopécie ; mais, à son dire, cet accident lui survient à chaque grossesse.

Dans la nuit du 10 au 11 février, métrorrhagie abondante, qui s'arrêta spontanément. Dans la journée, elle perdit très peu. La nuit suivante, nouvelle hémorragie, abondante, et accompagnée de douleurs lombaires.

16 février. — La malade entre à la Maternité. Jusqu'ici elle n'a suivi aucun traitement spécifique.

Dans l'aine droite, pléiade ganglionnaire; on y perçoit un ganglion plus volumineux que les autres, douloureux à la pression, sans changement de coloration de la peau. Dans l'aine gauche, petits ganglions. Varices des grandes lèvres, surtout de la droite. Sur la face interne de cette dernière, on remarque une petite érosion, non indurée. La face externe des deux grandes lèvres et les plis génito-cruraux sont couverts de papules hypertrophiques.

A la nuque, syphilides papulo-squameuses, affectant la forme circinée et ne provoquant aucune démangeaison. Adénopathie cervicale.

Sur les membres supérieurs, surtout au coude, syphilides papulo-squameuses; sur les avant-bras, macules rougeâtres.

21 février. — N'a perdu que très peu depuis son entrée. Elle ne sent plus les mouvements de l'enfant. A l'auscultation, on perçoit les battements du cœur; le maximum est à droite, au-dessous de l'ombilic.

Friction sur les jambes avec 4 grammes d'onguent mercuriel.

23 février — Hémorragie légère, hier et aujourd'hui.

Friction sur les cuisses (4 grammes d'onguent mercuriel).

25 février. - - Pas de nouvelle hémorragie.

Friction sur le dos (4 grammes).

27 février. — Friction sur les bras (4 grammes).

Hier elle a perdu un peu.

1er mars. — L'hémorragie ne s'est pas reproduite.

Friction sur les jambes (4 grammes).

3 mars. — Stomatite; pastilles de chlorate de potasse.

Friction sur les cuisses (4 grammes).

5 mars. — Les papules hypertrophiques des grandes lèvres et des plis génito-cruraux tendent à s'affaisser. Les syphilides de la nuque et des membres supérieurs commencent à disparaître.

Friction sur le dos 6 grammes). C'est la septième friction.

7 mars. — Les douleurs ont commencé hier soir. Expulsion d'une fille vivante, pesant 1.160 grammes.

Mort de l'enfant 24 heures après sa naissance.

Les accidents de la région génitale disparaissent rapidement.

Examen du placenta.

Poids: 530 grammes. A l'œil nu, il offre un aspect fibreux· ou graisseux ; il paraît exsangue.

Un fragment de placenta est placé dans l'acide picrique le 7 mars. Nous l'en retirons le 30 mai et, après avoir préalablement dissocié les villosités, et coloré plusieurs avec le picro-carmin, nous les examinons au microscope. Voici ce que nous constatons:

1° Les villosités sont deux ou trois fois plus grosses qu'à l'état naturel ;

2° L'épithélium de surface est bien conservé avec des noyaux très nets, coloré vivement en rouge par le picro-carmin ;

3° Dans les endroits où l'épithélium est enlevé, on voit le corps de la villosité coloré en jaune par l'acide picrique.

L'aspect normal a disparu. On aperçoit de nombreuses gouttelettes graisseuses (dégénérescence). Le vaisseau central est invisible sur la plupart des points. Dans les endroits où on l'aperçoit, il paraît atrophié et fibreux.

Examen du cordon ombilical.

On remarque qu'en plusieurs endroits le tissu muqueux normal est remplacé par du tissu fibreux.

Le diamètre de la veine ombilicale est très augmenté.

Examen de l'enfant.

On ne constate aucune lésion spécifique, ni sur le corps, ni au niveau des orifices.

Les poumons, le thymus et le cœur n'offrent aucune espèce d'altération.

La cavité péritonéale contient une certaine quantité de liquide d'un rouge noirâtre. Les intestins sont réunis en masse par des fausses membranes qui offrent une certaine résistance. Le foie est volumineux, congestionné ; à la coupe, il offre un aspect uniforme d'un rouge foncé ; ses vaisseaux sont gorgés de sang. La rate ne présente que de la congestion et une augmentation considérable de volume.

Le reste de l'autopsie ne nous fait découvrir aucune autre lésion.

Observation VI. — *Apparition de l'accident primitif au début de la grossesse ; à 3 mois, on commence le traitement mercuriel ; avortement à 6 mois et demi ; hydramnios.*

L.... Marie, 24 ans, entre à l'hôpital le 21 juillet 1882.

La malade est enceinte. Dernières règles le 20 avril. Elle eut, dit-elle, au commencement de mai deux chancres situés sur les grandes lèvres. A la fin du même mois, elle perdait ses cheveux.

Examinée le jour de son entrée, la malade présente un œdème considérable des grandes lèvres ; à la face interne de l'une d'elles, il existe une ulcération, de l'étendue d'une pièce de 20 centimes, à base indurée. Roséole généralisée. Erythème à la gorge. Traitement général : 2 pilules de proto-iodure d'hydrargyre de 0,05.

24 août. — Premiers mouvements de l'enfant. A l'auscultation, on perçoit les battements du cœur.

On continue le traitement.

13 novembre. — La malade est amenée à la Maternité. Au palper, on sent le fond de l'utérus au niveau du creux épigastrique.

Expulsion d'un enfant, mort et macéré, du sexe féminin ; hydramnios. Depuis quinze jours, la mère ne percevait plus les mouvements du fœtus.

L'œdème des grandes lèvres a diminué, sans disparaître complètement ; au niveau de l'ulcération, cicatrice à base indurée. Adénopathie biinguinale.

Examen du placenta et du cordon ombilical.

Le placenta, dont le poids est de 440 gram., présente sur ses deux faces, surtout du côté de l'utérus, une coloration blanchâtre uniforme. A la coupe, rien de particulier.

M. le professeur Morel, qui a bien voulu examiner au microscope divers fragments de placenta, n'y a rien trouvé d'anormal. Mais, dans le cordon ombilical, le tissu muqueux était remplacé par du tissu fibreux.

Poids du fœtus : 1.290 gram. Longueur totale : 40 centimètres.

Le fœtus est macéré. Sur la poitrine et l'abdomen, l'épiderme est enlevé. La moindre pression, au niveau des membres supérieurs et inférieurs, détache de larges lambeaux épidermiques. Les os du crâne se meuvent les uns sur les autres. Sur la peau et au niveau des orifices, on ne trouve aucune lésion spécifique.

Les plèvres renferment une certaine quantité de liquide sanguin.

Les poumons et le thymus ne présentent aucune espèce d'altération. Il en est de même des organes abdominaux (foie, intestin....).

2ᵉ GROUPE

Accouchements de fœtus morts (1)

OBSERVATION VII. — *Premiers accidents spécifiques à 4 mois de grossesse (?); à 5 mois environ, on commence le traitement mercuriel; accouchement entre 7 mois et 7 mois et demi d'un fœtus mort et macéré ; lésions osseuses du fœtus.*

E... Eugénie, 17 ans, entre dans le service de M. Spillmann le 25 mars 1882.

La malade est enceinte de 5 mois et demi environ.

Au dire de la fille E..., les premiers accidents remontent à un mois; ils consistaient en un ou deux boutons aux parties génitales.

Aucun autre renseignement sur le début et la marche de l'affection Jusqu'ici, la malade n'a pas suivi de traitement.

---

(1) Les observations sont classées suivant l'époque de la grossesse où s'est produite l'expulsion du fœtus.

26 mars. — La petite lèvre gauche est indurée ; syphilides papulo-érosives des deux petites lèvres ; les grandes lèvres et le pli génito-crural gauche sont couverts de syphilides papuleuses ; adénopathie biinguinale.

Roséole sur le thorax ; syphilides papuleuses du cou ; adénopathie cervicale.

Traitement général : 2 pilules de proto-iodure d'hydrargyre de 0,03. Iodure de potassium, 2 grammes.

Traitement local : poudre d'oxyde de zinc ; lotions avec liqueur de Labarraque.

14 avril. — Persistance des accidents de la zone génitale. La roséole commence à pâlir. Erosion syphilitique de l'amygdale gauche.

On continue le traitement.

3 mai. — Les papules vulvaires tendent à s'affaisser. Sur les petites lèvres, on ne trouve plus que quelques syphilides érosives. La petite lèvre gauche présente un œdème assez considérable et, au palper, une induration très nette.

On continue le traitement.

10 mai. — L'augmentation de volume de la petite lèvre persiste, ainsi que l'induration. Les papules de la région génitale ont disparu presque complètement ; les érosions des petites lèvres commencent à se réparer.

Sur le thorax, on ne trouve plus de roséole. On aperçoit sur le cou des syphilides maculeuses.

Même traitement.

22 mai. — Amenée à la Maternité, elle y accouche d'un enfant, mort et macéré, du sexe féminin.

Examen du placenta.

Sur ses deux faces et à la coupe, cet organe présente un aspect graisseux uniforme ; il est exsangue.

Examen du fœtus.

Longueur totale : 38 centimètres.

Le fœtus est macéré ; au moindre contact, de larges lambeaux épidermiques se détachent de la surface du corps. L'examen extérieur ne fait découvrir aucune lésion spécifique.

Les poumons, le thymus n'offrent rien de particulier. Il en est de même des organes abdominaux, sauf la rate, qui présente un volume considérable ; on n'y trouve aucune espèce de lésion.

Les articulations sont intactes.

Examen des os.

Voici ce que l'on constate sur une coupe faite au niveau de l'extrémité inférieure d'un fémur :

Les cellules du cartilage sont granulo graisseuses. La zone de prolifération des cellules cartilagineuses présente une certaine irrégularité et possède une hauteur considérable. Les travées cartilagineuses ont une apparence normale ; mais, dans les travées osseuses, on remarque un état granulo-graisseux assez général des corpuscules osseux. Les éléments contenus dans les lacunes qui résultent de l'ouverture des cellules cartilagineuses les unes dans les autres sont de gros corps granuleux, peu nombreux, qui paraissent être le noyau plus ou moins modifié des cellules cartilagineuses. Là où les corpuscules osseux commencent à apparaître sur le bord des travées, on retrouve ces mêmes éléments granuleux dans les lacunes, mais ils y sont accompagnés de cellules fusiformes, d'épaisseur et de longueur variables. Plus loin, vers l'os, les espaces médullaires sont remplis, tantôt par une substance assez analogue à la moelle normale, tantôt par un feutrage de fibres conjonctives ; ce feutrage renferme dans son épaisseur des noyaux embryonnaires groupés par îlots ou disséminés çà et là dans la trame conjonctive.

Certaines lacunes, enfin, ne contiennent qu'une fine poussière mélangée de gros éléments granulo-graisseux.

Rien de particulier sous le périoste.

OBSERVATION VIII. — *Début de l'affection pendant le cours de la grossesse ; aucun traitement mercuriel ; accouchement entre 7 mois et 7 mois et demi d'un fœtus mort et macéré ; lésions du placenta.*

N... Marie, 27 ans, entre à la Maternité le 16 novembre 1882 et y accouche le même jour d'un fœtus mort et macéré.

Dernières règles le 1er avril. Dans le mois d'août, premiers mouvements de l'enfant.

Toute la vulve est couverte de papules érosives. Les grandes lèvres sont volumineuses. Dans les deux aines, on perçoit de gros ganglions, dont l'existence, au dire de la malade, remonte à 15 jours et qui ne sont accompagnés ni de suppuration, ni de changement de coloration à la peau.

A la nuque, on trouve trois papules rougeâtres, de l'étendue d'une pièce de 50 centimes. A l'aisselle gauche, il existe une papule semblable.

Il y a six semaines, elle s'aperçut pour la première fois de deux boutons situés en dehors du pli génito-crural gauche. Il y a quinze jours, ces boutons commencèrent à suppurer. En même temps aurait apparu sur les grandes lèvres une éruption papuleuse.

Vers le 15 octobre, les mouvements de l'enfant sont devenus plus rares et plus faibles, pour disparaître complètement dans les premiers jours de novembre.

La malade n'a suivi aucun traitement avant son entrée dans le service.

Examen du placenta.

A l'œil nu, le placenta présente, sur ses deux faces et à la coupe, une apparence graisseuse.

Des fragments de placenta, placés dans l'acide picrique le 17 novembre, en sont retirés le 20 février. Les villosités, préalablement dissociées, sont examinées au microscope.

Tout l'intérieur de la villosité est rempli de granulations graisseuses. On n'y trouve pas de vaisseaux. L'épithélium a disparu. Sur certains points, où une villosité a été déchirée, les granulations graisseuses semblent s'échapper de l'intérieur de la villosité.

Examen du fœtus.

Longueur totale : 37 centimètres.

Le fœtus est macéré. L'épiderme de l'abdomen a disparu ; on aperçoit le derme coloré en rouge.

Les os du crâne vacillent les uns sur les autres. Au crâne, on trouve sous la peau une collection séro-sanguinolente.

Les organes thoraciques n'offrent rien de particulier. Un peu de liquide rougeâtre dans les cavités pleurales.

A l'abdomen, œdème et coloration lie de vin du tissu cellulaire.

Les organes contenus dans la cavité abdominale ne sont atteints d'aucune lésion.

OBSERVATION IX. — *Premiers accidents à 5 mois et demi de grossesse ; on commence le traitement à 7 mois ; accouchement à 7 mois et demi d'un fœtus mort et macéré ; lésions osseuses du fœtus.*

D... Anna, femme S. ., 24 ans, entre dans le service de M. Spillmann le 12 avril 1882.

Les premiers accidents dont elle s'est aperçue apparurent à 5 mois et demi de grossesse.

Examinée au moment de son entrée, la femme S.. présente une adénopathie biinguinale très prononcée. Les grandes lèvres, très tuméfiées, ressemblent à des tranches de melon. Leur face interne est couverte d'érosions avec enduit jaunâtre, diphthéroïde. Syphilides papulo-squameuses dans les plis génito-cruraux.

Adénopathie cervicale. Légères syphilides maculeuses du cou. Syphilides érosives de l'amygdale gauche. Roséole du tronc. Traitement général : 1 pilule de proto-iodure de mercure de 0,05.

Le 24 avril, elle est amenée à la Maternité, où elle accouche, à sept mois et demi, d'un fœtus mort et macéré. Le 19 avril, on entendait encore à l'auscultation les battements fœtaux. La roséole a un peu pâli. Mais les accidents de la région génitale sont aussi prononcés qu'au jour de son entrée à l'hôpital.

Le placenta pèse 505 grammes.

Examen du fœtus.

Le fœtus pèse 1.650 gram.; longueur totale : 43 centimètres.

Le fœtus est macéré. Sur la poitrine et l'abdomen, la chute de larges lambeaux d'épiderme laisse voir le derme coloré en rouge. Çà et là, sur les membres inférieurs, on trouve le derme à nu.

La figure est ratatinée. Les os du crâne jouissent d'une grande mobilité ; on peut facilement les faire mouvoir les uns sur les autres.

L'examen des divers organes ne nous a permis de constater aucune espèce de lésion.

Examen des os (l'examen a porté sur le fémur).

Le cartilage épiphysaire de l'extrémité inférieure du fémur présente des cellules très granuleuses. La zone d'ossification est, à l'œil nu, assez irrégulière comme direction et comme épaisseur. Les travées directrices de l'ossification ont leur aspect habituel, mais la moelle, qui remplit les espaces situés entre ces travées ou les lacunes du tissu spongieux de l'os, n'est pas normale. On y trouve d'abord un certain nombre de granulations pigmentaires, libres ou renfermées dans les éléments anatomiques. Ceux-ci sont en voie de dégénérescence granulo-graisseuse, et, au lieu de présenter des dimensions uniformes, comme dans la moelle normale, sont de tailles très différentes, les petits étant finement granuleux, tandis que les autres, plus gros, sont remplis de granulations graisseuses.

Rien d'anormal sous le périoste.

OBSERVATION X. — *L'infection coïncide avec le début de la grossesse; traitement mercuriel à 4 mois et demi; auparavant, la malade aurait déjà suivi un traitement; accouchement à 8 mois et demi d'un fœtus mort et macéré; lésions osseuses du fœtus.*

C... Marie, 23 ans, entre à l'hôpital le 31 décembre.

L'infection, d'après le dire de la malade, daterait du début de la grossesse (première quinzaine d'août). La fille C... prétend n'avoir eu de rapports qu'avec le même individu et les avoir cessés depuis le 24 septembre.

31 décembre. — Adénopathie biinguinale. A gauche, ganglion volumineux comme une grosse noix. Œdème des grandes lèvres et du capuchon. A la partie supérieure de la petite lèvre gauche, érosion ovalaire, de l'étendue d'une pièce de 50 centimes, sclérosée légèrement (chancre induré). Toute la région anale est occupée par des plaques de syphilides papulo-érosives, recouvertes d'un enduit diphthéroïde grisâtre. Quelques papules isolées dans les plis génitocruraux. Ecoulement purulent du vagin.

Traces de roséole sur le bas-ventre. Roséole très nette sur la partie supérieure du tronc. Syphilides des ailes du nez. Syphilides érosives des piliers antérieurs du palais et des amygdales.

Traitement général : 1 pilule de proto-iodure de 0,05.

11 janvier. — 2 pilules de proto-iodure.

18 janvier. — L'œdème vulvaire est toujours considérable; il a même augmenté du côté gauche. Le capuchon est fortement œdéma- .

lié. La malade garde le lit. L'érosion de la petite lèvre gauche est cicatrisée ; il reste une cicatrice indurée.

On continue le traitement.

8 février. — L'œdème vulvaire a presque disparu.

A l'auscultation, on entend les battements du cœur fœtal.

22 février. — On ne constate plus qu'une rougeur érythémateuse des grandes lèvres et des plis génito-cruraux. Les accidents du côté de l'anus ont disparu, ainsi que la roséole.

24 mars. — La vulve est revenue à son état normal.

On continue le traitement.

24 avril. — Depuis huit jours, la malade ne perçoit plus les mouvements de l'enfant. A l'auscultation, on n'entend plus les battements du cœur.

26 avril. — Accouchement, à 8 mois et demi de grossesse, d'un fœtus mort et macéré.

Le placenta pèse 454 gram. La face fœtale ne présente rien de particulier, tandis que sur la face maternelle, à côté de cotylédons d'aspect grisâtre et paraissant atteints de dégénérescence graisseuse, on trouve des foyers hémorragiques volumineux.

Examen du fœtus.

Longueur totale : 50 centimètres.

Le cadavre présente les signes de la macération ; il est affaissé sur lui-même ; les membres sont flasques, les os du crâne sont mobiles. Les parois abdominales sont infiltrées ; l'abdomen renferme un liquide d'un rouge foncé.

Les organes thoraciques et abdominaux ne présentent rien de particulier.

Examen des os.

Le cartilage épiphysaire inférieur du fémur présente un état granulo-graisseux très prononcé de ses cellules. L'aspect des travées cartilagineuses et osseuses n'offre rien de spécial ; mais les lacunes médullaires des tissus chondroïde et spongoïde, et du tissu spongieux, sont remplies par une fine poussière granuleuse, dans laquelle on retrouve une grande variété d'éléments cellulaires ou nucléaires, à contours pâles et diffus ; les uns sont beaucoup plus petits, les autres beaucoup plus gros que ceux de la moelle fœtale ; et les plus gros, fortement granuleux, sont souvent réunis en nombre considérable, pour former des masses plus ou moins étendues. Au fur et à mesure qu'on s'éloigne du cartilage, on voit les dimensions de ces éléments devenir peu à peu uniformes et régulières; mais l'état finement granuleux y persiste toujours.

OBSERVATION XI. — *A 7 mois de grossesse, apparition de la roséole et commencement du traitement mercuriel ; accouchement, entre 8 mois et demi et 9 mois, d'un fœtus mort.*

B... Joséphine, 21 ans, entre à l'hôpital le 20 janvier.

21 janvier. — Grossesse de 7 mois.

Pas d'engorgement ganglionnaire. Rien aux grandes lèvres. A la face interne de la petite lèvre gauche. on trouve un chancre de l'étendue d'une pièce de 50 centimes, à bords rosés, recouvert d'un enduit diphtéroïde jaunâtre.

25 janvier. — Sur la poitrine, on trouve des macules et des papules rougeâtres.

Traitement général : 1 pilule de proto iodure de mercure de 0,05.

9 février. — Le chancre est guéri.

Sur l'abdomen, les papules ont augmenté en nombre et en volume.

2 pilules de proto-iodure.

3 mars. - Depuis 15 jours, il s'est développé, sur la petite lèvre droite, une petite syphilide, qui ne guérit pas.

Le 9 mars. — Accouchement d'un fœtus mort.

Examen du fœtus.

Aucune trace d'éruption sur le corps.

Au niveau des orifices (bouche, anus,....), on ne trouve pas de lésion spécifique.

Le thymus et les poumons sont sains.

Le foie, la rate, les reins ne présentent aucune lésion.

Les articulations sont saines. Rien du côté des os.

3ᵉ GROUPE

Accouchements d'enfants vivants, mais atteints, au moment de la naissance ou dans les premiers temps de la vie, de syphilis grave (1).

OBSERVATION XII. — *Apparition du chancre entre 4 mois et 4 mois et demi de grossesse ; entre 4 mois et demi et 5 mois, on commence le traitement mercuriel ; accouchement entre 7 mois et demi et 8 mois ; enfant vivant, qui meurt deux jours après.*

B... Joséphine, 19 ans, entre à l'hôpital le 11 novembre.

1ᵉʳ décembre. — On observe sur la petite lèvre gauche une plaque de l'étendue d'une pièce de 2 francs, à peine saillante, à teinte de jambon et fortement indurée (dureté ligneuse). Une plaque plus petite, de même nature, siège sur la petite lèvre droite.

15 décembre. — Roséole sur la partie antérieure de la poitrine.

Traitement général : 1 pilule de bichlorure de mercure de 1-centigramme.

17 décembre. — Depuis plusieurs jours, la malade éprouve de la courbature générale, un peu de fièvre dans la journée, et un très grand malaise tous les matins, à son lever. Elle se plaint aussi d'une céphalalgie intense.

Il existe une roséole généralisée. L'éruption est surtout marquée à la partie antérieure de la poitrine, et au niveau de la ceinture.

La plaque que nous avons observée sur la petite lèvre gauche offre l'aspect d'un chancre en cocarde.

22 décembre. — A l'auscultation, on perçoit les battements fœtaux.

La roséole pâlit. L'œdème de la petite lèvre gauche est moins considérable ; le chancre est en voie de réparation.

---

(1) Les formes diverses de la syphilis héréditaire grave ont ceci de commun : d'être précoces, presque toujours congénitales, suivies de mort dans l'immense majorité des cas. Une de ces formes est la cachexie simple, primitive des nouveau-nés syphilitiques (CHARPY).

Traitement général : 2 pilules de proto-iodure d'hydrargyre.

19 janvier. — L'érosion située sur la petite lèvre droite est cicatrisée.

Syphilide papuleuse à la partie supérieure et interne de la cuisse gauche.

5 février. — Alopécie.

On continue toujours le traitement.

9 mars. — La petite lèvre gauche, bien que le chancre soit complètement guéri, est toujours volumineuse et présente une induration scléreuse.

16 mars. — Accouchement, entre 7 mois et demi et 8 mois, d'un enfant vivant qui a vécu deux jours.

Poids de l'enfant : 1.300 grammes.

A l'autopsie de l'enfant, nous n'avons constaté aucune lésion.

OBSERVATION XIII. — *Premiers accidents 3 mois après le début de la grossesse ; à 7 mois, on commence le traitement mercuriel ; accouchement, à 8 mois et demi environ, d'un enfant vivant, qui meurt huit jours après ; lésions osseuses.*

M... Marie, 39 ans, entre à l'hôpital le 25 avril 1882.

La malade est enceinte de 7 mois.

Elle s'est aperçue pour la première fois, il y a 4 mois, de la présence de boutons sur les grandes lèvres. Elle n'a suivi aucun traitement.

3 mai. — Adénopathie biinguinale. Œdème des deux grandes lèvres, qui sont couvertes, ainsi que les plis génito-cruraux, de syphilides papulo-hypertrophiques. Végétations nombreuses à l'entrée du vagin.

Syphilide des amygdales. Pas d'adénopathie cervicale.

Traitement général : 2 pilules de proto-iodure d'hydrargyre.

17 mai. — Diminution de l'œdème vulvaire. Les papules génitales commencent à s'affaisser.

31 mai. — L'œdème a presque complètement disparu. Il en est de même des syphilides papuleuses, qui couvraient la vulve et les plis génito-cruraux. Seules les végétations persistent.

On continue le traitement.

5 juin. — Accouchement, à 8 mois et demi environ, d'un enfant vivant.

Le placenta présente, sur ses deux faces et à la coupe, plusieurs masses blanchâtres, d'aspect fibro-graisseux. Ces masses, de volume variable, semblent se continuer avec le tissu sain.

L'examen microscopique de l'organe n'a pas été fait.

7 juin. — L'enfant, au moment de sa naissance, a présenté une chute de l'épiderme à la plante des pieds et à la paume des mains. Il est très chétif, malingre; facies de petit vieux.

13 juin. — Mort de l'enfant.

Aucune lésion apparente.

Examen des os.

A l'extrémité inférieure du fémur, on constate que la zone de prolifération est irrégulière et qu'elle est plus épaisse qu'à l'état normal. Les cellules du cartilage sont granulo-graisseuses. Dans les travées osseuses, les corpuscules osseux présentent aussi un état granulo-graisseux.

OBSERVATION XIV. — *Syphilis héréditaire grave; cachexie; accidents cutanés; mains botes; mort de l'enfant à l'âge d'un mois.*

F... Nathalie, entre à l'hôpital le 13 décembre.

Elle est accouchée, il y a un mois, d'un enfant vivant. 5 mois avant son accouchement, elle s'est aperçue, pour la première fois, de boutons sur les grandes lèvres et de taches sur le corps.

Si nous passons à l'examen de la mère, nous constatons: dans l'aine droite, un ganglion de la grosseur d'une noisette, des syphilides papulo-érosives sur les grandes lèvres.

L'enfant est émacié, athrepsié, vrai type de petit vieux avec son teint parcheminé et son visage couvert de rides.

Il ne pèse que 1 kil. 750 gr. Il a les mains botes. On constate une ulcération sur le pavillon de l'oreille gauche. Le tronc et l'abdomen sont couverts de syphilides maculeuses, circinées; les taches ont l'étendue d'une pièce de 20 centimes. Erosions lenticulaires à la région génitale, à la partie supérieure des cuisses et au niveau du sacrum.

L'enfant est nourri par sa mère; pas de vomissements; ventre météorisé; le volume du foie ne paraît pas augmenté; selles vertes.

Il pousse de petits gémissements, il a de l'insomnie.

On fait à l'enfant des frictions avec de l'onguent napolitain.

La mère suit un traitement général : 1 pilule de proto-iodure de 0,05.

L'enfant succombe le 16 décembre.

Les masses musculaires sont pâles.

Congestion pulmonaire au niveau des bases. Le muscle cardiaque est décoloré; il est gras. Le thymus ne présente aucune lésion.

La muqueuse intestinale est congestionnée. Au niveau du cæcum, il existe quelques plaques saillantes, imprégnées d'un pigment grisâtre. Les capsules surrénales ne sont pas altérées. Dans les deux reins, on trouve une dégénérescence granulo-graisseuse des cellules épithéliales. Le foie est augmenté de volume; il est congestionné et présente quelques îlots graisseux. Il n'y a rien qui ressemble à l'hépatite diffuse de Gubler, ni à des syphilomes miliaires ou à de petites tumeurs gommeuses.

Pas d'altérations spléniques.

Dans les os, on n'a rien constaté d'anormal, ni à l'œil nu, ni au microscope.

OBSERVATION XV. — *Début des premiers accidents à la fin du cinquième mois de la grossesse; à 5 mois et demi, on commence le traitement mercuriel; accouchement à terme d'un enfant vivant; mort de l'enfant, un mois et demi après sa naissance; lésions syphilitiques des poumons et du squelette.*

V... Marie, 22 ans, entre à l'hôpital le 8 octobre.

Il y a quinze jours, elle s'aperçut de la présence dans les aines de deux gros ganglions, qui ne suppurèrent pas et diminuèrent de volume au bout de huit jours. Les deux grandes lèvres commencèrent à se tuméfier.

8 octobre. — Œdème considérable des grandes lèvres, qui atteignent le volume de deux tranches de melon. Sur la face interne de chaque grande lèvre, on trouve une érosion chancreuse, de l'étendue d'une pièce de 50 centimes, et offrant au toucher une dureté ligneuse.

Les deux érosions ne sont pas situées au même niveau. Les deux grandes lèvres sont recouvertes d'un enduit blanc-grisâtre, fortement adhérent (enduit pseudo-diphthéritique). Ecoulement purulent assez abondant. Le col est rouge. Sur la lèvre inférieure du col, on aperçoit une plaque, de l'étendue d'une pièce de 20 centimes, recouverte d'un enduit blanc grisâtre, qui ne peut être enlevée sans un léger écoulement de sang Adénopathie biinguinale.

A l'auscultation, on perçoit les battements fœtaux.

12 octobre. — Traitement général: une pilule de proto-iodure de mercure de 0,03.

19 octobre. — Les deux chancres se sont étendus ; ils ont une couleur de jambon. Deux pilules de proto-iodure.

26 octobre. — Les deux grandes lèvres, toujours volumineuses, sont encore recouvertes de leur enduit grisâtre. Les deux chancres ne se modifient pas. La plaque que l'on a constatée sur le col commence à s'effacer, à se dépouiller de son enduit.

16 novembre. — Les érosions chancreuses sont en voie de réparation ; mais la sclérose persiste. L'œdème des grandes lèvres a diminué ; l'enduit pseudo diphtéroïde qui les recouvrait a disparu en partie.

14 décembre. — L'œdème vulvaire n'a pas complètement disparu. Alopécie ; adénopathie cervicale.

L'état général est bon. A l'auscultation, on perçoit les battements du cœur fœtal.

La malade prend toujours ses deux pilules de proto-iodure.

4 janvier. — La malade se sent abattue; lassitude dans les membres; un peu de fièvre; diarrhée depuis quelques jours.

On supprime le traitement mercuriel.

11 janvier. — Syphilides papuleuses sur les grandes lèvres. Syphilides érosives au niveau des plis génito-cruraux.

13 janvier. — Accouche à terme d'un enfant vivant, pesant 3.818 grammes. Les diamètres du crâne sont normaux.

Examiné au moment de sa naissance, l'enfant ne présente aucun accident spécifique.

25 janvier. — L'enfant est nourri par sa mère. On trouve un peu d'érythème au niveau des fesses. A l'ombilic, il existe un écoulement

purulent et un bourgeon charnu, qui tend à proéminer de plus en plus au dehors.

31 janvier. — L'enfant commence à dépérir ; il a des selles vertes.

8 février. — Il présente l'aspect d'un petit vieillard, la face a une teinte bistrée ; le front est couvert de rides. Il se plaint, il a de l'insomnie. Il n'a pas de vomissements ; mais il a des selles diarrhéiques, verdâtres.

Pemphigus au niveau de la paume des mains et de la plante des pieds.

La mère prend une pilule de proto-iodure de 0,05.

L'enfant meurt le 3 mars.

Sur les fesses, la partie postéro-interne de la cuisse gauche et le scrotum, on trouve de larges plaques érythémateuses

Au niveau du pubis, on remarque de petites macules rougeâtres.

A la bouche, sur la lèvre inférieure, il existe deux petites érosions, peu profondes, à surface rosée ; ces érosions ne sont pas symétriques.

Les poumons ont un aspect blanchâtre ; il sont fermes, très lourds, plus denses que l'eau ; ils ne sont perméables à l'air que dans certaines parties seulement ; leur tissu est infiltré d'un liquide séreux ; si on les sectionne, on obtient une surface blanchâtre ; sur certains points, la surface de section est d'un rouge pâle. Dans les sommets, on trouve de petits noyaux d'un blanc grisâtre, indurés. Les plèvres sont tapissées par de fausses membranes, offrant l'aspect du pus concret.

Le foie est gras, volumineux. Il ne présente pas d'autre particularité.

Dans les autres organes, nous n'avons pas trouvé de lésions.

Altérations osseuses caractéristiques.

4ᵉ GROUPE

Accouchements d'enfants atteints, au moment de la naissance ou dans les premiers temps de la vie, de syphilis héréditaire commune (1) ou de symptômes douteux, à diagnostic incertain.

OBSERVATION XVI. — *Syphilis conjugale; début des accidents coïncidant avec le début de la grossesse; à 4 mois de grossesse, on commence le traitement mercuriel; accouchement à terme d'un enfant vivant qui, à l'âge de 2 mois, a présenté des manifestations syphilitiques.*

C .., femme L..., 19 ans, entre à l'hôpital le 5 mars.

5 mars. — Infectée par son mari, cette femme s'est aperçue, pour la première fois, de la présence d'un ou de deux boutons sur les grandes lèvres, il y a quatre mois environ. Vers la même époque, elle devenait enceinte. Jusqu'à ce jour, elle n'a fait aucun traitement.

Actuellement, les grandes lèvres, le mont de Vénus et les plis génito-cruraux sont couverts de nombreuses syphilides papulo-hypertrophiques. Adénopathie biinguale. Roséole sur toute la surface du corps.

Traitement général : pilules de proto-iodure d'hydrargyre de 0.05.

30 mars. — Nous constatons, sur la face externe des grandes lèvres, le mont de Vénus et les plis génito-cruraux, une teinte lie de vin très prononcée ; les papules hypertrophiques se sont affaissées et ne forment plus que de légères saillies de couleur violacée.

Sortie de l'hôpital sur la demande de son mari (le 5 avril), elle continua à être soignée par M. le Dʳ Spillmann, qui lui fit prendre des pilules mercurielles jusqu'à l'accouchement.

L'enfant, venu à terme, ne présentait, au moment de sa naissance, aucune manifestation syphilitique. A l'âge de deux mois, il eut des papules génitales. Il fut alors soumis à un traitement mercuriel.

---

(1) Avec CHARPY, nous comprendrons sous ce nom la forme commune et la forme bénigne.

L'enfant n'a plus présenté d'accidents syphilitiques apparents ; mais il est resté chétif ; il avait l'air vieillot, il était malingre.

OBSERVATION XVII. — *Le début de l'infection coïncide avec celui de la grossesse ; à 8 mois, on commence le traitement mercuriel ; accouche· ment à terme d'un enfant vivant, qui a présenté des accidents cuta· nés 2 mois et demi après sa naissance.*

M .. Marie, 21 ans, entre à l'hôpital le 25 août 1882.

Cette malade nous raconte qu'elle était restée vierge jusqu'à la fin du mois de décembre, époque à laquelle elle aurait eu un rapport unique avec un individu qu'elle connaît à peine. Elle venait alors d'avoir ses règles. C'est à ce coït qu'il faudrait, d'après le dire de la malade, faire remonter le début de la grossesse et le début de l'infection.

Dans le mois de mai, la malade perçut pour la première fois les mouvements de l'enfant. A la même époque, elle remarqua sur la grande lèvre gauche la présence de trois boutons, qui provoquaient des démangeaisons à ce niveau. De petites taches rouges, prurigineuses, existaient sur les membres inférieurs.

Examinée au moment de son entrée, la fille M... présente, au niveau de la grande lèvre gauche, trois papules hypertrophiques, à surface non érodée ; œdème mou des grandes lèvres ; petits ganglions dans l'aine droite.

Jusqu'ici, il n'y a pas eu de traitement.

28 août. — Traitement général : l pilule de proto-iodure de mercure de 0.05.

Traitement local : lotions avec liqueur de Labarraque.

3 septembre. — Même état des parties génitales. La malade continue à sentir les mouvements de l'enfant ; à l'auscultation, on entend les battements fœtaux.

20 septembre. — A la vulve, les accidents ont disparu ; on ne trouve qu'un léger œdème des grandes lèvres. On continue le traitement.

27 septembre. — Accouchement à terme d'un enfant vivant. Cet enfant paraît bien portant : il pèse 3.535 grammes ; il ne présente

aucune manifestation syphilitique. Poids du placenta : 875 grammes. A l'œil nu, on n'y trouve pas de lésions.

9 octobre. — L'enfant est nourri par sa mère. Il a bonne mine ; il prospère. Le 3 octobre, il pesait 3.565 grammes, maintenant il pèse 3.738 grammes.

25 octobre. — L'enfant boit bien et paraît toujours se bien porter. La mère a repris ses pilules de proto-iodure : elle prend aussi 2 grammes d'iodure de potassium.

28 novembre. — L'enfant continue à bien se porter. Nous ne constatons aucun accident spécifique. (Depuis sa naissance, l'enfant est examiné au moins tous les huit jours).

La mère prend toujours ses pilules et son iodure ; elle n'offre actuellement aucune manifestation syphilitique.

19 décembre. — L'enfant présente, au niveau de l'ombilic, une papule d'une teinte rosée. On constate sur le membre inférieur droit, au niveau du tendon d'Achille, une petite érosion transversale, de la longueur d'un centimètre à un centimètre et demi. On rencontre une autre érosion, semblable à la première, à la partie postérieure et inférieure de la fesse droite ; elle répond à l'un des plis situés à cet endroit.

Dans les aines, on perçoit de petits ganglions.

1er janvier. — La papule ombilicale s'est affaissée ; il n'existe plus qu'une petite macule rougeâtre.

23 janvier. — Au moment de sa sortie, l'enfant ne présente aucun accident spécifique, ni aucun trouble de nutrition.

OBSERVATION XVIII. — *Accidents syphilitiques à 4 mois de grossesse ; à 5 mois, on commence le traitement mercuriel ; accouchement à terme d'un enfant vivant qui, à l'âge d'un mois, présente des signes de syphilis héréditaire.*

M... Caroline, 23 ans, entre à l'hôpital le 29 septembre 1882.

La malade ne peut nous donner de renseignements sur le début de l'infection. Quatre semaines environ avant son entrée, elle s'aperçut de la présence de boutons multiples sur les grandes lèvres.

Grossesse de 5 mois.

16

30 septembre. — La partie supérieure des cuisses, les plis génito-cruraux et les grandes lèvres sont couvertes de nombreuses syphilides papulo-érosives.

Adénopathie biinguinale.

Syphilides acnéiformes sur tout le corps et sur la face.

Adénopathie cervicale. Syphilides papuleuses de la nuque.

Syphilides papulo-croûteuses du cuir chevelu. Les cheveux tombent par poignées. Syphilides granuleuses des ailes du nez. Ulcérations sur les deux amygdales. Syphilide érosive de la base de la langue.

La malade est très pâle, profondément anémiée ; elle est fatiguée, courbaturée ; céphalalgie ; un peu de fièvre ; langue blanche ; inappétence.

La malade n'a pas encore pris de mercure.

Traitement général : frictions mercurielles.

18 octobre. — On a fait aujourd'hui la quatorzième friction. Les papules érosives de la zone génitale ne s'effacent pas et sont toujours aussi nombreuses, tandis que les autres accidents sur les diverses parties du corps sont en voie d'amélioration.

La malade est toujours très pâle.

On arrête les frictions et on prescrit 2 grammes d'iodure de potassium.

15 novembre. — Dans ces derniers temps, la malade a commencé à reprendre des forces. Elle est moins pâle, moins anémiée. Les syphilides génitales tendent à s'effacer. Les accidents du cuir chevelu et de la nuque ont presque complètement disparu ; tout au plus trouve t-on quelques macules légèrement cuivrées.

La malade continue l'iodure et prend 2 pilules de sublimé.

22 novembre. — On cesse l'iodure, qui occasionne des vomissements.

1er janvier. — L'état général est très bon. La malade est grasse, fraîche ; elle a très bonne mine.

Elle sent très bien les mouvements de l'enfant. A l'auscultation, on entend distinctement les battements fœtaux.

On continue toujours les pilules de sublimé.

2 février. — Accouchement à terme d'un enfant vivant qui, examiné au moment de sa naissance, ne présente aucune manifestation syphilitique.

3 mars. — L'enfant a l'air vieillot; la peau est jaune, la figure ridée. Il est nourri par sa mère et ne présente pas de troubles digestifs. Il pèse 3.225 grammes.

La mère prend du sirop de Gibert.

5 avril. — L'enfant se plaint, surtout la nuit; il a de l'insomnie. Il a l'air chétif. Le visage présente une teinte bistrée. Il boit bien, et la mère a du lait en suffisance; il n'a ni vomissements, ni diarrhée; et cependant il ne prospère pas. On soumet l'enfant à des frictions mercurielles; il prend en même temps des bains de Barèges.

20 mai. — Quoiqu'il soit encore chétif, l'enfant commence à prospérer. On le pèse tous les huit jours et, chaque fois, on trouve une augmentation de poids.

5 juin. — Amélioration de l'état général. Le visage, de bistre qu'il était, commence à prendre une teinte rosée. On observe encore quelques rides au niveau du front.

12 juin. — On cesse les frictions et les bains de Barèges.

3 juillet. — L'enfant présente plusieurs petites macules, d'un rouge cuivré, à la partie inférieure du menton, sur le cou et sur l'épaule droite.

Nous cessons alors d'observer l'enfant, qui ne tarde pas à quitter l'hôpital avec sa mère.

OBSERVATION XIX. — *Apparition de l'accident primitif 7 mois et demi après le début de la grossesse; traitement mercuriel; accouchement à 8 mois et demi d'un enfant vivant, qui, 16 jours après sa naissance, commença à présenter des manifestations syphilitiques; accidents multiples.*

M... Adèle, femme F..., 22 ans, est devenue enceinte vers le 22 mars 1882. Elle s'était toujours bien portée, lorsque, dans les premiers jours de novembre, elle remarqua un bouton aux parties génitales. Ce bouton, cautérisé par une sage femme, dura trois semaines. La femme F... se décida à aller consulter M. le docteur Spillmann, qui la mit immédiatement aux pilules de proto-iodure.

Prise des douleurs de l'accouchement, elle entra à la Maternité le 4 décembre, où elle accoucha le même jour, c'est-à dire à 8 mois et demi, d'un enfant vivant, pesant 3.140 grammes. Le liquide amniotique était épais, verdâtre.

Le placenta pesait 600 grammes.

Six jours après son accouchement, malgré les conseils de M. le professeur Herrgott, la femme F... quitta le service. Elle présentait alors, sur les grandes lèvres, des syphilides papulo-hypertrophiques et de l'adénopathie biinguinale.

Quant à l'enfant, nourri par sa mère, il paraissait bien se porter et n'offrait aucune manifestation syphilitique.

Dix jours après sa sortie de la Maternité, l'enfant commence à présenter des boutons à la région ano-génitale; et le 4 janvier, époque à laquelle nous le revoyons, nous lui trouvons sur les fesses, autour de l'anus, sur les cuisses, sur le scrotum et au pénis, une éruption papulo-érosive de couleur rougeâtre. Sur le bas-ventre, on remarque de larges plaques érythémateuses; au talon gauche, il existe une petite macule.

Syphilides érosives des lèvres.

L'enfant a du coryza

On fait à l'enfant des frictions mercurielles. La mère, quoique ne présentant actuellement aucun accident spécifique, reprend ses pilules de proto-iodure.

L'enfant a été revu plusieurs fois par notre ami M. le Dr Remy, qui a successivement constaté chez lui des syphilides cutanées, une augmentation du volume de la tête, des accidents du côté du larynx (cris rauques, quintes de toux) et de la polysarcie syphilitique).

OBSERVATION XX.— *Premiers accidents syphilitiques dans le courant du quatrième mois; pas de traitement mercuriel; accouchement, à 8 mois, d'un enfant vivant; hydramnios; apparition des premiers accidents chez l'enfant trois jours après sa naissance; syphilides cutanées.*

B .. Marguerite, 22 ans, devint enceinte dans les premiers jours d'avril 1882.

Dans le mois de juillet, elle s'aperçut de deux boutons sur les grandes lèvres. Elle ne fit aucune espèce de traitement, ni général, ni local A son entrée à la Maternité, le 12 décembre, on constate, au toucher, que la dilatation est complète et que la poche des eaux est volumineuse. Les contractions se ralentissant, on rompt les membranes. Il s'écoule une grande quantité de liquide amniotique verdâtre. Procidence du cordon. Rendue nécessaire à cause de l'engagement de la tête, une application de forceps amène un enfant vivant.

L'enfant, qui pèse 2.165 grammes, n'a pas tardé à présenter des manifestations syphilitiques. Trois jours après sa naissance, on trouvait sur l'abdomen de petites macules cuivrées ; en même temps, il se faisait une desquamation épidermique à la paume des mains, à la plante des pieds et à la partie externe de la malléole du côté gauche. Quelques jours plus tard, le ventre et la partie inférieure de la poitrine offraient de nombreuses taches rosées, légèrement papuleuses, de l'étendue d'une pièce de 50 centimes. L'enfant a l'air d'un petit vieux ; la peau est jaunâtre, le visage ridé. Il boit bien et ne présente pas de troubles digestifs.

Pendant son séjour à la Maternité, la mère a présenté, comme accidents spécifiques, de nombreuses papules hypertrophiques à la face externe des grandes lèvres et à la partie supérieure et interne des cuisses. Elle quitta le service le 20 décembre.

OBSERVATION XXI. — *Début de l'infection avant la fin du quatrième mois; à 5 mois et demi, on commence le traitement mercuriel; accouchement d'un enfant vivant; lésions du placenta et des membranes; enfant chétif, paraissant né avant terme et présentant peu après sa naissance des accidents cutanés.*

B... Louise, 21 ans. Elle serait devenue enceinte dans les derniers jours de juillet 1882. Au commencement du mois de décembre, elle remarqua un gonflement des grandes lèvres et de petites ulcérations à leur niveau.

Elle entre à l'hôpital le 17 janvier 1883. Jusqu'ici, elle n'a suivi aucun traitement mercuriel. L'état général est mauvais ; la malade est pâle. maigre, anémiée.

Le bord libre des grandes lèvres est couvert de syphilides érosives. A la base de la grande lèvre droite, il existe une papule non indurée. A la marche de l'anus, syphilides papulo hypertrophiques. Adénopathie inguinale droite.

Syphilides croûteuses du cuir chevelu ; alopécie ; érosions sur les amygdales.

Traitement : 2 pilules de proto-iodure de mercure de 0,05.

Un mois après l'entrée de la malade dans le service, en même temps que l'état général présentait une amélioration notable, on constatait que les accidents vulvaires avaient à peu près disparu, et qu'il ne restait plus sur les grandes lèvres qu'une légère teinte violacée. A partir du 28 février, on ne trouva plus de traces des accidents spécifiques. Quant à l'état général, il était excellent et la malade offrait toutes les apparences de la santé. Elle continua son traitement mercuriel et, le 25 avril, elle commença à prendre l'iodure de potassium.

Le 8 mai, elle accoucha à la Maternité d'un enfant vivant, du sexe féminin, pesant 2.390 grammes. D'après les calculs de la mère, l'accouchement eut lieu à terme ; mais les diamètres de la tête de l'enfant (D. bipariétal 8 1/2 ; O. F. 11 1/2 ; S. O. M. 12 1/2) peuvent faire penser soit à un accouchement prématuré, soit à une sorte de lenteur dans le développement, due peut-être à la syphilis.

Examen du placenta.

Le placenta pèse 625 grammes. Examiné à l'œil nu, après son expulsion, il ne présente d'autre particularité qu'une teinte pâle, uniformément répandue sur ses deux faces, et qu'on retrouve à l'intérieur de l'organe en le sectionnant.

A l'examen microscopique, nous constatons une hypertrophie des villosités, lesquelles renferment une multitude de petites granulations. Sur certains points, ces petites granulations semblent s'échapper de l'intérieur des villosités. Plusieurs de ces dernières ont conservé leurs vaisseaux ; mais nous en trouvons beaucoup qui n'en présentent aucune trace. Quant à l'épithélium de revêtement, il est conservé sur certains points et il a disparu sur d'autres.

Examen microscopique des membranes.

Nous trouvons deux particularités remarquables : 1° Présence de cellules volumineuses dans le chorion ; 2° Développement du tissu fibreux dans l'amnios.

Quant au cordon ombilical, il ne présente rien de particulier.

Venu au monde sans accidents cutanés, l'enfant commença, huit jours environ après sa naissance, à présenter successivement de petites vésicules sur les paupières, de l'eczéma rubrum au cou, et de l'érythème au niveau des talons et des fesses. Nourri par sa mère, il buvait bien et ne présentait aucun trouble digestif.

Pendant le premier mois qui suivit la naissance, on fit à l'enfant 13 frictions mercurielles.

On constata une éruption vésiculeuse aux membres inférieurs et quelques papules rougeâtres sur la cuisse et la jambe du côté gauche. L'enfant fut de nouveau soumis à des frictions mercurielles ; il prenait en même temps des bains de Barèges.

Le 28 juin nous examinons l'enfant pour la dernière fois. Il ne présente aucun accident spécifique du côté de la peau et des muqueuses. Mais il a l'air vieillot ; le visage est jaune, ridé. L'enfant reste chétif. Pas de troubles du système nerveux, ni de l'appareil digestif. L'enfant est toujours nourri par sa mère, laquelle a du lait en abondance. Depuis son accouchement, la mère ne suit aucun traitement spécifique ; elle ne présente actuellement d'autre accident qu'un peu d'alopécie.

5ᵉ GROUPE

Mères syphilitiques ; enfants sains

OBSERVATION XXII. — *Accidents secondaires au moment de l'accouchement ; pas de traitement mercuriel ; accouchement à terme d'un enfant qui, observé pendant treize jours, n'a présenté aucune manifestation syphilitique.*

L... Maria, 20 ans, accouche à la Maternité, le 31 mars 1883, d'un

enfant vivant, du sexe masculin, pesant 3.250 grammes. Devenue
enceinte dans les premiers jours de juillet, la fille L... s'était toujours bien portée lorsque, le 5 mars environ, elle remarqua dans le
pli de l'aine une grosseur qui était accompagnée de rougeur de la
peau ; à son dire, elle n'aurait jamais eu ni écorchure, ni bouton
Elle n'aurait suivi aucun traitement antisyphilitique.

A son entrée dans le service, nous constatons dans l'aine gauche
un gros ganglion, à grand diamètre transversal ; la peau est rouge à
ce niveau ; le palper, qui est un peu douloureux, indique qu'il n'existe
aucune fluctuation. Sur la grande lèvre gauche, on trouve une petite
cicatrice, qui n'est pas indurée. Ganglions inguinaux indolents, à
droite.

Sur la paroi abdominale, un peu au-dessus du mont de Vénus, on
trouve une papule squameuse, présentant une teinte de jambon A la
région cervicale, il existe quatre petites papules semblables, en
même temps que de l'adénopathie. Tels sont les seuls accidents que
nous avons pu constater sur la mère. Quant à l'enfant, qui n'a pu
être observé que jusqu'au 13 avril, époque à laquelle la mère a quitté
le service, il n'a présenté aucune manifestation syphilitique.

OBSERVATION XXIII. — *Mère syphilitique ; accouchement à 8 mois d'un*
enfant vivant qui, observé pendant douze jours, n'a présenté aucun
accident spécifique ; altérations du placenta, du cordon et des mem-
branes.

V... Joséphine, 20 ans, enceinte de huit mois, entre à la Maternité le 1er avril 1883, et y accouche le même jour d'un enfant du
sexe féminin, pesant 2.440 grammes. On s'aperçoit d'accidents
secondaires ; il existe sur la grande lèvre gauche une syphilide papuleuse et quelques syphilides papulo-érosives ; on trouve également
des papules érosives dans le pli génito-crural du même côté ; adénopathie biinguinale, multiple. Interrogée au sujet de ces accidents,
la malade ne nous donne aucun renseignement sur le début et la
marche de son affection. Nous ignorons si elle a suivi un traitement.
La fille V.... quitta le service le 12 avril. Au moment de sa naissance et pendant les quelques jours, où nous avons pu l'observer,

l'enfant ne nous a présenté aucun accident de nature syphilitique. Il était nourri par sa mère.

Examen du placenta.

Cet organe pèse 540 grammes. A l'état frais, il présente, sur ses deux faces et à la coupe, une teinte blanchâtre.

Un morceau de placenta est placé dans l'acide picrique, où on le laisse près de deux mois. On procède alors à l'examen microscopique des villosités et on constate ce qui suit :

L'épithélium est très net. Les villosités paraissent plus épaisses que normalement. Dans les villosités que nous avons examinées, le vaisseau a disparu. Si l'on traite les villosités par l'acide osmique, ce réactif y révèle une assez grande quantité de graisse. En outre, les villosités renferment un très grand nombre de granulations analogues à des noyaux de cellules de nouvelle formation ; quelques-unes de ces cellules s'échappent hors des villosités. Ces granulations ne sont pas colorées par l'acide osmique.

Examen du cordon ombilical.

A l'œil nu, la veine ombilicale nous paraît avoir un développement bien plus grand que normalement.

Examen microscopique : 1° A faible grossissement, on est frappé du grand diamètre de la veine ombilicale. Le cordon paraît nettement divisé en deux parties à peu près égales, suivant un de ses diamètres. Une des moitiés du cordon semble constituée par du tissu fibreux, l'autre moitié par le tissu muqueux normal.

2° Avec un fort grossissement, le tissu fibreux, signalé plus haut, paraît constitué par la soudure bout à bout des prolongements cellulaires des anciennes cellules, dont le corps est encore un peu visible sur le trajet des fibres (renflement granuleux). Le tissu muqueux a un aspect normal.

Examen des membranes.

Elles s'écartent beaucoup du type normal. Dans le chorion, on rencontre des cellules qui sont remarquables par leur grandeur. Dans l'amnios, développement du tissu fibreux.

OBSERVATION XXIV. — *Début des accidents secondaires à six mois de grossesse ; entre 7 mois et 7 mois et demi de grossesse, on commence le traitement mercuriel ; accouchement à 8 mois et demi d'un enfant vivant, qui, observé pendant 11 jours, n'a présenté aucun accident spécifique; examen du placenta et du chorion.*

L... Marie, femme F..., 37 ans, devint enceinte pour la 12e fois dans les premiers jours du mois d'octobre 1882. Sauf deux fausses couches que la femme attribue à des frayeurs, les grossesses antérieures furent normales.

La femme F... s'était toujours bien portée lorsque, vers le 6 avril 1883, elle s'aperçut de boutons aux parties génitales et de taches sur le corps.

Le mari a été contaminé le 1er janvier 1883.

Quant à la femme, les accidents secondaires débutaient chez elle, le 6 avril environ, par de la roséole, des plaques muqueuses à la vulve, de la céphalée, des maux de gorge. Le 10 mai, la malade présentait des taches d'un rouge foncé sur tout le corps, quelques plaques muqueuses sur les amygdales et des syphilides papuleuses sur les grandes lèvres ; ulcération sur le col. Traitement : 1 pilule de proto-iodure d'hydrargyre de 0,05 et 2 cuillerées à café de sirop de Gibert.

17 mai. — La roséole pâlit très peu sur le tronc ; elle persiste sur le ventre et les cuisses. Les plaques muqueuses de la gorge ont disparu. Les syphilides des grandes lèvres sont en voie de cicatrisation.

Même traitement.

27 mai. — Les syphilides vulvaires sont complètement cicatrisées. Rien à la gorge. Persistance de la roséole, qui a un aspect cuivré. On continue les pilules de proto-iodure; 3 cuillerées à café par jour de sirop de Gibert ; frictions avec onguent napolitain.

7 juin. — On a fait des frictions avec l'onguent napolitain (4 paquets de 4 grammes). Après les frictions, les taches de roséole, qui avaient été tenaces pendant 2 mois, ont complètement disparu.

A son entrée à la Maternité, le 15 juin, la femme F... ne présente aucun accident spécifique ; on trouve seulement dans l'aine droite un ganglion volumineux, indolore.

Elle accouche le même jour d'un enfant vivant, du sexe masculin,

pesant 2.800 grammes. Diamètres du crâne : bipariétal, 8 1/2 ; occipito-frontal, 11 ; sous-occipito-mentonnier, 12. Le liquide amniotique
est abondant et de couleur verdâtre. L'enfant, qui n'a pu être observé
que jusqu'au 26 juin, époque à laquelle la mère a quitté le service,
n'a présenté aucune manifestation syphilitique.

Examen du placenta.

Cet organe est pâle ; il pèse 650 grammes. Sur sa face utérine, on
trouve plusieurs petites plaques d'aspect lardacé. Les villosités ne
nous ont présenté d'autre altération que la présence, dans quelques-
unes, de nombreuses granulations.

A l'examen des membranes, nous avons trouvé dans le chorion des
cellules caractérisées par leur volume considérable.

L'étude de la syphilis chez la femme enceinte et de l'influence de la maladie maternelle sur le produit de la conception soulève les questions suivantes, que nous allons successivement passer en revue :

1° La marche de la syphilis est-elle influencée par l'état de
grossesse ?

2° A son tour, la syphilis exerce-t-elle une action sur la
grossesse ? et cette action, comment se manifeste-t-elle ?

3° Dans le cas de syphilis maternelle, quels sont les risques d'infection pour l'enfant?

1° Influence de la grossesse sur les accidents
syphilitiques

La grossesse exerce une double action : une action locale,
en congestionnant la vulve et y préparant un terrain favorable pour le développement des accidents spécifiques ; une
action générale, en débilitant une femme déjà anémiée par
le fait même de la syphilis et chez laquelle la diathèse sera
d'autant plus forte qu'elle trouvera moins de résistance.

Cernatesco (thèse de Paris, 1875), s'appuyant sur des observations prises dans le service de M. Fournier, a montré la persistance du chancre infectant et des syphilides vulvaires sous l'influence de la grossesse. Nous voyons cette opinion confirmée par M. Fournier, dans son ouvrage sur la syphilis chez la femme. Guérin, cité par Charpentier, a constaté que, chez les femmes enceintes atteintes de syphilis, les lésions vulvaires résistaient au traitement général et local, et que leur disparition aux parties génitales était suivie de leur reproduction à l'isthme du gosier, à la langue, aux lèvres. Sous l'influence de la grossesse, non seulement le chancre et les syphilides vulvaires persistent plus longtemps, mais encore ces accidents présentent un développement remarquable et subissent des modifications spéciales. Le chancre, qui chez la femme non gravide est quelquefois si petit qu'il passe inaperçu, présente chez la femme enceinte une étendue plus grande, une induration plus prononcée et s'accompagne fréquemment d'une turgescence des grandes ou des petites lèvres, qui persiste après la disparition de l'accident primitif. Dans le cas de grossesse, la coloration du chancre peut aussi varier; on a le chancre multicolore, appelé aussi chancre en cocarde; d'autres fois, c'est le chancre violacé, dont la teinte a été comparée par Fournier à celle de la pensée. Quant aux syphilides vulvaires, elles présentent une exubérance remarquable; ce sont des papules hypertrophiques qui envahissent toute la zone génitale. Cernatesco est allé jusqu'à dire que les lésions vulvaires étaient capables de déterminer l'avortement. La prompte disparition des accidents après l'accouchement montre bien qu'ils étaient entretenus par l'état de grossesse. Si nous consultons nos observations, nous trouvons dans l'Observation XII un chancre typique; il est large, offre une dureté ligneuse et présente des zones concentriques de teintes différentes qui le font ressembler à une cocarde; cet accident disparaît, il est vrai, avec un traitement; mais il laisse derrière lui une sclérose et un œdème qui persistent jusqu'à l'accouchement. Dans l'Observation X, quatre mois et demi après le début de l'infection, nous voyons encore une érosion chancreuse, de l'étendue d'une pièce de 50 centimes, et qui ne paraît pas en voie de réparation. Dans l'Observation III, où le traitement fut nul, et dans l'Observation VI, où l'on donna le mercure, la sclérose initiale persista jusqu'à l'expulsion du produit de la conception. Enfin, l'Observation XV nous montre deux chancres, grands comme une pièce de 50 centimes, qui malgré le traitement continuent à s'étendre et ne disparaissent ensuite qu'en laissant après eux une sclérose persistante. Mais d'autre part (v. Observ. II et XI), on voit l'accident primitif disparaître avec un traitement, et dans l'Observation XXII, si le dire de la malade est vrai, le chancre n'a pas été traité et s'est réparé promptement eu égard à l'état de grossesse.

Quant à la persistance des accidents secondaires de la zone génitale chez la femme enceinte, je citerai, d'une part, les Observations I, IV, IX, XI, où l'on voit les accidents vulvaires résister au traitement mercuriel, et, d'autre part, l'Observation III, où l'on ne trouve pas d'accident à la vulve quoiqu'il y ait eu absence de traitement, et l'Observation XII, où la vulve est saine et cependant il existe sur le corps des accidents secondaires et le traitement a été nul. Ce sont là les cas les plus opposés que je mets en regard. Mais, si nous prenons l'ensemble des observations, il nous semble qu'on en peut tirer cette conclusion qui n'a rien d'absolu : la grossesse favorise le développement des accidents vulvaires et en retarde la guérison, en même temps qu'elle prédispose (plusieurs de nos observations en font foi) à l'œdème des grandes et des petites lèvres et à la tuméfaction scléreuse de ces parties.

Chez aucune de nos malades, nous n'avons trouvé d'accidents tertiaires, lesquels du reste se rencontrent très rarement
chez les femmes enceintes.

2° Influence de la syphilis sur la grossesse

Il est incontestable, et c'est un fait admis par presque tous
les médecins, que la syphilis abrège la durée normale de la
grossesse, qui se termine alors par un avortement ou un accouchement prématuré. Pour M. Fournier, et il cite à l'appui la
statistique de Lourcine, non seulement la syphilis prédispose
à l'avortement, mais encore elle entre dans le nombre total
des avortements pour une part considérable. Si, avec Charpentier, nous réunissons les statistiques de Dumal, Fournier,
Lepileur, Fonberg et Sigmund, Weber, Coffin, nous arrivons
à cette conclusion : que sur un total de 657 femmes syphilitiques, il y a eu 426 accouchements à terme (enfants vivants
et morts) et 231 avortements. D'après le Dr Blaise (1), la fréquence de l'avortement serait marquée par le rapport de 36,8
pour 100.

Si nous tenons compte de nos observations, nous voyons
que sur 23 femmes syphilitiques, il y a eu 6 avortements,
11 accouchements prématurés et 6 accouchements à terme.

L'influence de la syphilis sur l'avortement et l'accouchement prématuré étant établie, étudions maintenant dans
quelles conditions s'exerce cette influence.

Nous n'avons pas à nous occuper ici de l'influence paternelle ; ce serait sortir de notre sujet. Qu'il nous suffise de dire
que la syphilis du père peut, à elle seule, produire l'avortement

---

(1) Thèse d'agrégation, 1883.

et l'accouchement prématuré (1), et qu'à plus forte raison, ces accidents sont à redouter, si les deux générateurs sont syphilitiques.

Trois cas peuvent se présenter :

1° La femme est déjà syphilitique au moment de la conception ; l'infection alors peut être ancienne ou récente ;

2° L'infection a lieu à peu près dans le même moment que la conception ;

3° La femme est infectée pendant le cours de la grossesse.

La femme qui devient enceinte étant syphilitique est bien plus prédisposée à l'avortement que la femme grosse qui prend la syphilis (2). Dans nos observations, nous ne trouvons que deux femmes qui aient présenté des accidents spécifiques avant la conception ; or toutes les deux ont avorté, l'une à cinq mois et demi, l'autre à six mois et demi.

L'avortement est fortement à craindre lorsque le début de l'infection coïncide presque avec celui de la grossesse ; plus à craindre encore, lorsque le coït fécondant est à la fois le coït infectant et qu'ainsi, comme nous l'avons vu, à l'influence paternelle vient se joindre l'influence de la mère (3). Telle est l'opinion généralement admise.

Prenons maintenant nos observations. De quatre femmes, chez lesquelles l'infection a débuté en même temps que la grossesse, l'une (Observ. VI) avorte à six mois et demi, l'autre (Observ. X) accouche à huit mois et demi d'un fœtus macéré, les deux dernières (Observ. XVI et XVII) accouchent à terme d'enfants vivants, et cependant, dans l'Observation

---

(1) Thèse d'agrégation du Dr Blaise, p. 54.

(2) Fournier, Leçons cliniques ; Parrot, Gaz. des Hôpitaux, 1877, p. 538.

(3) Si la mère était seule infectée au moment de la conception, l'avortement, d'après Ricord, n'aurait lieu qu'après le quatrième mois. (Traité des Maladies vénériennes).

XVII, la malade était enceinte de huit mois quand on a commencé le traitement mercuriel.

Si la femme est infectée pendant le cours de la grossesse, elle peut encore avorter ou accoucher prématurément. Il est évident que plus est tardive la contagion, plus on a de chances de voir la grossesse aller à terme ; mais cependant, dans nos observations il existe des cas où la syphilis, quoique survenue après le quatrième ou le cinquième mois, a paru abréger la durée de la grossesse.

Nous devons encore nous demander si l'âge de la syphilis et si son intensité ont de l'influence sur son action abortive. Nos observations personnelles ne portent que sur des malades arrivés à la période secondaire. C'est cette période que Fournier et Parrot ont surtout accusée de prédisposer à l'avortement. Mais il ne faut pas croire que, pour être ancienne, la syphilis ne soit plus dangereuse; car souvent, plusieurs années après le début de l'infection, on voit se produire des avortements ou des accouchements prématurés qui ne paraissent pas avoir d'autre cause. Quant à l'intensité de la maladie, on peut poser cette règle, qui n'est pas absolue, que plus la syphilis maternelle est grave, plus l'avortement est à redouter.

Il est difficile de dire à quelle époque de la grossesse correspond le plus fréquemment l'expulsion prématurée du fœtus ; car il faut faire entrer ici en ligne de compte la date de l'infection, la gravité de la maladie, l'influence du traitement et l'état de santé du père. Aussi les auteurs varient-ils sur ce point. Pour Bouchut, l'avortement survient entre le cinquième et le septième mois ; Parrot pense que c'est vers le septième et le huitième mois qu'a lieu le plus souvent l'expulsion du produit de la conception. Nous avons vu que, dans nos observations, sur 23 accouchements il y avait 6 avortements (entre cinq mois et demi et sept mois) et 11 accouchements prématurés.

Il nous res'e maintenant à étudier comment la syphilis peut abréger le cours de la grossesse, quel est son mode d'action.

On a accusé la syphilis de provoquer, par l'anémie qu'elle détermine, des troubles de nutrition et d'innervation du côté de la matrice, lesquels à leur tour produiraient l'avortement.

Pour Blaise, la syphilis agirait comme l'intoxication saturnine, en portant atteinte à la santé de la mère et en exerçant une action directe sur le produit de la conception.

Est-ce simplement comme maladie générale que la syphilis prédispose à l'avortement? Son action abortive est-elle simplement due à une infection du sang maternel, ou existe-t-il des lésions capables d'interrompre le cours normal de la grossesse?

Passons successivement en revue les diverses parties qui entourent le fœtus, et voyons quelles altérations y détermine la syphilis.

Lésions de la caduque. - On a regardé la syphilis comme une des causes de l'inflammation chronique de la caduque. Cette inflammation consiste en une prolifération conjonctive, avec induration et épaississement de la caduque. Il peut aussi se produire une hyperplasie des fibres musculaires sous-jacentes. L'avortement n'est pas fatal. Quand il a lieu, il est dû à l'altération de la caduque, ou à l'irritation des nerfs utérins. Pour Schrœder, Spiegelberg et Duncan, cette altération ne serait pas la cause de la mort du fœtus, mais lui serait au contraire consécutive.

Quand l'altération porte sur la muqueuse inter-utéro-placentaire, l'avortement est surtout fort à craindre.

Lésions du chorion. — Braun, cité par Blaise, a rapporté le cas d'une femme syphilitique chez laquelle une infiltration

17

diffuse du tissu conjonctif de nouvelle formation dans le chorion amena son atrophie et l'avortement.

Nous avons examiné trois chorions provenant de femmes
syphilitiques, et chaque fois nous avons rencontré des altérations. Ce qui caractérisait ces chorions était la présence de
cellules volumineuses, que nous n'avons pas retrouvées dans
des chorions provenant de femmes non syphilitiques. Ces altérations ont été constatées par M. le professeur Morel. Les
trois chorions anormaux appartenaient l'un à une femme qui
est accouchée d'un enfant paraissant né avant terme et présentant peu après sa naissance des accidents cutanés (Observation XXI) ; le second, à une femme qui est accouchée à 8
mois d'un enfant ne présentant aucun accident spécifique
(Observation XXIII) ; le troisième, enfin, provenait d'une
femme qui est accouchée à 8 mois et demi d'un enfant qui ne
présentait pas d'accidents (Observation XXIV). (Les portions
de membranes, que nous avons examinées, ont été prises à
5 centimètres de distance du bord du placenta).

Lésions de l'amnios. - Hydramnios. — Nous avons examiné l'amnios chez trois femmes syphilitiques (v. Observ.
XXI, XXIII et XXIV), et deux fois nous y avons rencontré
une formation de tissu fibreux parfaitement caractérisé ; la
présence de ce tissu a été constatée par M. le professeur Morel.
Dans les Observations XXI et XXIII, les modifications de
l'amnios existaient en même temps que celles du chorion ; de
sorte que l'on peut penser que, sous l'influence de la syphilis,
il se serait produit dans les membranes une hypertrophie
générale portant sur le tissu cellulaire et sur le tissu conjonctif.

Burns, en 1839, avait observé que la syphilis, quand elle
existait chez le père et la mère, pouvait produire l'hydramnios. Parmi les observations récentes, Charpentier cite celles
de Bourgarel, Preel, Depaul, Guéniot, Charpentier, Sallinger.

Dans de nombreux cas, on constata chez le fœtus des lésions syphilitiques incontestables. Mais, d'autre part, il existe des observations d'hydramnios, où la mère est syphilitique, et où le fœtus, le placenta et les membranes n'offrent aucune lésion.

Dans ses *Leçons sur la syphilis chez la femme*, M. Fournier dit avoir vu quatre fois l'hydramnios compliquer des grossesses survenues chez des femmes syphilitiques à la période secondaire et signale le fait à l'attention des accoucheurs. D'après Bar, l'hydramnios semble inconnue chez la femme syphilitique qui vient d'être infectée ; il faut, pour qu'elle se produise, que des lésions du fœtus ou des annexes viennent entraver la circulation dans le système de la veine ombilicale (1).

Toujours, d'après Bar, c'est surtout quand, chez une femme syphilitique, l'hydramnios se montre rapidement vers les quatrième, cinquième, sixième mois, c'est-à-dire au moment où les lésions viscérales du fœtus sont le plus souvent en pleine évolution, qu'on doit porter un pronostic défavorable pour l'enfant.

Nous avons vu deux fois l'hydramnios compliquer la grossesse (v. Observations VI et XX). Dans les deux cas, nous avons trouvé du tissu fibreux dans le cordon ombilical.

Nous nous bornerons à rappeler que dans l'Observation VI il se produisit un avortement à six mois et demi, et que, dans l'Observation XX, la femme accoucha prématurément à huit mois.

Boureau (2) cite une observation d'hydramnios chez une femme syphilitique ; on trouva le cordon ombilical infiltré ; mais Boureau pense qu'un examen histologique aurait pu

---

(1) BAR. — *Hydramnios, sa pathogénie, ses relations avec la syphilis.* (Thèses de Paris, 1881).

(2) BOUREAU (*Thèses Paris, 1879*).

faire reconnaître, non pas l'existence d'un tissu œdématié, mais la présence d'un tissu muqueux en très grande abondance ; ce qui expliquerait la production de l'hydramnios.

Lésions du placenta. — Murat (1), en 1820, signalait. chez les femmes syphilitiques, certaines taches noirâtres du placenta et attribuait ces taches à des décollements et à des hémorragies. En 1850, Paul Dubois, regardant ces taches comme produites par un trouble de la circulation du placenta, leur refuse tout caractère spécifique. Simpson signale l'anémie placentaire dans le cas de syphilis. Lebert rencontra, chez des femmes syphilitiques à la période secondaire, des granulations jaunâtres qui étaient situées entre l'amnios et le chorion, et qui offraient un aspect tuberculeux. Au microscope, ces granulations ressemblaient à de la matiere tuberculeuse.

Mackensie remarqua aussi ces granulations et des noyaux fibrineux dans un cas de syphilis avec mort du fœtus ; mais il ne leur attribua aucune valeur spécifique.

Virchow, le premier, essaya de distinguer les lésions de la surface maternelle de celles de la surface fœtale du placenta.

Slavjansky et Kleinwæchter observèrent six cas de fœtus mort-nés et macérés, dont les mères étaient syphilitiques. Aucun fœtus ne présentait de lésions capables d'expliquer la mort ; mais, dans tous ces cas, il existait des noyaux fibreux allant de la surface maternelle du placenta jusque dans la profondeur de l'organe. La partie externe de ces noyaux était ferme et grisâtre ; au centre, on trouvait une masse molle, caséeuse et jaunâtre. Les villosités fœtales présentaient un peu de dégénérescence graisseuse.

OEdmansson trouva dans le placenta des lésions qui con-

---

(1) Ces quelques lignes d'historique sont empruntées à Frænkel.

sistaient tantôt en une inflammation diffuse, tantôt en une hypertrophie des villosités.

En 1873, paraît le travail de Frænkel (Archiv für Gynaekologie). Jusque-là, comme le remarque Frænkel et comme on peut le voir par les lignes précédentes, les diverses lésions du placenta avaient été regardées comme spécifiques. Complétant les recherches de Kilian, Robin, Neumann, Virchow et Ercolani, Frænkel précise les lésions syphilitiques du placenta et les conditions dans lesquelles elles se produisent. Voici ses conclusions :

1° Il existe un placenta syphilitique, et ce placenta présente des caractères spéciaux ;

2° Le placenta syphilitique ne se rencontre que dans les cas de syphilis fœtale, héréditaire ou congénitale ;

3° Le siège de la lésion varie selon que la mère reste saine et que le virus du père agit directement sur l'œuf au moyen du sperme, ou que la mère aussi est malade. Dans le premier cas, les villosités sont dégénérées et remplies de granulations qui les déforment et produisent l'oblitération, puis la disparition des vaisseaux. Ces lésions sont souvent compliquées par un épaississement du revêtement épithélial des villosités. Telles sont les lésions que l'on trouve quand le placenta est malade ;

4° Quand la mère est syphilitique, trois cas peuvent se présenter :

a) La mère est infectée pendant l'acte de la génération ; avec des lésions des villosités, il peut se développer des lésions dans la surface maternelle du placenta (endométrite placentaire) ; mais cela n'est pas constant.

b) La mère était déjà syphilitique au moment de la conception, ou a été infectée peu après la conception ; le placenta peut rester normal, ou devenir malade ; dans ce dernier cas, on trouve l'endométrite gommeuse.

c) La mère n'a été infectée que dans les derniers mois de la grossesse (du 7° au 10° mois). Dans le cas où le père était encore bien portant à l'époque de la conception, le fœtus est indemne et le placenta affranchi des altérations citées plus haut.

5° L'infection du fœtus lors de son passage à travers les voies génitales de la mère est rare, et n'a pas encore été démontrée d'une manière certaine.

Voyons maintenant comment les lésions de la face fœtale et de la face maternelle du placenta peuvent amener la mort du fœtus et abréger le cours de la grossesse.

Les granulations qui tendent à remplir les villosités, par la compression qu'elles exercent sur les vaisseaux, en déterminent l'atrophie et en amènent la disparition. Le champ de l'hématose placentaire est ainsi diminué, et le fœtus est placé dans la situation d'un phtisique qui s'affaiblit par apnée. Tel est, dans le premier cas, le mécanisme de la mort du fœtus.

Etudions comment les choses se passent, quand les lésions portent sur la face maternelle du placenta. Nous avons trouvé la description de ces lésions dans les observations de Frænkel (1) et de Kronid Slavjanski (2). Dans l'observation de Frænkel, la face maternelle du placenta était épaissie et ses divisions en lobes étaient comme effacées. Sur six points différents, la face maternelle était décolorée et ne se laissait nullement détacher de la partie fœtale. Sur une coupe perpendiculaire à la face utérine, on voit la partie épaissie de la face maternelle se prolonger dans la profondeur de la partie fœtale sous la forme de tumeurs qui présentent à la périphérie une coloration d'un gris blanchâtre et un aspect

---

(1) *Archiv für Gynaekologie*, 1873.

(2) *Annales de Dermatologie et de Syphiligraphie*, 1873-74.

filamenteux et renferment au centre une masse jaune et ramollie. De la périphérie de ces tumeurs, partaient des prolongements qui se dirigeaient en rayonnant vers le tissu normal ; d'autres prolongements épaissis cheminaient vers la profondeur du placenta. Les tumeurs étaient surtout composées de tissu conjonctif et renfermaient des cellules finement granuleuses. En pénétrant dans la profondeur de l'organe, les prolongements comprimaient les villosités et en déterminaient l'atrophie. Pour Frænkel, l'existence de l'endométrite placentaire gommeuse est un fait certain. Cette lésion est une cause d'avortement ; cependant, dans une observation de Frænkel, nous la voyons déterminer seulement une hémorragie et un accouchement prématuré (4 semaines avant terme). La reproduction de l'endométrite placentaire à chaque grossesse expliquerait les avortements successifs qui se produisent chez certaines femmes.

Dans l'observation de Slavjanski, la surface maternelle du placenta était épaissie par place et elle ne pouvait être séparée dela partie fœtale qu'avec difficulté et qu'en certains points seulement. Dans les endroits épaissis, on trouve des nodosités qui s'enfoncent comme des coins dans la partie fœtale. A la section, ces nodosités présentent une surface extérieure d'aspect légèrement fibreux et de couleur grise, et une partie centrale plus molle, jaune, offrant par place un aspect caséeux. Entre la couche grise et la masse jaune, la limite n'est pas très nette. De la couche grise périphérique, partent de nombreux prolongements qui s'enfoncent dans la partie fœtale et y forment un réseau, dans les mailles duquel est logé le tissu spongieux. Un réseau semblable, mais moins développé, existe dans les endroits de la surface maternelle où l'on ne trouve pas de nodosités. Sans entrer ici dans les détails histologiques, nous nous bornerons à dire que le réseau de la surface fœtale est constitué par de grosses cellules et par une substance intercellulaire grossièrement fibreuse. Dans les mailles les plus larges, les villosités ne sont pas comprimées ; elles sont intactes. Là où elles sont comprimées, elles s'atrophient. Quant aux nodosités (gommes), on trouve à leur périphérie du tissu conjonctif grossièrement fibreux, contenant des cellules rondes et fusiformes assez nombreuses ; au centre de la nodosité, on rencontre des vestiges de fibres et de cellules.

Il ressort de ces descriptions que la syphilis du placenta peut causer la mort du fœtus et l'avortement : 1° en amenant un épaississement plus ou moins étendu de la surface maternelle du placenta ; 2° en produisant, secondairement, la compression, puis l'atrophie des villosités.

Partageant les idées de Frænkel, Macdonald admet aussi l'existence d'un placenta syphilitique caractérisé par la présence de lésions, qui occupent la surface fœtale ou maternelle de l'organe, suivant que l'infection vient du père ou de la mère ; Pour Macdonald, le placenta syphilitique est plus pâle et plus volumineux que le placenta normal, et bien des fois, faute de recourir au microscope, on a attribué des lésions spécifiques à une dégénérescence graisseuse.

Voyons si l'opinion de Frænkel est devenue l'opinion générale et si l'existence du placenta syphilitique doit être regardée comme un fait établi.

Dans sa distinction des lésions placentaires, Frænkel admet que le virus syphilitique du père peut agir directement sur l'œuf au moyen du sperme et que, dans ce cas, la mère peut rester saine. Nous ne discuterons pas ici cette opinion et nous nous bornerons à dire qu'elle est contestée par Langlebert, Mireur, Owre et Jullien.

Admise sans discussion par la plupart des auteurs allemands, la théorie de Frænkel a été attaquée, en Angleterre, par Lawson

Tait (1), qui reproche à Frænkel d'avoir conclu que toutes les femmes qui avaient eu deux ou trois fausses couches et dont les placentas avaient présenté quelque altération étaient syphilitiques et d'avoir décrit comme telles les altérations observées.

En France, la plupart des auteurs n'admettent pas de lésions syphilitiques du placenta. En 1879, dans une discussion à l'Académie de Médecine, au sujet d'un placenta que M. Hervieux présentait comme syphilitique et dans lequel M. Malassez avait trouvé des tumeurs ressemblant à des gommes, M. Tarnier a déclaré avoir examiné au moins cinquante placentas de femmes certainement syphilitiques et n'y avoir jamais découvert aucune lésion caractéristique de la maladie. De plus, sur des placentas non syphilitiques, M. Tarnier a souvent trouvé des tumeurs semblables à celles décrites par M. Hervieux. M. Depaul partageait l'opinion de M. Tarnier au sujet de la non spécificité des lésions placentaires.

M. de Sinéty (2), qui a examiné un grand nombre de placentas provenant de femmes manifestement syphilitiques, n'a pas toujours rencontré de lésions ; mais, lorsque le placenta était malade, les altérations ont toujours été les mêmes. Elles consistaient en l'hypertrophie et en la dégénérescence fibreuse de la villosité, et en la présence d'îlots caséeux. Quoiqu'il n'ait pas trouvé cet ensemble d'altérations en dehors de la syphilis, M. de Sinéty ne tranche pas la question de la spécificité de la lésion ; il ne nie pas qu'une maladie autre que la syphilis puisse produire ces lésions ; mais, comme il ne l'a jamais constaté, il soupçonne la syphilis sans l'affirmer, lorsqu'il constate ces trois altérations. Dans deux cas, ses soupçons ont eu leur confirmation clinique.

---

(1) Thèse d'agrégation du Dr DUCHAMP.
(2) V. Thèse de DUCHAMP.

Nous avons examiné treize placentas provenant de femmes syphilitiques. Sept ont été simplement examinés à l'œil nu : deux seulement nous ont paru sains (v. Observations II et XVII) ; les cinq autres (v. Observations I, IV, VII, X, XIII) étaient pâles et présentaient, sur leurs deux faces et sur des coupes faites dans leur épaisseur, un aspect graisseux ou fibreux ; dans l'Observation X, la face fœtale de l'organe paraissait saine, mais la face maternelle offrait un aspect graisseux et renfermait des foyers hémorragiques volumineux. Dans l'Observation XIII, la lésion, au lieu de s'étendre à tout le placenta, était pour ainsi dire circonscrite à divers points où l'on trouvait de petites masses, d'un aspect fibrograisseux et sur la nature desquelles nous ne pouvons nous prononcer, l'examen microscopique n'ayant pas été fait. Nous rappellerons que dans les Observations IV, VII, X, les fœtus étaient morts et macérés.

Six placentas ont été soumis à l'examen microscopique : un seul a été trouvé normal (v. Observation VI). Les cinq autres étaient altérés. A l'œil nu, ils présentaient soit simplement de la pâleur, soit un aspect fibro-graisseux. A l'examen microscopique, on trouvait, à des degrés différents, des altérations des villosités. Celles-ci étaient hypertrophiées ; dans leur intérieur, on rencontrait de la graisse et un grand nombre de granulations analogues à des noyaux de cellules de nouvelle formation ; les vaisseaux étaient fibreux, atrophiés (v. Observations V, VIII, XXI, XXIII, XXIV).

Lésions du cordon ombilical. — Oedamson (1) crut avoir trouvé dans les vaisseaux du cordon des lésions caractéristiques, consistant en athérome avec dégénérescence calcaire

---

(1) V. Thèse de DUCHAMP.

de la tunique interne et thrombose dans les vaisseaux colla-
téraux. L'auteur établit des différences, suivant que la syphilis
a été communiquée par le coït fécondant ou qu'elle est survenue
avant la conception ou après celle-ci. Dans le premier cas, il
a observé constamment l'inflammation, la sclérose et le rétrécissement de la tunique interne des vaisseaux du cordon et
presque toujours la thrombose de la veine ombilicale. Lorsque
la syphilis survenait après la fécondation, ces lésions arté-
rielles faisaient défaut et les altérations siégeaient surtout
dans le placenta.

Léopold, cité par Blaise, rapporte avoir trouvé, dans les
cordons syphilitiques, un rétrécissement pathologique et un
épaississement des parois au niveau du rétrécissement physiologique de la veine ombilicale, c'est-à-dire à 8 ou 10 centimètres de l'insertion placentaire. En son milieu, la veine était
élargie ; elle atteignait 12 à 15 millimètres de diamètre, au
point qu'il pouvait y avoir rupture de la veine et épanchement
sanguin dans la gélatine de Wharton.

Braun a attribué à la syphilis une hyperplasie du tissu conjonctif amenant l'atrophie du cordon et la mort du fœtus
(v. Th. de Blaise).

Si nous passons à nos observations, nous voyons que, de
quatre cordons dont l'examen microscopique a été fait, un
seul était normal (v. Observation XXI) ; les trois autres présentaient un état fibreux (v. Observations V, VI, et surtout
XXIII, où la description est la plus complète). Dans l'Observation VI, il y eut avortement à six mois et demi et expulsion d'un fœtus macéré ; le placenta était sain.

Ainsi donc, dans le cas d'expulsion d'un fœtus mort, nous
avons trouvé des altérations soit du placenta, soit du cordon.
(Dans l'Observation XI, cet examen n'a pas été fait).

Quant à l'état de macération que nous ont présenté les fœtus, nous le regardons comme un phénomène *post-mortem*

et nous nous bornons à constater sa fréquence dans le cas de syphilis.

En résumé, nous pensons que les lésions du placenta et du cordon sont fréquentes chez les femmes syphilitiques et peuvent déterminer la mort du fœtus et son expulsion avant terme.

3° Transmission de la syphilis de la mère à l'enfant

Diday reconnaît deux origines à la syphilis congénitale :

«1° C'est l'ovule qui est vicié ; et il peut l'avoir été soit par la mère qui l'a fourni, soit par le père qui l'a fécondé, si l'un ou l'autre, et à plus forte raison si l'un et l'autre étaient, à ce moment, syphilitiques (vérole ovulaire).

«2° Si, une fois la conception effectuée, la mère devient syphilitique, elle transmet le mal au fœtus par les communications vasculaires qui unissent les deux êtres. De même, le fœtus procréé syphilitique par son père, seul malade, peut, par les mêmes communications, infecter sa mère (vérole sanguine)».

Si l'influence paternelle, admise par Ricord, Depaul, Fournier et Diday, est contestée par Langlebert et Mireur, l'influence de la syphilis de la mère sur le fœtus ne saurait être mise en doute ; tous les auteurs la regardent comme un fait établi et hors de toute contestation. Nous admettons cependant que les enfants nés de parents syphilitiques puissent être indemnes, car, suivant la remarque de Ricord (1), chez l'enfant, comme chez l'adulte, il faut, pour la vérole constitutionnelle, une aptitude qui peut manquer. S'il est permis d'en juger d'après nos observations, l'immunité complète

---

(1) *Traité des Maladies vénériennes.* Paris, 1862.

Fig 1

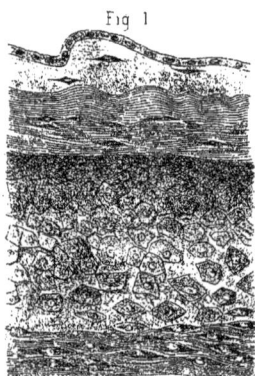

Fig 2   Fig 3

Fig 4   Fig 5

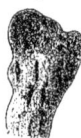 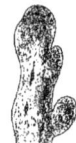

PLANCHE III. — *Lésions syphilitiques des membranes fœtales et du placenta.*

serait rare, car nous n'avons vu que trois enfants, nés de mères syphilitiques, ne présenter aucune espèce d'accident, et encore nous ne les avons pas observés plus de treize jours (v. Observations XXII, XXIII et XXIV). Nous n'avons pas à considérer ici l'influence de la syphilis paternelle ; nous nous bornerons à rappeler que dans quatre observations nous pouvons regarder le père comme étant affecté de syphilis au moment de la conception (v. Observations V, X, XVI et XVII).

Quant à l'influence de la syphilis de la mère, elle est telle que, dans une de nos observations (Observ. XIX), une femme présente un chancre infectant à 7 mois et demi de grossesse et accouche un mois plus tard d'un enfant qui, seize jours après sa naissance, présente des syphilides papuleuses à la région ano-génitale. C'est par l'intermédiaire du placenta que la syphilis a été communiquée à l'enfant ; le passage d'un virus à travers cet organe a été démontré par M. Chambrelent (1).

EXPLICATION DE LA PLANCHE

Fig. 1. — Membranes fœtales. Le chorion est représenté par la couche de grosses cellules, située à gauche de la figure. A droite est l'amnios, qui présente du tissu fibreux très caractérisé et qui est limité par son épithélium.

Fig. 2, 3, 4, 5. — Villosités altérées.

---

(1) *Gazette des Hôpitaux*, 1883.

A PROPOS

DU PLACENTA SYPHILITIQUE [1]

Tout médecin qui fait des accouchements sait combien il est important, après la délivrance, d'examiner soigneusement les annexes du fœtus, placenta et membranes, afin de s'assurer si tout est complet, si rien n'est resté dans la cavité utérine. Peut-être songera-t-il moins à demander à l'examen du placenta de lui déceler une syphilis ignorée, et cependant il est nécessaire que le praticien soit renseigné à cet égard, surtout si, la mère ne pouvant pas nourrir, il est question de donner une nourrice à l'enfant.

Existe-t-il un placenta syphilitique, c'est-à-dire offrant des lésions telles que leur constatation permette à coup sûr d'affirmer leur origine spécifique?

En 1873, dans les *Archiv für Gynaeko'ogie*, Fraenkel affirme l'existence de ce placenta syphilitique qui, suivant l'auteur allemand, ne se rencontre que dans les cas de syphilis fœtale. La maladie est-elle exclusivement d'origine paternelle, les villosités sont seules atteintes ; elles sont dégénérées et remplies de granulations qui produisent l'oblitération, puis la suppression de leurs vaisseaux; le champ de l'hématose placentaire est ainsi diminué et le fœtus succombe par apnée. Quand la mère est syphilitique, on peut observer l'endométrie gommeuse. Cette lésion est caractérisée par un épaissis-

---

[1] *Nouveau Montpellier médical*, 1898.

sement partiel de la caduque placentaire ; on y trouve de grosses tumeurs composées surtout de tissu conjonctif et présentant au centre une masse jaune et ramollie. Ces tumeurs, qui apparaissent sur la face maternelle du placenta, peuvent être une cause d'avortement. D'autre part, en pénétrant dans la profondeur du placenta, elles compriment les villosités, en déterminent l'atrophie et compromettent ainsi directement la vie du fœtus.

L'existence d'un placenta syphilitique, reconnaissable à ses lésions, fut admise presque sans réserve par la généralité des auteurs allemands. En France, au contraire, on voit les accoucheurs hésiter à admettre la spécificité des altérations placentaires. Ainsi, en 1879, à l'Académie de médecine, à l'occasion d'un placenta que M. Hervieux présentait comme syphilitique et dans lequel M Malassez avait trouvé des sortes de gommes, M. Tarnier affirma qu'il avait examiné un grand nombre de placentas provenant de femmes manifestement syphilitiques et que jamais il n'y avait rien trouvé de caractéristique, tandis que, dans des cas où la syphilis ne pouvait être incriminée, le placenta lui avait offert des altérations semblables à celles regardées par M. Hervieux comme caractéristiques.

M. de Sinéty, dont les recherches intéressantes ont été rapportées dans la thèse d'agrégation du Dr Duchamp, a examiné un grand nombre de placentas provenant de femmes syphilitiques. Quoique cet habile histologiste n'ait pas osé trancher la question, nous voyons qu'à l'exception de certains cas où le placenta lui a paru sain, il a toujours trouvé les mêmes lésions, qui consistaient en l'hypertrophie et en la dégénérescence fibreuse de la villosité et en l'existence d'îlots caséeux. En dehors de la syphilis, M. de Sinéty n'a jamais rencontré cet ensemble d'altérations.

Pour ma part, j'ai fait autrefois quelques recherches sur ce sujet. Dans ma thèse inaugurale, j'ai donné la description et le dessin des altérations que j'avais constatées, altérations qui portaient principalement sur les villosités placentaires. Mes préparations microscopiques ont été contrôlées par mon regretté maître, M. Morel, professeur d'histologie à la Faculté de Nancy. A l'occasion de chaque placenta examiné, j'ai rapporté l'observation clinique aussi complète que j'ai pu l'obtenir. Mes recherches tendraient également à prouver la spécificité des lésions placentaires.

Si l'examen microscopique permet dans certains cas de diagnostiquer la syphilis, c'est évidemment un moyen qui est peu à la portée de tous les praticiens. Heureusement, ils ont toujours à leur disposition un instrument plus facile à manier qu'un microscope. C'est la balance, qui, plus d'une fois, peut leur permettre de reconnaître une syphilis qu'ils ne soupçonnaient pas. Voici trois faits qui montrent combien il est utile de peser le placenta.

Pendant les vacances dernières, alors que je remplaçais M. le professeur Grynfeltt, une femme accoucha à la Clinique d'un enfant en apparence bien portant. Le poids de l'enfant était plutôt inférieur au poids normal, tandis que celui du placenta était de 700 grammes. Cette disproportion entre les deux poids me fit soupçonner la syphilis. La mère n'avouait aucun antécédent spécifique et ne présentait à l'examen aucun accident de nature suspecte. N'ayant pas de lait, elle ne put allaiter son enfant. Me basant uniquement sur l'indication fournie par le poids du placenta, je ne voulus pas qu'on mît l'enfant au sein d'une autre femme. La suite me donna raison. Huit jours après sa naissance, l'enfant présenta du pemphigus palmaire et plantaire. Bientôt d'autres accidents spécifiques apparurent sur divers points du corps, et, malgré un traitement approprié, l'enfant ne tarda pas à succomber.

De ce fait, je pourrais en rapprocher deux autres, où, soupçonnée également en raison du poids excessif de la masse placentaire, la syphilis a été recherchée avec soin et où le père a fini par se souvenir d'accidents passés. Les enfants, qui devaient être donnés à une nourrice, furent allaités par leur mère ; ils ne tardèrent pas à présenter des lésions suspectes.

Je ne rapporterai pas d'autres exemples où, la syphilis des parents étant connue, l'augmentation de poids du placenta n'offrait plus alors qu'un simple intérêt scientifique.

On comprend aisément combien délicate et difficile est la tâche du médecin lorsque, confident d'une syphilis paternelle, il est obligé, si la jeune mère est incapable de nourrir, de lutter contre elle et contre tout son entourage pour empêcher de donner une nourrice à l'enfant. Il est alors forcé de recourir à d'ingénieux prétextes pour faire adopter l'allaitement artificiel, le seul qui convienne à l'enfant.

Est-il nécessaire de rappeler l'importance qu'au point de vue de la syphilis M. Pinard attribue à l'augmentation de poids du placenta par rapport au poids du fœtus ? Deux thèses, qui parurent en 1891 et en 1893, semblent un reflet de cet enseignement.

Il y a trois ans, lorsque j'avais l'avantage de suivre les leçons du professeur Tarnier, je l'ai entendu dire que l'augmentation de poids et de volume du placenta était le meilleur signe de syphilis placentaire ; mais il hésitait encore à l'admettre comme un signe de certitude absolue.

Une dernière réflexion à propos du placenta syphilitique. Ici surtout, la délivrance doit être faite avec grand soin et le délivre examiné avec attention. Car il existe deux causes qui semblent favoriser la rétention des membranes.

D'abord, l'altération que peuvent subir les membranes dans le cas de syphilis. Je les ai trouvées modifiées, et, dans ma

thèse, j'ai reproduit la description avec dessin des modifications que j'ai observées.

Il faut tenir compte aussi de l'augmentation de volume
et de poids du placenta. On sait combien, dans la pratique de
la délivrance, il faut éviter toute traction, forte ou brusque,
sur le cordon, de peur d'amener la déchirure et la rétention
d'une partie des annexes. «Tendre et attendre», disait déjà
autrefois le professeur Pajot. La tendance actuelle des accoucheurs est de se borner à une surveillance attentive et de
n'intervenir que le moins possible. Il y a quelques années, à
Strasbourg, on poussait même trop loin l'expectation. Or, si
le placenta syphilitique est plus volumineux, plus lourd, on
comprend que, dans certains cas, il puisse, en raison de son
augmentation de poids, tirer sur les membranes, en déterminer ainsi la rupture et par suite la rétention. A l'appui de la
possibilité de ce mécanisme, je puis rapporter une observation recueillie pendant mon clinicat. Il s'agissait d'un accouchement gémellaire avec enfants très volumineux et placenta
unique. Jamais je n'avais vu une masse placentaire pareille. La
délivrance fut absolument spontanée. On n'intervint d'aucune
manière et cependant le placenta était déchiré sur ses bords,
et on dut introduire la main pour extraire les membranes. Il
sembla que la déchirure était due à la traction exercée par le
poids excessif du placenta.

VOMISSEMENTS INCOERCIBLES. -- AVORTEMENT PROVOQUÉ. GUÉRISON [1]

Mme S..., âgée de 35 ans, dont les 4 premières grossesses avaient été normales et les accouchements normaux, était enceinte d'environ 2 mois lorsqu'elle fut prise de vomissements. Ces derniers augmentèrent rapidement de fréquence et la malade ne tarda pas à vomir tout ce qu'elle prenait (liquides ou solides). L'ingestion du moindre aliment provoquait en outre le rejet de bile et de mucosités. Le Dr Arles, médecin de la famille, essaya à peu près tout ce qui a été conseillé, et on sait qu'en pareil cas tout a réussi et tout a échoué (boissons glacées, alcalins, pulvérisations d'éther sur le creux épigastrique, chloral, bromure de potassium, piqûres de morphine...). Voyant que, malgré les lavements nutritifs, l'état allait en s'aggravant, il me fit appeler. Lorsque je vis la malade pour la première fois, le début des accidents remontait à 3 semaines environ.

État général mauvais ; amaigrissement très marqué ; faiblesse telle que la malade, qui auparavant avait une vie très active et très laborieuse, ne pouvait plus quitter son lit ; tendance aux syncopes.

Pouls petit, fréquent (constamment au-dessus de 100 ; 110 pulsations environ à la minute . Température normale.

Langue sèche ; les vomisssements persistaient avec les mêmes caractères que précédemment : région épigastrique

---

(1) *Montpellier médical*, mars 1903.

très douloureuse ; pas de rétention de matières fécales. Urines rares et très chargées.

Fond de l'utérus dépassant la symphyse pubienne de deux travers de doigt ; col situé en arrière et ne présentant pas d'érosion.

Nous essayâmes encore pendant quelques jours le traitement médical et en particulier les lavements d'eau salée conseillés par Condamin. Chez une dame que nous soignions, le professeur Carrieu et moi, et chez laquelle il était question de provoquer l'accouchement (la grossesse datait de plus de sept mois), nous vîmes des vomissements, devenus incoercibles, céder à la suite de cette médication. Je dois avouer que, dans ce cas et dans celui qui fait l'objet de cette note, la méthode de Condamin ne fut pas appliquée dans toute sa rigueur, car les lavements de sérum artificiel auraient dû être donnés à l'exclusion absolue de tout médicament, comme de tout aliment. Quoi qu'il en soit, le traitement médical ne produisit chez notre malade aucune amélioration et, en raison de cet insuccès, de la persistance des vomissements, de l'intolérance absolue de tout aliment (liquide ou solide), de l'amaigrissement et de la faiblesse qui devenaient de plus en plus inquiétants, de la petitesse et de la fréquence croissante du pouls, le Dr Arles et moi décidâmes d'interrompre la grossesse.

Le 7 mars 1904, je plaçai une tige de laminaire et le lendemain matin je procédai à l'évacuation de l'utérus. Nous n'avons pas cru prudent d'endormir la malade.

La laminaire retirée, introduction d'un hystéromètre afin de s'assurer de la hauteur et de la direction de la cavité utérine, puis introduction de bougies de Hegar, de plus en plus grosses, afin d'obtenir une dilatation suffisante. L'hystéromètre et la 1re bougie ne provoquèrent pas la rupture des membranes. Ce n'est qu'à l'introduction de la 2e bougie, comme dans un cas où le Dr Reynès m'avait prié de l'assister, que se produisirent l'éclatement de l'œuf et l'écoulement du liquide amniotique. Après une injection intra-utérine au permanganate, je me servis de la curette de Simon et de la curette à boucle pour débarrasser complètement de son contenu la cavité utérine, que deux ou trois petits écouvillons de M. Budin, préalablement trempés dans une solution de sublimé, achevèrent de nettoyer. De nouveau, injection intra-utérine (avec la solution iodo-iodurée de Tarnier) ; cautérisation de la cavité à la glycérine créosotée ; enfin, tamponnement à la gaze iodoformée.

La malade fut reportée sur son lit et, à partir de ce moment il ne s'est plus produit aucun vomissement. Dans la soirée et dans la nuit, un peu de lait froid a été pris et gardé. Le lendemain, on constatait un mieux évident. Je cessai de suivre la malade, mais j'ai su par son médecin que les jours suivants les vomissements n'ont plus reparu et qu'en même temps qu'elle se nourrissait davantage son état général allait de jour en jour en s'améliorant.

Cette observation prête à quelques considérations relatives : 1° à l'influence heureuse et immédiate qu'a exercée l'interruption de la grossesse sur les vomissements ; 2° au mode d'intervention auquel on s'est adressé pour obtenir ce résultat.

De même que, dans l'observation communiquée récemment par Tissier (Société d'obstétrique de Paris, séance du 17 mars 1904), nous voyons l'amélioration coïncider avec le moment précis où l'œuf s'est décollé, chez notre malade les vomissements se sont arrêtés, en quelque sorte brusquement et en tout cas d'une façon définitive, dès que la cavité utérine a été vidée de son contenu. La nuit précédente et le matin même, alors que la laminaire avait déjà produit un début de dilatation, la malade vomissait encore et ne pouvait garder la moindre nourriture.

L'interruption de la grossesse étant décidée, à quel procédé fallait-il s'adresser?

La ponction de l'œuf est un procédé lent et surtout dangereux, exposant à la rétention du délivre et par suite aux hémorragies et à l'infection. Merle (*L'Obstétriqae*, 1900, p. 230), dans un travail consacré à l'étude de cette question et à propos d'un cas personnel, conclut en conseillant le curage digital, précédé de la dilatation extemporanée du col et suivi d'un écouvillonnage, comme le procédé de choix, donnant à la fois célérité et sécurité. Mais on peut se demander si décoller complètement l'œuf et l'extraire en entier avec le doigt n'est pas plus difficile à faire qu'un curettage lorsque la grossesse est peu avancée. En tout cas, cette pratique exige l'emploi du chloroforme et, chez une malade affaiblie, disposée aux syncopes, il est avantageux de pouvoir opérer sans anesthésie.

Il semble que maintenant le curettage a fait ses preuves et que, s'il est pratiqué d'une façon méthodique et prudente, il peut être regardé comme un procédé rapide, facile, réduisant au minimum la perte sanguine, mettant la malade à l'abri d'une rétention placentaire, d'une hémorragie et d'une infection, et qui de plus n'exige pas l'emploi du chloroforme. Si l'état de la patiente réclame une terminaison brusque de la grossesse, sans recourir à la laminaire, qui ferait perdre un temps précieux, on procédera à l'évacuation utérine après dilatation extemporanée avec les bougies de Hegar. Moins pressé, on pourra, à l'exemple de Copeman, tenter d'abord une simple dilatation à l'aide du doigt, de laminaires, ou mieux encore, comme le fait M. Maygrier, à l'aide de bougies de Hegar, qu'on poussera doucement et avec précaution jusqu'à l'orifice interne.

Rapportant une statistique personnelle de 100 cas d'avortements de toute sorte et de tout âge, Blondel (*Bulletin de la Société d'obstétrique de Paris*, 1902, p. 135) a eu recours au curettage 96 fois et sans le moindre accident résultant de cette intervention.

Pour notre part, un grand nombre de fois, nous avons eu à intervenir avec la curette, dans des cas d'avortements incomplets de causes diverses et parfois d'origine suspecte, dans des cas de rétention placentaire *post-abortum* ou de complications telles que hémorragie ou infection, et jamais nous n'avons observé d'accidents imputables à l'emploi de cet instrument. Quand on le peut, il est avantageux de commencer d'abord par un curage aussi complet que possible de la cavité utérine. En tout cas, un nettoyage soigneux de toute cette cavité avec de petits écouvillons en côtes de plumes est un complément indispensable du curettage et doit précéder l'injection et la cautérisation intra-utérine qui terminent l'opération.

Si l'on était obligé d'intervenir pendant le 5e et le 6e mois, l'avortement serait alors regardé comme un accouchement en petit La curette serait à la fois dangereuse et inefficace. La simple rupture des membranes constituerait un procédé lent et exposant à l'infection. La bougie de Krause agirait aussi d'une façon trop lente. On aurait de préférence recours à la dilatation mécanique et rapide du col par des ballons de Champetier de Ribes (petit modèle), l'état et la forme du col à cette époque de la grossesse ne permettant ni la dilatation instrumentale par l'écarteur métallique, ni la dilatation manuelle.

DISPROPORTION ENTRE LE SYMPTOME ALBUMINURIE
CHEZ LA MÈRE
ET LA GRAVITÉ DES ACCIDENTS CHEZ L'ENFANT(1)

A quelques semaines d'intervalle, je viens d'observer deux cas de grossesse compliquée d'albuminurie, l'un en ville et l'autre à l'hôpital, où l'albuminurie fut légère ; dans un cas même, elle exista pour ainsi dire en l'absence de tout autre symptôme, et cependant les enfants succombèrent avant terme et les placentas présentèrent les caractères du placenta albuminurique.

OBSERVATION I. — Albuminurie légère avec œdème léger des paupières. — Mort de l'enfant vers 6 mois et demi de grossesse ; son expulsion à 7 mois. — Placenta albuminurique. — Suites de couches normales.

Mme X..., enceinte pour la quatrième fois.

Trois premières grossesses normales ; accouchements normaux ; enfants bien portants.

Dernières règles du 15 au 20 septembre.

Vers le 10 mars, œdème léger et fugace des paupières.

12 mars, traces d'albumine dans les urines ; la quantité d'urine n'est pas diminuée. Régime lacté absolu.

26 mars, pas d'albumine dans les urines ; régime lacté mitigé.

Utérus de 6 mois ; tête fœtale en bas ; battements fœtaux à gauche.

(1) L'Obstétrique, novembre 1899.

A un examen des urines pratiqué quelques jours plus tard : pas d'albumine.

Continuation du régime lacté mitigé.

Vers le 3 avril, diminution, puis reprise des mouvements fœtaux.

6 avril, les mouvements fœtaux diminuent de nouveau : bientôt ils cessent d'être perçus par la mère.

L'état de Mme X... est excellent ; elle ne présente ni le moindre trouble, ni le moindre œdème.

16 avril, à l'examen des urines (chaleur et acide acétique), léger dépôt d'albumine au fond du tube. La quantité d'urine n'est pas diminuée.

Régime lacté absolu repris et continué sans interruption.

Utérus de 6 mois ; tête fœtale en partie engagée dans l'excavation ; au palper, on perçoit quelques rares contractions. Le palper du fœtus ne donne pas les sensation nettes habituelles.

Ni ce jour, ni les suivants, l'auscultation ne révèle de battements fœtaux. Souffle utérin.

Le col a toute sa longueur ; mais il est largement ouvert. Au toucher, ballottement fœtal.

Vers le 18 avril, légère tension du côté des seins.

25 avril, dans l'après-midi, le col est en partie effacé. Les membranes sont intactes. On reconnaît distinctement la tête, mais elle a perdu sa forme et sa résistance. Les os du crâne sont séparés et semblent jouer les uns sur les autres.

Vers 8 heures du soir, Mme X... commence à ressentir quelques douleurs, qui deviennent plus fréquentes, sans augmenter beaucoup d'intensité.

A 10 heures, expulsion d'un enfant macéré, paraissant âgé de 6 mois et demi environ.

Délivrance naturelle une demi-heure après. Le délivre est complet.

Placenta petit, présentant de nombreux noyaux blanchâtres (hémorragies anciennes).

Le régime lacté absolu est continué.

Analyse des urines 8 jours après l'accouchement : pas de traces d'albumine.

Suites de couches normales. Le thermomètre n'atteint 37° qu'un seul jour (le troisième), où l'on observe 37°5, en même temps qu'une légère montée de lait.

Pendant les suites de couches, on pratique plusieurs analyses d'urine, alors que Mme X... suit un régime lacté mitigé : pas de traces d'albumine.

OBSERVATION II (1). — Albuminurie légère ; œdème général fugace. - Mort du fœtus vers 7 mois de grossesse ; son expulsion vers 7 mois et demi. — Placenta albuminurique. — Suites de couches normales.

Mme Léonie B..., âgée de 37 ans, entre à l'Hôpital Suburbain le 1er mai 1899, dans le service de M. le professeur Grasset.

Antécédents pathologiques. — Rougeole à 3 ans ; fièvre muqueuse à 7 ans ; une très forte fièvre à 10 ans pour laquelle on isole la malade (fièvre éruptive?) ; rien à noter au point de vue de la spécificité.

Antécédents obstétricaux. — Première grossesse à 17 ans et demi. Avortement à 2 mois.

Deuxième grossesse à 22 ans. Accouchement à terme et normal d'un enfant vivant, qui est nourri par sa mère, mais qui succombe à 18 mois à la suite d'une maladie des os (?).

. La troisième et la quatrième grossesse se terminent par des accouchements à terme et normaux d'enfants vivants.

_____

(1) Cette observation a été recueillie par un de mes élèves, le Dr PAILHON, et publiée dans sa thèse (Montpellier, 1899).

Cinquième grossesse à 30 ans. Avortement à 2 mois.

Les sixième et septième grossesses se terminent par des avortements à 3 mois et 4 mois et demi.

Mme Léonie B... a ses règles pour la dernière fois le 2 octobre 1898.

A partir du milieu de janvier, œdème léger, soit aux malléoles, soit à la face. Plus tard, vomissements fréquents et céphalalgie.

La malade prétend avoir ressenti les mêmes troubles à toutes ses grossesses antérieures.

Mais cette fois, l'œdème s'étant généralisé et les symptômes d'intoxication s'accentuant, Mme B... se décide à entrer à l'hôpital.

Les urines sont examinées : elles ne contiennent pas d'albumine. — Régime lacté absolu.

Le 3 mai (surlendemain de son entrée), toujours pas d'albumine dans les urines et disparition complète de tout œdème.

Le 4 mai, traces d'albumine dans les urines.

Le 5 mai, on peut doser la quantité d'albumine et on trouve 0 gr. 50 dans les urines de 24 heures : la quantité d'urine n'est pas modifiée.

Le régime lacté absolu est continué. La malade présente toujours dans ses urines une quantité d'albumine variant entre 0 gr. 30 et 0 gr. 50. L'état général est meilleur, tous les signes de toxhémie ont disparu, mais Mme B... garde un teint pâle, anémié.

Le 12 mai, la malade est examinée au point de vue obstétrical par M. Vallois.

Le volume de l'utérus n'est pas en rapport avec la date présumée de la grossesse. Le fond de l'organe dépasse à peine l'ombilic d'un travers de doigt. On observe quelques rares contractions.

Au palper, tête très mobile au-dessus du détroit supérieur ; petits membres à gauche ; dos à droite.

A l'auscultation, ni M. Vallois, ni le Dr Gibert, chef de clinique, ne perçoivent les battements fœtaux. Souffle utérin très net sur la ligne médiane, un peu au-dessus du pubis. La malade prétend n'avoir plus senti remuer depuis deux ou trois jours.

La pression des seins fait sortir quelques gouttes de lait.

Au toucher, le col a toute sa longueur ; il est mou, béant, permettant l'introduction de la pulpe de l'index.

Le 14 mai, Mme B... passe à la Clinique obstétricale, dans le service de M. le professeur Grynfeltt.

A ce moment, tout œdème a disparu ; la malade ne présente aucun trouble, mais les urines de 24 heures, qui ne sont pas diminuées en quantité, renferment toujours de 0 gr. 30 à 0 gr. 50 d'albumine.

Le régime lacté absolu est toujours prescrit, mais, comme la malade l'avoue plus tard, c'est plutôt un régime lacté mitigé qu'elle suit.

A l'auscultation, M. Grynfeltt entend nettement les battements sur la ligne médiane. Il est frappé par le peu de développement de l'utérus et ne peut admettre les 7 mois de grossesse accusés par Mme B...

Le 17 mai, le Dr Guérin, chef de clinique, n'entend plus les bruits du cœur fœtal, mais il croit percevoir quelques mouvements fœtaux.

Le 21 mai, M. Guérin constate une montée de lait aux deux seins, qui sont douloureux, tendus.

Le 22 mai, expulsion d'un enfant mort et macéré, paraissant âgé de 7 mois environ. D'après le degré de macération, la mort de l'enfant semble remonter à une semaine.

Poids de l'enfant : 1.850 grammes.

Le placenta présente les caractères du placenta albuminurique.

Il est petit, il pèse 270 grammes.

De nombreuses coupes sont pratiquées dans le placenta.
Cet organe est littéralement farci de noyaux hémorragiques
de grosseur, de coloration et de consistance variées. A côté
de noyaux anciens jaunâtres et même blanchâtres, on en trouve
qui par leur teinte et leur consistance semblent être de production plus ou moins récente. Un de ces derniers atteint
presque les dimensions d'un œuf de pigeon.

Mme B... présente des suites de couches normales.

La température ne dépasse pas 37°.

L'examen des urines pratiqué pendant les suites de couches
ne révèle aucune trace d'albumine.

Relevons maintenant les points importants de nos deux
observations.

Dans la première, comme trouble maternel on ne peut
noter qu'un léger gonflement des paupières, si fugace que je
n'ai pu le constater, apparaissant vers 5 mois et demi de
grossesse.

Quant à la quantité d'albumine dans l'urine, au début ce
sont des traces si faibles qu'on doit placer le tube à essai sur
un fond noir pour les déceler. La malade est mise au régime
lacté absolu et, à un examen pratiqué quinze jours plus tard,
on ne trouve plus d'albumine. La malade se met au régime
lacté mitigé et quoique son état général semble excellent,
quoiqu'on ne constate chez elle aucun trouble apparent, l'enfant commence à présenter des signes de souffrance.

Dans les urines, on trouve un léger dépôt d'albumine et le
régime lacté absolu est repris de nouveau. Mais on constate
que l'utérus ne présente pas un développement en rapport

avec l'âge présumé de la grossesse et. à l'auscultation, les battements fœtaux ne sont plus perçus.

A 7 mois de grossesse, Mme X... accouche d'un enfant mort et macéré, paraissant âgé de 6 mois et demi environ. Dans le placenta, qui présente les caractères du placenta albuminurique, nous trouvons des lésions capables d'expliquer la mort de l'enfant.

On examine les urines huit jours après l'accouchement et on n'y constate aucune trace d'albumine. Des examens pratiqués ultérieurement ont donné le même résultat.

Prenons la *seconde observation*.

Nous notons d'abord plusieurs avortements auxquels. d'après les renseignements donnés par la malade. l'albuminurie semble n'avoir pas été étrangère.

Après avoir présenté de l'œdème soit aux malléoles, soit à la face, la malade est prise, vers 6 mois et demi de grossesse, d'un œdème généralisé avec symptômes de toxhémie ; le tout disparaît rapidement sous l'influence d'un régime lacté absolu.

Tout d'abord on ne trouve pas d'albumine dans les urines. mais deux ou trois jours plus tard, alors qu'il n'y a plus ni œdème, ni signe de toxhémie, on constate que les urines de 24 heures renferment de 0,30 à 0,50 centigrammes d'albumine, la quantité totale des urines restant normale.

L'albumine persiste sans augmenter et sans aucun autre trouble apparent jusqu'à la fin de la grossesse. La malade était toujours au régime lacté absolu, mais, de son propre aveu, en réalité elle ne suivait alors qu'un régime lacté mitigé.

D'autre part, nous voyons l'utérus plus petit que le comporte la date présumée de la grossesse. Le fœtus semble souffrir, bientôt on ne perçoit plus les battements et tout porte à croire que l'enfant a succombé. En effet, la grossesse se termine, vers 7 mois et demi, par l'expulsion d'un enfant mort et macéré.

Ici encore, les lésions du placenta, qui sont celles de l'albu minurie, suffisent amplement à expliquer la mort de l'enfant.

Une semaine après l'accouchement, les urines ne contiennent aucune trace d'albumine.

Les observations précédentes tendent à prouver :

1° Que *dès les premiers mois de la grossesse*, il est prudent d'examiner les urines et de répéter souvent cet examen ;

2° Qu'après une albuminurie gravidique *légère et passagère*, on peut observer les *lésions caractéristiques du placenta albuminurique* et que ces lésions peuvent être assez prononcées pour avoir déterminé un *état de souffrance chez l'enfant* ou même *avoir causé sa mort* ;

3° Que ces lésions placentaires peuvent exister *alors que la mère ne présente aucune complication sérieuse et que son état général paraît excellent* ;

4° Qu'une albuminurie gravidique *même légère et passagère* devrait suffire pour faire établir le régime lacté *d'une manière absolue et continue* jusqu'à la fin de la grossesse.

C'est à des conclusions identiques qu'est arrivé le Dr Pailhon, qui, sur mes conseils, a étudié cette question dans sa thèse inaugurale.

TRAITEMENT DE L'ÉCLAMPSIE[1]

Traitement préventif

Chez *toute* femme enceinte et *dès le début* de la grossesse, l'*examen des urines* doit être pratiqué. On procédera à cet examen d'abord tous les mois ; puis, à partir de 6 mois, tous les 15 jours ; enfin, toutes les semaines pendant le dernier mois. On redoublera d'attention si la femme présente certains troubles, regardés comme précurseurs de l'éclampsie et attribués à la toxhémie, douleur de tête, épigastralgie, œdèmes. Il en sera de même si l'on a affaire à une ancienne albuminurique, à une ancienne éclamptique, ou simplement si, dans les antécédents, on trouve une maladie infectieuse, la scarlatine par exemple.

Quand même les urines ne contiendraient pas d'albumine, il est bon que la femme enceinte ne suive pas un régime trop animalisé, qu'elle évite la constipation. Dans tous les cas, le lait ne peut que lui être favorable.

S'il y a *albuminurie, même légère*, il faut éviter avec soin les refroidissements et la constipation et, *avant tout*, se soumettre au *régime lacté* d'une façon *exclusive* et *continue*. M. Tarnier, qui a tant insisté sur l'importance capitale du régime lacté absolu, disait n'avoir jamais observé de crises éclamptiques chez des femmes albuminuriques soumises à ce régime depuis au moins huit jours.

---

[1] Extrait d'une leçon faite à la Clinique obstétricale de Montpellier (juin 1902) et reproduite dans le *Montpellier médical* (octobre 1902).

Si les urines sont fortement albumineuses, si la céphalalgie, des vomissements, des troubles visuels font regarder l'éclampsie comme imminente, le médecin doit-il se borner à prescrire simplement le régime lacté absolu ?

a) Pendant la grossesse. — On ordonnera le repos à la chambre et même au lit ; les purgatifs ; les grands lavements ; le naphtol ; les inhalations d'oxygène. Une application de ventouses scarifiées au niveau de la région lombaire trouvera son indication, et même la saignée générale s'il existe des signes de congestion et si l'état du pouls le permet. Enfin, s'il est nécessaire, on calmera l'excitation du système nerveux avec le chloral.

Observe-t-on que, malgré tout, l'éclampsie reste menaçante, que les accidents s'accentuent, que l'état devient de plus en plus grave, le médecin est autorisé à provoquer l'accouchement. Il s'y décidera d'autant plus volontiers que la femme sera près du terme et que l'intervention sera facile. «Quand, chez une femme enceinte primipare ou multipare, dit le professeur Pinard, on a constaté une albuminurie grave (anasarque, troubles persistants de la vue, urémie), et que, sous l'influence du régime lacté absolu continué huit jours au moins, l'albumine ne diminue pas ou augmente, alors que les autres symptômes s'aggravent, on doit, dans l'intérêt de la mère et de l'enfant, interrompre le cours de la grossesse.

b) La femme qui présente ces accidents graves dont nous venons de parler est *en travail.*

On cherchera à abréger la durée du travail, surtout celle de la période d'expulsion. Si l'on intervient, si l'on croit à l'imminence d'une crise éclamptique, on recourra au chloroforme.

Comme toujours, les règles d'asepsie et d'antisepsie doivent être observées ; mais il faut se rappeler que, chez les albuminuriques, le sublimé est contre-indiqué.

Traitement de l'éclampsie déclarée

Il comprend le traitement *médical* et le traitement *obstétrical*.

A) TRAITEMENT MÉDICAL.

a). *Pendant les accès.* — Sans recourir à des moyens violents, on aura soin que *la femme ne tombe pas de son lit.* qu'*elle ne se blesse pas*. On veillera surtout à ce que pendant la crise, *la langue ne soit pas mordue*. Dans un cas, rapporté . par Veit, la linguale fut sectionnée et la malade succomba. Dès le début de l'accès, on peut glisser entre les arcades dentaires le manche d'une cuiller préalablement recouvert de plusieurs épaisseurs de linge ; on le tiendra en place jusqu'à la fin de l'accès.

On peut aussi se servir du procédé suivant, que M. Tarnier a vu employer à la Clinique : « il consiste à saisir le bord d'une serviette, et à la tendre entre les deux mains, sur une longueur de 20 ou 25 centimètres. Le bord de la serviette ainsi tendu est placé sur le dos de la langue qu'il repousse fortement dans la bouche (dans la concavité du fer à cheval décrit par le maxillaire inférieur), et quand les mâchoires se ferment, les dents étreignent le linge sans aucun inconvénient pour les malades et sans risque pour les assistants. La serviette est retirée après l'accès ».

Pendant l'accès, on a généralement recours au *chloroforme*, dont l'emploi contre l'éclampsie a été conseillé par le professeur Bouchacourt en 1855. On peut le donner dès le début de l'accès et pendant la période convulsive, dans le but de supprimer ou tout au moins d'atténuer la crise ; on arrête le chloroforme dès que les convulsions cessent.

M. Budin et M. Gaulard préfèrent ne recourir à cet anesthésique qu'*au début* de chaque crise, au moment de la *période
d'invasion* ; ils cherchent simplement à faire avorter l'accès.

b). *Dans l'intervalle des accès.* — Le médecin doit rechercher avant tout :

1° L'*élimination de l'agent toxique*, cause première de la
maladie ;

2° La *diminution de l'irritabilité nerveuse*, cause des convulsions. (Une même quantité de poison déterminera ou non des
convulsions suivant la susceptibilité de l'organisme).

1° *Élimination de l'agent toxique.* — A moins de contre-
indications spéciales, il est bon de commencer par une *saignée*.
Le professeur Bouchard n'a-t-il pas montré qu'une saignée de
320 grammes soustrait environ 5 grammes de poison. Sans
imiter Depaul, qui, en quelques heures, faisait perdre à
la malade 1.000 et même 1.500 grammes de sang, nous pensons que, d'une manière générale, l'émission sanguine ne
doit pas dépasser 400 grammes.

Dans notre pratique nous n'avons eu qu'à nous louer de
cette manière de faire, qui a été conseillée par Tarnier, et qui
est celle de M. Grynfeltt et de M. Gaulard. Ce n'est que s'il y
a lieu qu'on pratiquera plus tard une seconde saignée. Le professeur Budin ne serait partisan de la saignée que dans le cas
où la température est très élevée.

Une bonne pratique est de faire suivre la saignée d'une
*injection sous-cutanée de sérum artificiel (eau salée à 7 pour
1000)*. Les injections sous-cutanées d'eau salée, dont les
heureux effets chez les éclamptiques ont été signalés par M.
Porak (Société obstétricale de France, 1893, et thèse de Ber-
nheim), sont parfaitement rationnelles. Car elles lavent le
sang, diluent le poison, et surtout favorisent la diurèse. De

plus, faite après une saignée, l'injection vient remplacer en quelque sorte le liquide perdu.

Les injections d'eau salée doivent-elles être pratiquées sans mesure? M. Porak lui-même (Congrès des Sciences Médicales de Paris, 1900) déclare que l'abondance du liquide introduit constitue un danger si le rein est peu ou pas perméable ; car alors, il peut se produire de l'œdème cérébral et de l'œdème pulmonaire.

On procèdera de la façon suivante : la première injection sera précédée d'une saignée. La quantité de liquide introduit sera de 5 à 600 grammes. On pourra répéter ces injections à un ou deux jours d'intervalle suivant les cas ; mais, se rappelant le danger signalé par M. Porak, on surveillera attentivement la quantité d'urine émise.

On fera bien d'*agir sur l'intestin* par des lavements purgatifs.

On veillera aussi à l'*évacuation de la vessie*; le cathétérisme, s'il est nécessaire, sera pratiqué avec une sonde molle et d'une manière aseptique.

Il est de pratique courante de faire boire aux éclamptiques, dans l'intervalle des crises, de petites quantités, *mais souvent répétées*, de lait, d'eau de Vichy ou d'eau d'Evian M. Porak s'élève contre cette manière de faire. D'après lui, l'estomac, au même titre que l'utérus, serait un point de départ des accès éclamptiques, et l'ingestion de liquides dans ce viscère pourrait déterminer une crise d'éclampsie. Mlle Hénault avait remarqué que les crises éclataient au moment où l'on cherchait à écarter les mâchoires des malades pour leur donner du lait. L'arrivée de ce liquide dans l'estomac aurait semblé provoquer l'accès. Aussi M. Porak déclare-t-il, d'une façon très catégorique, qu'il ne faut rien faire boire aux éclamptiques pendant toute la durée de l'état de mal. D'après lui, contrairement à ce qui se passe pour l'estomac, l'introduction de liquide dans l'intestin ne déterminerait pas de crises éclamptiques. Aussi conseille-t-il l'*entéroclyse*, qui, d'une part, en lavant l'intestin, fait de l'antisepsie intestinale (pour lui, l'éclampsie est une intoxication d'origine intestinale), et, d'autre part, amène l'absorption d'une certaine quantité d'eau salée. M. Porak fait ainsi passer 30, 40 litres de solution salée (7 grammes de sel pour 1.000 grammes d'eau), tiède, sous faible pression. S'il y a lieu, il fait renouveler l'entéroclyse au bout de vingt-quatre heures.

Sans être aussi catégorique que M. Porak, nous pensons qu'il ne faut pas *trop insister* pour faire boire les éclamptiques dans l'intervalle des crises, lorsqu'on constate que *cette insistance semble manifestement déterminer les accès*.

Au sujet de l'*entéroclyse*, nous n'avons pas d'expérience personnelle, mais, sans aller jusqu'aux 40 litres conseillés par M. Porak, faire passer dans l'intestin des éclamptiques une certaine quantité d'eau salée nous paraît être une pratique rationnelle.

2° *Diminution de l'irritabilité nerveuse.* — Deux médicaments ont été conseillés : *le chloroforme* et *le chloral*.

Nous avons déjà vu comment le *chloroforme* pouvait être administré pendant les crises. *Dans l'intervalle des accès*, il a été donné de deux façons différentes. Les uns n'ont pas craint d'aller jusqu'à l'anesthésie chirurgicale et de maintenir les malades dans cet état pendant des heures. Les autres se sont contentés d'entretenir chez leurs clientes un état de demi-sommeil et de ne les endormir complètement qu'aux premiers signes d'une crise. (Nous nous rappelons qu'un de nos maîtres nous fit tenir, sous le chloroforme, une éclamptique depuis 5 heures du matin jusqu'à 11 heures du soir ; il termina alors l'accouchement par une application de forceps).

Quoique la seconde manière de faire soit loin d'être aussi dangereuse que la première, il nous semble préférable *de ne pas donner de chloroforme dans l'intervalle des accès* et de ne recourir à cet anesthésique qu'au moment des crises.

Certains accoucheurs, comme Favre (de la Chaux-de-Fonds), vont jusqu'a regarder le chloroforme comme contre-indiqué chez les éclamptiques. Quant à M. Porak, il n'y a recours que pour les interventions.

Dans l'intervalle des accès, on emploie plus volontiers le *chloral* qui est donné en lavement, à la dose de 4 gram. Ce premier lavement est précédé d'un lavement évacuatif et peut être répété deux ou trois fois en 24 heures, c'est-à-dire qu'en un jour il est prudent de ne pas dépasser la dose de 12 gram. Quelques accoucheurs, comme M. Charpentier, sont allés jusqu'à 20 gram., ce qui nous semble exagéré.

Au point de vue du chloroforme et du chloral, nous ferons remarquer qu'il faut, ici comme toujours, tenir grand compte des particularités offertes par chaque cas clinique, et qu'on doit recourir aux anesthésiques et aux calmants lorsqu'il est surtout indiqué de diminuer l'irritabilité du système nerveux.

Avant d'aborder le traitement obstétrical de l'éclampsie. nous signalerons les *inhalations d'oxygène* et la *morphine*.

Les *inhalations d'oxygène* pourraient atténuer l'asphyxie pendant la période comateuse.

Quant à la *morphine*, employée par Veit, Stroganoff (de Saint-Pétersbourg), La Torre (de Rome) et plusieurs accoucheurs allemands, elle est peu en faveur en France, où l'on redoute l'intolérance de ce médicament à cause de l'état des reins.

Enfin citons, *pour les condamner formellement :*

La pilocarpine, qui peut donner lieu à un œdème pulmonaire rapide et occasionner de la gêne respiratoire par la salive qu'elle produit ;

Les révulsifs cutanés, qui déterminent une irritation nerveuse nuisible et, dans certains cas, exercent sur les reins une action très fâcheuse.

B) TRAITEMENT OBSTÉTRICAL. — Ce traitement consiste à *provoquer, hâter, achever le plus rapidement possible l'évacuation de l'utérus gravide.* Pour arriver à ce but, on a eu recours à divers moyens.

Stoltz introduisait d'abord dans le col de l'éponge préparée et complétait plus tard avec la main la dilatation lorsque celle-ci atteignait les dimensions d'une pièce de 5 francs.

Dührssen, en 1892, proposa d'inciser profondément le col utérin, en avant et en arrière (de l'orifice externe à l'orifice interne), après avoir préalablement incisé les culs-de-sac vaginaux et décollé le péritoine. Les incisions profondes du col furent admises par divers accoucheurs étrangers (Güsserow, Mangiagalli, Charles). Vinay préférerait inciser sur les parties latérales du col et se servir de ciseaux courbes plutôt que d'un bistouri boutonné.

Halbertsma, qui déjà en 1878 avait eu recours à l'opération césarienne chez une éclamptique, ne craignit pas de proposer cette opération, dans l'éclampsie, comme moyen rapide d'évacuer l'utérus lorsqu'il est indiqué de le faire en l'absence de tout travail.

En France, si l'on intervient, on préfère actuellement recourir à l'*accouchement méthodiquement rapide* : suivant les cas, on dilate le col avec la main, un ballon de Champetier, l'écarteur de Tarnier ; puis, dès que la dilatation est complète. on rompt les membranes et on termine l'accouchement, selon les indications, par le forceps ou la version.

Disons de suite que, d'une manière générale, nous déconseillons, comme pratique dangereuse et nullement à la portée de tout praticien, le procédé de Dührssen et, à plus forte raison, l'opération césarienne. Les avantages de la déplétion utérine, obtenue par cette dernière opération, ne semblent pas compenser les risques que l'on fait courir à la malade.

L'*opération césarienne*, pratiquée dans l'intérêt de l'enfant, trouve son indication formelle quand la mère vient de succomber et que l'enfant est vivant; mais, avant d'y procéder, il faut examiner par le toucher si l'état du col ne permet pas d'extraire rapidement l'enfant par une version (ce qui est alors relativement fréquent). Pour que l'opération césarienne *post-mortem* donne un enfant vivant, il faut l'exécuter de suite après la mort et opérer le plus rapidement possible. Cependant, il est bon de ne pas négliger toute règle d'hémostase et d'asepsie. Car, on a cité le cas d'un médecin qui, croyant sa femme morte à la suite d'un accès d'éclampsie, pratiqua sur elle l'opération césarienne. La femme revint à elle, pour mourir plus tard non d'éclampsie, mais des suites de l'opération.

Des divers moyens qui ont été préconisés pour obtenir la déplétion rapide de l'utérus, c'est à l'*accouchement méthodiquement rapide* que nous donnerions la préférence. Mais une première question à résoudre est de savoir si *toujours*, dans l'éclampsie, il est indiqué de recourir à cette intervention.

En faveur de l'intervention, on a invoqué les cas heureux où l'interruption de la grossesse a mis fin aux accès ou du moins en a diminué la fréquence et l'intensité, tout en exerçant une influence heureuse sur l'état général de la femme.

D'autre part, on a objecté les faits où les accès ont persisté ou même ont apparu après l'accouchement, ainsi que ceux où l'accouchement n'a amené aucune amélioration dans l'état de la malade.

Nous pensons qu'au point de vue de la décision à prendre,

il faut tenir compte *de la gravité, de la persistance et de la na-*
ture des accidents, de l'âge de la grossesse, de l'état de l'enfant
(vivant ou mort), enfin *du plus ou moins de facilité qu'offrira*
l'intervention que l'on veut entreprendre. En un mot, chaque
cas doit être examiné avec soin, et des particularités observées dépend la conduite à tenir.

D'une manière générale, *il est toujours indiqué d'abréger*
la période d'expulsion. Par conséquent, dès que la dilatation
est complète, *on chloroforme complètement la malade* et on
termine, suivant les cas, *par le forceps* ou *la version.* Si la dilatation était très avancée, il y aurait également avantage à la
compléter artificiellement avec la main, la femme étant anes-
thésiée; une fois la dilatation complète, on se comporterait
comme il vient d'être dit.

S'il n'y a pas de travail ou *si le travail est peu avancé,* l'accoucheur *interviendra obstétricalement* quand l'état de la malade est grave et que cette gravité persiste, quand les accidents continuent et à plus forte raison augmentent d'intensité
malgré le traitement médical, ou malgré la mort de l'enfant,
qui exerce bien souvent, ainsi que nous l'avons observé, une
heureuse influence sur la marche de l'éclampsie. Comme
nous l'indiquions il y a un instant, l'accoucheur sera d'autant
plus porté à intervenir que son intervention sera plus facile,
et par suite risquera moins de déterminer des crises. Du reste,
autant que possible on s'adressera à des procédés rapides et
on aura recours au chloroforme.

On peut se servir de *l'écarteur métallique de M. Tarnier*
lorsque le col est complètement effacé, ou lorsqu'il a encore
une certaine longueur, mais qu'il est perméable dans toute son
étendue, comme chez les multipares. *En raison de la forme des*
ailettes, il faut que la partie sur laquelle elles doivent appuyer,
une fois l'instrument placé, forme un segment de sphère. C'est
ce qui a lieu quand la tête est engagée et coiffée par le seg-

ment inférieur de l'utérus et la partie du col qui est effacée.
On comprendra ai-ément *que l'instrument s'adaptera mal* si le
segment inférieur ou le col, en rapport avec les nilettes, a une
forme plus ou moins conique, comme cela a lieu lorsque la
tête reste élevée.

Dans ce dernier cas, les *ballons de Champetier de Ribes*
seraient préférables. Ils auraient de plus l'avantage, si on
devait terminer l'accouchement par une version et qu'il s'agit
d'une primipare, de dilater tout le canal génital.

Un procédé exce lent, bien pratique, que, d'après notre expérience personnelle, on ne saurait trop recommander, est le
procé é de Bonnaire. Nous n'avons pas à décrire ici ce procédé
d'accouchement méthodiquement rapide. La description que
M. Bonnaire a donnée du manuel opératoire a été reproduite
dans l'ouvrage classique de Tarnier et Budin (tom. III,
p. 620). La manœuvre s'exécutera d'autant plus facilement
qu'il s'agira d'une multipare, que le col sera diminué de longueur, que l'orifice utérin sera en voie de dilatation.

Traitement après la disparition des crises éclamptiques

D'une manière générale, il faut favoriser la sécrétion urinaire et les évacuations intestinales ; on fera boire la malade
le plus possible (lait, eau de Vals). Les urines seront examinées avec soin et à plusieurs reprises.

Il est certaines indications qui répondent plus particulièrement aux divers états que peuvent présenter les malades.

Ainsi, la persistance d'un état demi-comateux réclamera
des lavements salés et, si les reins fonctionnent suffisamment,
des injections sous-cutanées d'eau salée. Un état asphyxique
sera combattu avantageusement par des émissions sanguines,
par des inhalations d'oxygène. Si la température est élevée,

on prescrira des bains frais prolongés et souvent répétés.
Enfin, les bains prolongés trouveront également leur indication lorsqu'il existe des signes de manie. Dans ce dernier cas,
on ne négligerait pas de recourir à la sonde œsophagienne,
si son emploi devenait nécessaire.

Grossesse chez une femme dont le vagin est fermé par un hymen ne présentant qu'un orifice minuscule et par une cloison transversale complète et à orifice imperceptible; existence de 2 méats urinaires.

Si dans la littérature médicale on trouve des exemples de fécondation avec persistance de l'hymen, plus rares doivent être les cas où il y a grossesse avec orifice hyménéal imperceptible. Plus exceptionnelles encore seront les observations où, en plus de cette particularité, on trouve le vagin fermé par une cloison transversale percée d'un orifice tellement petit que le doigt ne peut le constater. Tel est le fait suivant que j'ai observé à la Clinique obstétricale de Montpellier et que j'ai communiqué à la Société obstétricale de France (1).

La personne qui fait l'objet de cette communication présentait une autre particularité intéressante : l'existence de 2 méats urinaires superposés, dont l'un simulait l'orifice hyménéal.

Le 7 février 1902, à 6 heures et demie du soir, j'étais appelé à la Clinique obstétricale pour une femme qui présentait des signes de grossesse et même de travail et chez laquelle on avait de la difficulté à trouver l'orifice vaginal.

Agée de 22 ans, de bonne santé habituelle, P. C... accusait, comme antécédents pathologiques, une rougeole à l'âge de 9 ans.

Réglée pour la première fois à 14 ans. Ecoulement mens-

(1) Séance du 3 avril 1902. V. *Annales de la Société obstétricale de France*. 1902, p. 36).

truel pâle, peu abondant, ne durant que 2 jours. Les époques reviennent irrégulièrement, tantôt en avance, tantôt en retard. Leucorrhée habituelle.

Il y a 4 ans, absence de règles pendant 5 mois avec symptômes d'anémie. Le retour des règles n'a été marqué ni par une hémorragie abondante, ni par l'expulsion de caillots.

Elle n'aurait jamais présenté aucun trouble du côté de la miction.

Premiers rapports sexuels il y a un an. Depuis cette époque, rapports tous les huit jours environ. Ils sont toujours douloureux. Jamais ils n'ont déterminé de perte de sang. Elle se rendait compte que l'acte ne se passait pas normalement.

Dernières règles 31 août et 1er septembre 1901. P. C... n'a pas constaté d'augmentation de volume du ventre et n'a pas perçu de mouvements actifs. Depuis le mois d'octobre, elle souffre du ventre, surtout au niveau de l'hypogastre et des fosses iliaques. Envies de vomir, diminution de l'appétit, constipation.

Le 4 février 1902, douleurs violentes dans le bas-ventre, revenant toutes les dix minutes environ. Elle perd de l'eau sans mélange de sang. Elle peut néanmoins continuer son travail. Même état le 5 février.

Le 6, les douleurs augmentent d'intensité et de fréquence : P. C... doit interrompre son travail.

Le 7, la perte, qui jusqu'ici était formée par un liquide clair et ressemblant à de l'eau, est remplacée par une perte rouge qui continue toute la journée. Les douleurs deviennent de plus en plus violentes et fréquentes.

On fait appeler un médecin qui conseille l'envoi à la Clinique. Entrée dans le service le même jour dans la soirée.

Douleurs fréquentes (toutes les 5 minutes environ).

L'écoulement sanguin est peu abondant, mais il persiste.

Le facies est pâle. Le pouls bien frappé, à 96.

P. C... se croit enceinte.

Le fond de l'utérus est à 1 centimètre au-dessous de l'ombilic. L'utérus est douloureux, tendu ; il est le siège de contractions intermittentes. Au palper, on ne sent pas de parties fœtales.

Les seins sont volumineux, l'expression fait sortir du colostrum.

Le doigt qui pratique le toucher est arrêté *par une membrane assez souple mais résistante, formant un cul-de-sac ouvert au dehors et profond de 2 centimètres environ. Cette membrane ferme le vagin.*

A l'inspection, on trouve, à 1 centimètre au-dessous du méat urinaire, *un second orifice* présentant les dimensions du méat urinaire. Au dessous de ce second orifice, existe la dépression, le cul-de-sac cité plus haut. La membrane qui le ferme semble constituée *par l'hymen*, qui n'a pas été déchiré, mais qui a été refoulé par les rapports sexuels. On pense d'abord que l'orifice hyménéal est représenté par l'orifice situé à 1 centimètre au-dessous du méat urinaire. Mais une sonde de femme, introduite dans ce soi-disant orifice hyménéal, *pénètre dans la vessie et donne issue à de l'urine.* Cette même sonde, introduite dans le méat urinaire, peut ressortir par l'oirfice inférieur, chargeant ainsi le pont de tissu qui sépare les deux orifices. Il s'agit donc d'un *double méat.*

Le doigt, qui déprime la membrane en cul-de-sac, constate qu'il existe plus haut, dans le vagin, une masse assez résistante. Le toucher rectal permet aussi de sentir cette masse qui semble se continuer avec l'utérus.

La malade est placée en position obstétricale. On rase et on aseptise la vulve et la région périvulvaire. Anesthésie au chloroforme.

Les grandes et les petites lèvres étant fortement écartées,

on peut apercevoir le fond du cul-de-sac hyménéal. En cherchant bien d'où vient l'écoulement sanguin, je découvre *une petite ouverture de la dimension d'une tête d'épingle environ*. Je parviens à dilater cet orifice en introduisant d'abord un fin stylet, puis un dilatateur de Huguier, puis un dilatateur de Sims. Je termine par un débridement bilatéral.

Mon doigt pénètre alors dans une cavité qui semble bien être le vagin, mais *qui est fermée en haut par une membrane résistante. Le toucher ne fait constater aucun orifice dans cette membrane*. Je pense avoir affaire à un *cloisonnement transversal du vagin*, dont l'orifice, qui livre passage au sang, est trop petit pour être perceptible au doigt.

Un bistouri est introduit sur la pulpe de mon index et incise la membrane. Puis, tandis qu'une sonde, introduite dans la vessie, porte l'urèthre en haut, mon index gauche est introduit dans le rectum ; avec un bistouri boutonné j'agrandis à droite et à gauche l'incision qui vient d'être faite. Mon doigt arrive alors directement *sur des parties fœtales*. Le col de l'utérus est dilaté, et le fœtus paraît être en partie dans le vagin, en partie dans l'utérus. Injection chaude au permanganate.

Le fœtus est extrait en présentation du siège, mais *la tête dernière est retenue par le col utérin* et, sous l'influence de tractions légères et du poids du fœtus, *elle se détache complètement du tronc*. Je tente en vain de l'extraire avec les doigts, mais ils n'ont pas de prise. Alors sont introduits successivement deux petits forceps avec et sans dents, une pince à kyste à mors fenêtrés. A la suite de l'introduction de ces divers instruments, on observe la sortie du placenta complet et des membranes. Mais la tête n'a pu être saisie : elle glisse toujours et reste dans la cavité utérine.

J'introduis alors deux doigts en crochet au-dessous et en arrière de la tête et, la pressant un peu contre le pubis, je la chasse de cette façon vers l'extérieur. La tête extraite est un

peu aplatie et déformée par les tentatives précédentes. Injection intra-utérine au permanganate de potasse. Mèches de
gaze iodoformée dans l'utérus et dans le vagin.

Le fœtus est long de 22 centimètres. Il n'est pas macéré.
Le placenta et les membranes sont d'apparence normale.

Le lendemain, 8 février, T. du matin 36°,5 ; T. du soir
37°,6. P. m. 100 ; P. s. 106. La malade souffre un peu du
ventre et perd un liquide d'apparence rouge sale, mais sans
fétidité. Injection intra-utérine iodée.

9 février, T. m. 36°,8 ; T. s. 38°. P. 108. L'écoulement
(rouge sale) augmente d'abondance, mais il ne présente aucune
odeur. Injection intra-utérine iodée. Injections vaginales au
permanganate.

10 février, T. m. 37°,6 ; T. s. 38°,2. P. 100. Même écoulement. Injection intra-utérine iodée.

A partir de ce jour, il n'y eut plus d'élévation de température
et l'état de la femme devint aussi satisfaisant que possible.

La femme est examinée environ trois semaines plus tard.
Tandis que l'orifice vaginal présente le même aspect que chez
les femmes qui ont eu des enfants, on constate que le vagin
tend à se rétrécir là où primitivement existait la cloison transversale.

Grossesse extra-utérine abdominale. — Rupture du
kyste fœtal. — Laparotomie. — Ablation du kyste
fœtal. — Accidents post-opératoires. — Guérison (1)

L... M., âgée de 25 ans, entrait à la Clinique obstétricale
de Montpellier, le 30 mai 1904, à 10 heures du matin.

Menstruée à 13 ans, toujours très régulièrement. Il y a
trois ou quatre mois, pour la première fois, cessation des
règles, qui n'ont plus reparu, sauf quelques légères traces de
sang venant à intervalles irréguliers. La malade se crut enceinte. Ses seins étaient devenus sensibles et augmentaient
de volume.

Le 29 mai, à la suite d'un rapport brutal et peut-être aussi
d'un traumatisme sur l'abdomen, douleur violente dans le
flanc droit, suivie d'un état de malaise général avec sensa-
tions pénibles irradiées dans tout le pelvis. L'état général
devenant de plus en plus grave, on envoie la malade à la
Clinique.

Etat au moment de son entrée. — Facies absolument décoloré. Sueurs profuses et glacées. Pouls petit, filiforme, très
rapide (144 à la minute). Soif intense. Nausées, vertiges.
Bourdonnements d'oreilles ; la vision n'est pas distincte.

Examen du ventre. — Abdomen volumineux, légèrement
distendu, souple cependant, sensible à la pression. Matité,
en croissant à concavité supérieure, occupant toute la partie
inférieure du ventre et s'étendant à 6 centimètres de l'om-

---

(1) L'observation a été communiquée à la Société d'obstétrique de Paris. (*Bulletin de la Société,* décembre 1904).

bilic. Utérus difficilement délimitable, mais paraissant assez gros. Vessie accessible, la malade n'ayant pas uriné. Le cathétérisme donne issue à environ 300 grammes d'urine.

Au toucher vaginal, on trouve un col long, légèrement ramolli ; culs-de-sac libres; corps utérin gros, mobile, en anté-version.

On diagnostique une grossesse extra-utérine avec rupture du kyste fœtal et hémorragie dans la cavité péritonéale. La laparotomie s'impose.

A 1 h. 1/2 de l'après-midi, je pratique cette opération avec l'aide de Mme Gaussel, chef de clinique, et de M. Benoit, interne du service.

Anesthésie à l'éther. La paroi abdominale incisée, le péritoine apparaît distendu par le sang. J'ouvre la séreuse ; j'enlève plusieurs poignées de caillots, parmi lesquels se trouve un fœtus long de 12 centimètres et pesant 35 grammes. Ce dernier était libre dans la cavité abdominale. La main va de suite à la recherche des annexes. Les annexes gauches sont reconnues normales. Les annexes droites sont doublées de volume et entourées de caillots. Pensant à une rupture tubaire de ce côté, on les pince fortement avec un clamp courbe.

On constate que la trompe droite ne présente pas de rupture ; elle n'est pas le siège de l'hémorragie. Mais, en arrière de l'utérus, on trouve le kyste fœtal, qui est inséré sur le méso-côlon pelvien et relié à l'intestin par d'assez fortes adhérences. Ce kyste, qui s'est ouvert dans la cavité abdominale, renferme le placenta et le cordon. Il est décortiqué avec soin, libéré de ses adhérences. Pince de Doyen sur le pédicule. Résection du kyste. Double surjet au catgut et à la soie.

En raison de la forte pression qui a été exercée sur les annexes droites, je préfère les enlever. Suture à la soie n° 8.

Résection. (Sur l'ovaire, qui a été examiné ultérieurement, on a trouvé un corps jaune volumineux).

Toilette du péritoine, sans lavage de la cavité. A cause d'un suintement sanguin, je tamponne suivant le procédé de Mikulicz.

Suture de la paroi. Sérum sous la peau.

5 heures du soir. Le pouls étant toujours petit, filiforme, on fait une injection intra-veineuse de 1.500 centimètres cubes de sérum artificiel.

8 heures du soir. Le pansement est trempé de sang. Etat général très mauvais. On constate tous les signes d'une grave hémorragie interne.

On me fait prévenir immédiatement. Mais, comme je tarde à arriver, M. Benoit, interne du service, coupe les points de suture et trouve le péritoine soulevé par un épanchement sanguin considérable. La séreuse ouverte, il va saisir le pédicule de la trompe réséquée le matin et le comprime fortement. L'hémorragie s'arrête. On glisse une pince-clamp courbe. On constate que la ligature qui porte sur le pédicule de la trompe a cédé par suite de la mauvaise qualité de la soie. On la remplace par une solide ligature en croix. Surjet complémentaire sur le ligament large. Tamponnement à la Mikulicz. — Le pédicule du kyste fœtal ne paraît pas saigner.

Le lendemain 31 mai, la malade de nouveau semble s'affaiblir de plus en plus. De nouveau encore, le pansement est trempé de sang. Le pouls devenant de plus en plus petit et filiforme, je me décide, après mûre réflexion, à ouvrir une nouvelle fois. La quantité de sang trouvé dans le péritoine est moins considérable qu'on l'avait pensé. C'est un saignement en nappe provenant surtout des adhérences rompues, peut-être aussi du pédicule du kyste fœtal. Ce pédicule est écrasé à l'angiotribe de Doyen et de nouveau je fais un tamponnement à la

Mikulicz. Sérum en injection hypodermique (pendant l'opération) et en injection intra-veineuse (après l'opération).

Les suites ont été bonnes. A partir du troisième jour, on retire une partie des bandelettes intérieures du tampon de Mikulicz. Le sac de gaze n'a été enlevé que le cinquième ou le sixième jour après l'opération.

La température n'a atteint ou dépassé 38° que le 4, le 5 et le 6 juin. Quant au pouls, au-dessus de 140 pulsations le 1er et le 2 juin, il est descendu entre 130 et 120 du 3 au 7 juin, entre 120 et 100 du 8 au 11 juin, enfin entre 100 et 80 du 12 au 18 juin.

La malade a quitté la Clinique complètement guérie.

Cette observation nous a paru présenter quelque intérêt.

Signalons le point d'implantation de l'œuf. Le kyste fœtal était inséré sur le méso-côlon pelvien, auquel il était uni par une large base et avait contracté des adhérences avec l'intestin. Les deux trompes, même celle que tout d'abord nous avons cru être la source de l'hémorragie, ne présentaient aucune déchirure. Les annexes étaient nettement indépendantes du kyste fœtal. Il s'agissait bien d'une grossesse abdominale primitive.

La cause directe de la rupture du kyste fœtal paraît avoir été un coït brutal, peut-être aussi un traumatisme sur l'abdomen.

A son entrée à la Clinique, la femme présentait tous les signes généraux et locaux d'une hémorragie interne grave. d'une inondation péritonéale. Une seule conduite était alors rationnelle : une laparotomie d'urgence.

Quoique certains chirurgiens, même de valeur, aient paru, il y a quelques années, hésiter à poser comme règle absolue l'intervention immédiate, je pense qu'aujourd'hui tous sont

d'accord, en présence d'une hémorragie menaçant la vie d'une
malade, pour aller le plus rapidement possible à la source
de cette hémorragie. Segond n'a-t-il pas montré, preuves à
l'appui, que, dans les cas d'inondation péritonéale, l'intervention radicale et précoce s'imposait et que la seule opération
permettant une hémostase rapide et sûre était évidemment la
laparotomie ? (Rapport au Congrès périodique de gynécologie,
d'obstétrique et de pédiatrie, Marseille, octobre 1898).

Les hémorragies graves et vraiment profuses étant presque
toujours le résultat d'une rupture tubaire, le conseil généralement donné est d'aller le plus promptement possible, sitôt
le ventre ouvert, à la recherche des trompes, chercher celle
qui saigne, la pédiculiser, la pincer, la lier et la réséquer.
D'après Segond (loc. cit.), il faut, dès l'ouverture du ventre,
et sans s'occuper du sang qui s'écoule, se porter immédiatement, et sans la moindre perte de temps, vers les annexes qui
saignent, les découvrir, les pédiculiser et les enlever. Ce premier temps doit toujours être vivement conduit. «Vous verrez,
dit Tarnier (in Asepsie et Antisepsie en obstétrique), dès que
la séreuse sera ouverte, du sang s'écouler au dehors. Ne vous
effrayez pas et ne vous attardez pas à l'éponger ; introdui-
sez, au contraire, immédiatement les doigts dans l'abdomen,
allez droit à l'utérus, explorez les trompes, attirez au dehors
celle qui est volumineuse et d'où part le sang, et, après
l'avoir pédiculisée, liez-en la base».

Dans notre observation, le péritoine incisé, je suis allé
directement à la recherche des annexes. Celles du côté gauche
ayant nettement paru intactes et hors de cause, celles du côté
droit, qui étaient volumineuses et entourées de caillots san-
guins, furent pédiculisées et fortement pincées. Un examen
plus attentif m'aurait évidemment montré que la trompe droite
non plus n'était pas en cause. Mais, d'une part, j'étais gêné
par le sang et les caillots ; d'autre part, je désirais aller vite,

et puis, il faut l'avouer, en raison des idées classiques, je pensais avoir sûrement affaire à une rupture tubaire. Il m'a semblé prudent de ne pas laisser des annexes, sur lesquelles une forte pression avait été exercée, et d'en faire l'ablation avant de refermer le ventre.

Le kyste fœtal avait sa base d'implantation sur le méso-côlon pelvien et avait contracté des adhérences avec l'intestin. Fallait-il l'extirper ou se borner à marsupialiser avec tamponnement à la Mikulicz? On sait que l'extirpation totale du kyste est la règle dans les cas de grossesse ectopique des premiers mois, la nécessité de recourir à la marsupialisation ne s'observant que dans les grossesses déjà avancées. Pour Tarnier, lorsque la grossesse a dépassé les premiers mois, lorsque l'œuf s'est en partie développé hors de la trompe, lorsqu'il est plus ou moins adhérent aux organes voisins, il est imprudent d'extirper la tumeur fœtale, d'abord à cause des adhérences, dont le décollement, souvent difficile, expose à des hémorragies et à des déchirures viscérales, mais surtout à cause de l'hémorragie formidable, qui peut résulter du décollement placentaire. Von Herff (de Bâle) a trop généralisé la pratique de l'extirpation. Nous pouvons rappeler aussi une observation de Delaunay (Soc. d'Obstétrique de Paris, séance du 19 juin 1902), qui montre le danger des demi-mesures et le péril qu'il y a à se laisser prendre au piège des premières adhérences facilement séparées, si l'on n'est pas fermement résolu, dès le début, à poursuivre l'énucléation jusqu'au bout. Dans notre cas particulier, en raison de l'âge de la grossesse et du volume relativement petit du kyste, l'extirpation totale paraissait indiquée, et on pouvait espérer qu'en usant de précaution et de prudence on arriverait, sans danger et sans trop de difficulté, à le libérer de ses adhérences. A cause d'un suintement sanguin qui persistait après l'ablation du kyste, on dut tamponner suivant le procédé de Mikulicz.

Le soir et le lendemain de l'opération, deux nouvelles interventions furent pratiquées. La première, absolument indiquée
par l'hémorragie du pédicule de la trompe, aurait pu évidemment être évitée par l'emploi d'une soie de bonne qualité.
Mais, du moment que l'hémorragie existait, il n'y avait pas
à hésiter et l'intervention d'urgence s'imposait. Quant à la
seconde, peut-être était-elle moins indispensable, la quantité
de sang trouvée dans le péritoine étant moins forte qu'on
l'avait pensé. Mais, en présence des signes locaux, en raison
surtout de la gravité des symptômes généraux, en raison
aussi de l'accident produit la veille, je crus devoir intervenir.
L'écrasement à l'angiotribe du pédicule du kyste et un Mikulicz serré arrêtèrent tout saignement. Sans méconnaître le
danger réel que ce traumatisme opératoire faisait courir à la
femme, je pensai qu'il était préférable pour elle de l'y exposer
plutôt que de la laisser mourir d'une hémorragie secondaire
méconnue. Plus d'une fois, comme dans l'observation rapportée par Hegar (Société obstétricale de Berlin, séance du
14 décembre 1889), la malade a dû succomber ainsi à une
hémorragie secondaire, qui a été reconnue à l'autopsie.

En terminant, je ne puis qu'insister une fois de plus sur
les merveilleux effets, actuellement si bien démontrés, des
injections de sérum, hypodermiques et surtout intra-veineuses.

UN CAS DE BASSIN CYPHOTIQUE[1]

Le 13 août 1894, entrait à la Maternité de Nancy (service de M. le professeur Herrgott) la nommée X... Marie, âgée de 25 ans, de C... (Vosges). Voici l'histoire de cette femme.

Sa mère est morte tuberculeuse.

Elle a été nourrie au biberon.

A la suite d'une chute, qu'elle aurait faite à l'âge d'un an et demi, elle aurait commencé à présenter des abcès sur divers endroits du corps; ces abcès ne se sont pas complètement guéris et ont continué à suppurer de temps en temps jusqu'à l'âge de 8 ou 9 ans, époque à laquelle ils disparurent en laissant les cicatrices qu'on constate aujourd'hui.

Depuis sa chute, elle aurait présenté une déformation de la colonne vertébrale qui a toujours été en s'accentuant. Elle se rappelle avoir toujours été beaucoup plus petite que les autres enfants de son âge. Jusqu'à l'âge de 10 ans elle prit de l'huile de foie de morue.

A 2 ans elle aurait commencé à marcher et depuis cet âge elle n'aurait jamais été arrêtée dans la marche.

Premières règles à 20 ans.

Elle est actuellement enceinte pour la première fois.

Elle ne se souvient pas de la date exacte de la dernière époque menstruelle. Mais elle affirme qu'à la fin de décembre 1893 elle était sûrement enceinte. Il est impossible de savoir le moment où les premiers mouvements fœtaux ont été perçus.

---

(1) Extrait des *Archives de Tocologie et de Gynécologie*, 1894.

Pensant que chez cette femme l'accouchement serait difficile, le médecin de C... l'envoya à la Maternité de Nancy.

Je me trouvais alors chargé provisoirement du service. Après avoir recueilli les renseignements précédents, je procède à l'examen de la femme.

L'attention est de suite attirée par sa petite taille (1 m. 26).

La colonne vertébrale présente une cyphose assez prononcée au niveau de la région dorso-lombaire. Pas de scoliose.

Les membres inférieurs, qui mesurent 79 centimètres, sont longs proportionnellement au reste du corps et présentent une courbure légère au niveau des fémurs, plus accentuée au niveau des tibias. Les mains sont régulières, les doigts sont longs et effilés.

On constate des cicatrices d'abcès en divers endroits : à droite et à gauche, à la partie supéro-externe du pli de l'aine ; à la face externe de la cuisse droite ; 5 ou 6 cicatrices à la face externe et à la face postérieure de la cuisse gauche ; enfin, en arrière, au niveau de la fesse gauche et sur la région sacrée.

A l'examen du ventre, je trouve l'utérus fortement porté en avant (v. en obusier). Malgré cette antéversion, l'organe utérin remonte jusqu'au sternum.

Le fœtus se présente transversalement, tête à droite et petites parties en avant. Les battements fœtaux s'étendent sur la ligne médiane, près de l'ombilic.

Le vagin est très sensible ; le toucher provoque de la douleur. Le col est très élevé et à droite ; l'orifice externe est fermé.

Examen du bassin :

D. bi-épine = 23.

D. bi-crête = 26.

Le promontoire est très élevé, inaccessible au toucher.

Le détroit supérieur n'est pas rétréci.

Détroit inférieur
) D. sous-sacro-sous-pubien = 8.
 / D. bi-ischiatique = 7.

D. bi-trochantérien = 24,5.

Épines sciatiques saillantes.

Angle sous-pubien plus aigu que normalement ; branches ischio-pubiennes reportées en arrière.

Le bassin est symétrique.

OEdème de la paroi adominale.

La femme se plaint d'avoir à certains moments la respiration un peu gênée. L'examen du cœur et des poumons ne présente rien à noter.

Pas d'albumine dans les urines.

17 août. — Je me décide à provoquer l'accouchement et, en raison de l'état du col et de son élévation, j'ai recours au procédé de Krause. Avec les précautions antiseptiques habituelles, une bougie est introduite entre l'utérus et les membranes.

18 août. — On constate que la bougie est toujours en place. Dans l'après-midi, la femme a quelques douleurs (toutes les demi-heures environ).

19 août. — A 10 heures du matin, la bougie est retirée. Le col n'est pas effacé ; il est très élevé, difficilement accessible et à droite. Son orifice externe est légèrement entr'ouvert. Après une injection vaginale antiseptique, une bougie, rendue aseptique, est de nouveau introduite. Elle pénètre très facilement.

20 août. — Douleurs faibles et espacées (toutes les heures).

21 août. — Le col est en partie effacé ; l'orifice externe permettrait l'introduction du doigt. — A partir de 2 heures après midi, les douleurs augmentent d'intensité et de fréquence.

A 4 h. 1/2, le col, toujours élevé, est effacé, à bords minces ; dilatation entre 0.50 cent. et 1 franc ; le doigt arrive sur les membranes. La bougie est toujours en place.

Les contractions se suivent de plus en plus intenses ; elles reviennent toutes les cinq minutes.

Le grand axe de l'utérus est transversal.

Le palper est difficile. Cependant, on croit sentir la tête fœtale à droite, les petites parties en avant.

Les battements fœtaux s'entendent près de l'ombilic.

Si à une présentation transversale on n'a pas substitué une présentation verticale en ramenant la tête au-dessus du détroit, c'est en raison du peu d'espace compris entre le pubis et le sternum.

22 août. — Les contractions continuent toute la nuit, très fortes et très fréquentes.

A 5 h. 3/4 matin, la dilatation est complète ; aucune partie fœtale n'est engagée ; les membranes se rompent spontanément sur le doigt explorateur. On se dispose à pratiquer la version, lorsqu'on constate que la tête se présente au détroit supérieur en O I D P. (On aurait involontairement appliqué la méthode conseillée par Ritgen). La tête descend rapidement, mais la flexion s'est effectuée à un niveau assez élevé de l'excavation.

A 6 h. 1/4, la tête bien fléchie est au-dessus du détroit inférieur ; l'occiput dirigé en arrière et à droite.

A 9 h. 1/4, la tête n'a pas encore franchi le détroit inférieur. La petite fontanelle est à droite et légèrement en avant. Les contractions n'ont pas cessé ; elles sont toujours fortes et fréquentes. Les battements fœtaux, par moments, sont moins nets.

Je fais une application de forceps (F. Tarnier). La branche droite, appliquée la première, répond au côté droit de la tête. L'introduction, le décroisement et l'articulation des branches ne présentent pas de difficulté. Des tractions soutenues et énergiques doivent être exercées. La tête est extraite un peu obliquement. Le périnée présente une déchirure qui s'arrête à 1 centimètre du sphincter.

L'enfant doit être ranimé (respiration artificielle, flagellation). Au bout de quelques minutes, il crie et respire très bien.

La tête est molle. On y constate une bosse sanguine assez prononcée.

L'enfant pèse 2.580 grammes.

Diamètres de la tête : Bitemporal = 6 3/4.

Bipariétal = 8 1/4.

Sus-occipito-mentonnier = 12.

Sous-occipito-frontal = 9 3/4.

Sous-occipito-bregmatique = 8 1/4.

Occipito-frontal = 10 1/4.

Délivrance normale : Poids du placenta = 500 grammes

Deux points de suture au périnée.

26 août. — Elevé dans une couveuse et nourri au sein, l'enfant se porte très bien.

Quant à la mère, puerpéralité normale.

Il nous semble que cette relation d'un cas de bassin cyphotique peut prêter à quelques considérations.

Il est évident que la viciation pelvienne est sous la dépendance de la cyphose, et il est, croyons-nous, peu d'accoucheurs disposés à admettre la théorie de Freund, laquelle du reste a été réfutée par Treub (1). On sait que, pour le professeur de Strasbourg, le bassin dit cyphotique serait un bassin ayant gardé les caractères d'un bassin infantile, et cette conservation de la forme infantile serait cause à son tour de la déviation vertébrale.

_____

(1) *Contribution à l'étude du bassin cyphotique* (*Arch. de Tocologie*, mars 1892.)

Chez notre malade, la cyphose, en raison de l'époque de
son apparition, de son siège, de son degré, devait exercer une
influence sur le bassin. Mais quelle était la cause de la déformation vertébrale ? Si l'âge auquel elle s'est produite, la courbure légère des fémurs et plus prononcée des tibias font penser à une origine rachitique, les abcès, qui ont suppuré
pendant des années et dont la malade porte les cicatrices,
plaident fortement en faveur d'un mal de Pott, ainsi que la
longueur des membres inférieurs, la longueur des doigts et
l'absence de signes de rachitisme autres que ceux que nous
venons d'indiquer. Nous rappellerons aussi son hérédité
tuberculeuse. Nous sommes disposé à admettre que la
cyphose a été produite par un mal de Pott. Nous verrons que
le bassin est cyphotique et ne présente aucun caractère du
bassin rachitique.

Ce qui, à l'examen de la femme, attirait de suite l'attention,
avant même sa déformation vertébrale, était sa petite taille.
Dans les observations devenues classiques de Moor, de Bailly
et de Depaul, les femmes mesuraient 1 m. 45, 1 m. 28,
1 m. 26 (1).

Ce rapprochement de la cage thoracique et du bassin, qui
est la conséquence de la cyphose, doit empêcher le développement de l'utérus gravide et amener des accidents de compression et des phénomènes de gêne, soit du côté de la respiration, soit du côté de la circulation, accidents qui si souvent,
chez les bossues, provoquent une interruption spontanée de la
grossesse ou obligent le médecin à intervenir. Si notre malade
avait jusqu'ici échappé à ces accidents, cela tenait à son
antéversion utérine prononcée, et cependant, malgré cette
disposition en quelque sorte providentielle, l'organe remontait

---

(1) V. Hirigoyen. Th. d'agrég., 1880.

encore jusqu'au sternum. La forme du ventre avait déterminé la présentation transversale. Si à cette présentation transversale on n'a pas substitué une présentation verticale en ramenant la. tête au-dessus du détroit, c'est, comme nous l'avons expliqué plus haut, ne raison du peu d'espace compris entre le pubis et le sternum.

Le bassin de notre malade offrait les caractères du bassin cyphotique. Ce bassin, dont la première description exacte est due à Rokitansky, dont on publia ensuite quelques observations telles que celles de Moor (de Zurich), de Jenny (de Lucerne), de Bailly, fut l'objet d'une étude magistrale de la part d'Hirigoyen (1) et avant lui de Chantreuil (2), qui de main de maître en avait déjà tracé la pathogénie en même temps qu'il en indiquait les caractères. En Allemagne, il faut citer les travaux de Martin, Schröder, Spiegelberg, Léopold, mais, suivant la remarque d'Hirigoyen, ces auteurs se sont surtout occupés des bassins cyphotiques avec complication de rachitisme ou de scoliose. Le travail de Puech, paru il y a quelques mois (3), contient la bibliographie récente concernant le bassin cyphotique.

Dans le bassin qui fait l'objet de cette note, les diamètres bi-épine et bi-crête, plus courts d'un centimètre, avaient conservé leur rapport normal, tandis que ce rapport est habituellement inverse dans le bassin cyphotique, comme dans le bassin rachitique.

Le toucher était douloureux ; c'est un fait que la plupart des auteurs ont constaté chez les bossues.

Le promontoire, très élevé et inaccessible au toucher, est

---

(1) *Loc. cit.*

(2) *Etude sur les déformations du bassin chez les cyphotiques au point de vue de l'accouchement.* Th. Paris, 1869.

(3) *Du bassin cyphotique au point de vue obstétrical.* (Arch. de Tocologie, mars et avril 1894).

reporté en haut et en arrière; d'où augmentation du diamètre A P. Il en résulte aussi un certain degré d'antéversion
pelvienne. On sait qu'au contraire, dans la cyphose lombo-
sacrée, l'angle sacro-vertébral, reporté en arrière et non en
haut, est plus bas que normalement, ce qui fait que le plan
du détroit supérieur tend à devenir horizontal.

Les autres diamètres du détroit supérieur paraissent normaux.

Le bassin semble se rétrécir à mesure qu'on se rapproche
du détroit inférieur, dont tous les diamètres sont notablement
diminués. Ici comme détroit inférieur on ne doit plus admettre
celui décrit, dans le bassin normal, par Farabeuf et Varnier,
lequel traverse à une certaine hauteur la tubérosité de l'ischion,
mais ne passe pas par son extrémité inférieure. Etant donnée
la forme en entonnoir du bassin cyphotique, la tête fœtale ne
peut pas être considérée comme hors du bassin osseux tant
qu'elle n'a pas franchi le diamètre qui réunit les extrémités
des deux ischions.

Comme diamètre bi-ischiatique, nous avons trouvé 7 centimètres. D'après Bailly et Chantreuil, dans un bassin normal,
ce diamètre oscille entre 0,10 et 12. Chantreuil l'a trouvé
entre 0,05 et 0,105 dans les bassins cyphotiques. «En pratique, disent Ribemont et Lepage, un diamètre bi-ischiatique
de 6 centimètres, y compris les parties molles, permet un
accouchement à terme» (1).

Pour Hirigoyen (2), dans tous les cas de cyphose pure, il
existe un rétrécissement marqué dans l'étendue du diamètre
transverse du détroit inférieur : c'est le caractère le plus important au point de vue clinique. Or ce caractère du bassin

---

(1) *Précis d'obstétrique*. p. 963.
(2) *Loc. cit.*

cyphotique pur semble être celui qui disparaît le plus facilement lorsqu'une cause, telle que la scoliose ou le rachitisme,
vient s'ajouter à l'influence propre de la cyphose. Cette opinion
confirme l'idée que nous avions affaire à un bassin cyphotique
pur, où le rachitisme n'est pas en quelque sorte venu compenser les déformations dues à la cyphose.

Signalons aussi le rétrécissement du diamètre sous-sacro-
sous-pubien (8 centimètres au lieu de 11 centimètres 1/2) et
du diamètre bi-trochantérien (24 centimètres 1/2 au lieu de
29 centimètres 1/2), ainsi que la symétrie parfaite du bassin
et les saillies formées par les épines sciatiques.

Au point de vue de la dystocie dans les bassins cyphotiques, il faut tenir grand compte, non seulement du rétrécissement du détroit inférieur, mais aussi de celui qui porte sur
un diamètre supérieur à ce détroit, c'est-à-dire sur le diamètre bi-sciatique.

Admettant d'après mon examen, ce qui du reste concordait
avec les dires de la femme, qu'elle devait être dans son dernier mois, j'ai cru prudent de provoquer l'accouchement, afin
de parer aux accidents qui pouvaient résulter du développement de l'utérus et principalement pour éviter les difficultés
qu'un accouchement à terme rencontrerait au niveau du détroit
inférieur. La marche de l'accouchement devait confirmer cette
manière de voir. Malgré des contractions fortes et fréquentes,
la tête, qui était descendue rapidement jusqu'au détroit inférieur, est restée trois heures au-dessus de ce détroit sans parvenir à le franchir. La tête s'était engagée en position postérieure (ce qui est fréquent dans les bassins cyphotiques),
mais l'absence de rotation ne doit pas être incriminée. Car elle
s'est faite facilement. La tête a dû se fléchir quand elle a cessé
d'être au large dans le bassin (1). Quoique l'enfant ne pesât

---

(1) PARISOT. — *Le mécanisme de la parturition.* Th. Nancy, 1893.

que 2.580 grammes, une application de forceps fut nécessaire et on dut exercer des tractions énergiques et soutenues. Si l'on examine les diamètres de la tête fœtale, on verra qu'il n'eût pas été prudent de laisser la grossesse aller jusqu'à terme.

Le dernier point sur lequel je veux insister concerne le procédé employé pour provoquer l'accouchement. Si la bougie de Krause a été employée, c'est que ce procédé a paru plus facile, en raison de l'état du col, de sa déviation et surtout de son élévation qui était telle que le doigt atteignait avec peine l'orifice externe. Le mode d'action de la bougie a été très lent ; du reste, suivant la remarque de Balandin, depuis que la sonde est aseptique, elle n'est plus dangereuse comme elle l'était autrefois, mais elle agirait beaucoup plus lentement (1).

L'utérus peut aussi être plus ou moins excitable, et on connaît le fait du professeur Pajot où la provocation de l'accouchement avait duré huit jours et demi (2).

Dans un cas pareil au nôtre, surtout s'il était indiqué d'agir plus rapidement, nous aurions recours à un autre procédé soit par exemple à l'excitateur du professeur Tarnier.

----

(1) TREUB (de Leyden). *Arch. de tocol.*, 1890.
(2) *Difficultés de la provocation de l'accouchement.* (*Annales de Gyn.*, juillet 1890).

DYSTOCIE PAR RÉTRACTION DE L'ANNEAU DE BANDL

ET INSUCCÈS DU BASIOTRIBE (1)

Le 29 avril 1904, à 10 heures du matin, j'étais appelé par un confrère, dans un village de l'Hérault, pour terminer un accouchement. Il s'agissait d'une femme de 32 ans, primipare, qui, convalescente d'une bronchite, était en travail depuis la veille après midi. A 2 heures du matin, une application de forceps avait été tentée, mais l'instrument avait dérapé.

Au moment où j'examinais la femme, la dilatation n'était pas complète (col revenu sur lui-même?), mais les doigts arrivèrent assez facilement à compléter la dilatation. Tête au détroit supérieur en O I G P. Petite fontanelle accessible à gauche et en arrière. Promontoire à limite (?). Je fis une application de forceps, régulière quant à la tête et oblique par rapport au bassin. Fortes tractions. L'instrument ne dérapa point, mais la tête ne descendit pas.

Je tentai ensuite la version. Mais ma main fut arrêtée par l'anneau de Bandl, fortement rétracté au-dessus de la tête (au niveau du cou) ; la main ne pouvait le franchir, ni par suite progresser dans la cavité utérine.

Les battements fœtaux n'étant pas perçus, je me décidai à faire une basiotripsie. Mais l'instrument dérapa sans entraîner la tête. On peut attribuer cet échec à ce que la tête a été mal

---

(1) L'observation a été communiquée à la *Société d'obstétrique de Paris*, (*Bulletin de la Société*, décembre 1904).

fixée et par suite à ce qu'elle a été mal saisie par l'instrument. Mais on peut aussi le mettre sur le compte d'une résistance trop grande de l'anneau de Bandl, comme dans les cas de Tarnier et de Demelin.

Après cette première application du basiotribe et l'évacuation de la substance cérébrale, il était difficile de bien saisir la tête avec cet instrument, et comme, d'autre part, je n'avais pas de cranioclaste à ma disposition, je dus de nouveau recourir à la version. Mais l'obstacle (rétraction de l'anneau de Bandl) persistant toujours rendit impossible toute tentative de version.

Ne croyant pas pour le moment devoir insister, je laissai reposer la femme, et je lui conseillai de venir à la Clinique, où il me serait plus facile de terminer l'accouchement. Par suite d'une circonstance fâcheuse, et en raison de l'éloignement où nous nous trouvions, les opérations précédentes avaient dû être faites sans anesthésie.

A son entrée à la Clinique, la femme paraissait très fatiguée; fréquence du pouls et de la respiration. Elle demandait avec instance à être endormie. Après l'antisepsie habituelle et sous l'anesthésie, je commençai, pour me faciliter l'intervention, par amputer un bras qui était venu faire procidence dans le vagin ; puis, j'introduisis dans le crâne la branche mâle du cranioclaste. La branche femelle fut appliquée sur la face, qui se trouvait à droite. La tête était alors solidement saisie, et il suffit d'une traction, énergique mais non exagérée, pour entraîner le fœtus. Ce dernier était très volumineux, mais il n'a pas été pesé.

L'enfant était à peine extrait que l'aide chargé de la chloroformisation s'aperçut que la femme ne respirait plus. La face était cyanosée. On essaya par tous les moyens de ranimer la femme (respiration artificielle pendant une heure et demie, oxygène, tractions rythmées de la langue, injection de caféine, d'éther, électrisation du phrénique). Malheureusement, on n'obtint aucun résultat. La mort ne doit pas être attribuée uniquement à l'anesthésie. La bronchite récente, la fatigue du travail, le mauvais état de la femme doivent aussi être incriminés.

Cette observation est un exemple de dystocie par rétraction de l'anneau de Bandl et d'insuccès du basiotribe.

Dans la littérature obstétricale, on trouve des faits analogues. Nous n'en citerons que quelques-uns.

En 1892, à la Société obstétricale de France, Demelin, qui déjà en 1888, dans sa thèse inaugurale, s'était occupé de la rétraction utérine pendant l'accouchement, rapporte un cas de dystocie par rétraction de l'anneau de Bandl. Après la rupture des membranes, on constatait un anneau musculaire resserré au-dessous de la présentation. Cet anneau répondait non pas (comme l'auraient dit les anciens) à l'orifice interne, mais à la limite supérieure du segment inférieur, c'est-à-dire à la terminaison inférieure de la couche musculaire moyenne.

Plus tard, dans l'*Obstétrique* (1898, page 51), Demelin reproduit une observation, déjà publiée dans la thèse de Markowitch. Il s'agissait d'une présentation du sommet en O I G P. La tête, très élevée, était mobile dans le segment inférieur, dont les parois flasques et lâches contrastaient avec le reste du corps utérin, qui était rétracté et comme moulé sur le tronc du fœtus. La rétraction était surtout prononcée au niveau de l'anneau de Bandl qui se trouvait en rapport avec le cou, c'est-à-dire avec une partie fœtale peu volumineuse. Trois applications successives de forceps, applications correctes et régulières quant à la tête, furent suivies de dérapement. On tenta deux fois la version, mais inutilement. L'enfant succomba et on termina par une basiotripsie. Cette observation est suivie de réflexions relatives aux interventions nécessitées dans ces cas. La version est le plus souvent impossible. Car, ou bien la main ne peut pas franchir l'anneau resserré, ou bien, si elle pénètre jusqu'au pied, la rétraction utérine ne permet pas l'évolution fœtale. Quant au forceps, l'observation de Demelin et une autre qui est due à M. Budin et citée par Markowitch montrent combien l'instrument peut facilement déraper. Demelin a fait des expériences sur des cadavres de nouveau-nés : les mains d'un aide, serrées sur les épaules du fœtus, retenaient le tronc à la manière de l'anneau de Bandl, tandis que la tête était libre et mobile comme elle l'est dans le segment inférieur au-dessous de l'anneau rétracté. On fit des applications régulières et obliques : sous l'influence des tractions, la tête se défléchissait, se déplaçait et l'instrument dérapait. Pour Demelin, la prise occipito-frontale, qui est mauvaise dans tous les autres cas, pourrait ici être l'unique ressource. C'est cette prise que, par exception, il conseillerait lorsque l'anneau de Bandl est rétracté sur le cou, au-dessus des épaules, et que la tête est mobile dans le segment inférieur.

En mai 1898, le professeur Budin consacrait deux leçons cliniques à l'étude de la dystocie causée par l'anneau de Bandl (V. l'*Obstétrique*, juillet 1898). Depuis sa première observation, qui date de 1891, M. Budin a signalé un certain nombre de fois, dans la présentation du sommet, l'arrêt de la tête par l'anneau de Bandl, la rétraction de ce dernier se faisant soit au-dessous de la tête, soit au-dessus, au niveau des épaules. Fréquemment, l'accouchement ne pouvant se faire spontanément, la version étant très difficile ou même impossible, on a recouru au forceps qui, plus d'une fois, même appliqué par des mains très habiles, a dérapé. Il est des cas où l'accouchement n'a pu être terminé que par une basiotripsie, qui a permis l'extraction soit en réduisant le volume de la tête quand l'anneau était contracté au-dessous d'elle, soit en fournissant une prise solide et capable d'entraîner le corps fœtal quand l'anneau arrêtait les épaules. Après avoir montré que l'anneau de Bandl pouvait, dans des cas très différents, constituer une cause parfois très grave de dystocie, M. Budin terminait sa leçon en souhaitant à ses élèves de n'avoir pas trop à lutter avec lui.

Dans ces derniers temps, de nouvelles observations de dystocie par rétraction de l'anneau de Bandl viennent enrichir la littérature obstétricale. En parcourant ces observations, j'ai remarqué que, dans ces cas, la position Gauche Postérieure était relativement très fréquente.

Dans la plupart des observations, il a fallu intervenir et, la version étant impossible, on s'est adressé au forceps qui, souvent après un ou deux échecs, a réussi à extraire le fœtus, ou bien encore, on a dû, comme dernière ressource, recourir au basiotribe.

Il est des faits cependant où, comme dans notre observation, on a échoué même avec le basiotribe.

Sous ce titre «Un accouchement extraordinairement laborieux», Demelin et Mlle Landais ont communiqué à la Société obstétricale de France (avril 1898) un cas de rétraction utérine tellement prononcée, que ni le forceps, ni même le basiotribe (deux fois cet instrument dérapa) ne purent délivrer le corps fœtal de l'étreinte utérine et l'accouchement dut être terminé par une version après l'éviscération du fœtus. Demelin fait remarquer que la rétraction ne portait pas sur le segment inférieur, puisque la tête était mobile au-dessus du détroit supérieur (nouvelle cause de dérapement), tandis qu'au-dessus de ce segment inférieur, depuis l'anneau de Bandl jusqu'au fond de l'organe, la paroi musculaire ne faisait pour ainsi dire qu'un avec le fœtus. La lenteur du travail, la rupture prématurée des membranes, avaient dû favoriser la rétraction de l'utérus. Peut-être cet organe avait-il été irrité par une application de forceps faite avant la dilatation complète. On peut remarquer que cette même étiologie se retrouve dans la plupart des observations.

A propos des échecs du basiotribe, nous citerons une thèse récente (Galvin, Paris, 1904) qui relate, indépendamment d'une observation déjà rapportée, deux autres faits où l'instrument a dérapé. Dans un cas, deux applications avaient été faites par le professeur Tarnier. Tout en faisant l'éloge du basiotribe de Tarnier, Galvin reconnaît que parfois il est appliqué infructueusement et regarde les causes d'insuccès comme dues surtout à la rétraction de l'anneau de Bandl.

J'ai publié (*l'Obstétrique*, mai 1899) un cas où, après échec du basiotribe, je dus terminer l'accouchement par une version. Dans l'observation qui fait l'objet de cette présente note, une première application du basiotribe ayant échoué, une deuxième application était rendue difficile en raison de la flaccidité de la tête, en partie vidée de la matière cérébrale, et de sa forme allongée. Dans ce dernier cas, le cranioclaste me donna une prise très solide et me permit d'extraire le fœtus.

Idéal comme broyeur et justifiant très bien son nom, le basiotribe est moins parfait comme extracteur, tandis que le cranioclaste est un tracteur excellent. Il est aisé de vérifier expérimentalement, avec des cadavres de nouveau-nés, combien solide est la prise que fournit cette pince à os pour entraîner à travers la filière pelvi-génitale la tête perforée ou broyée.

Or, dans les cas de dystocie par rétraction utérine, s'il faut recourir au basiotribe, cet instrument agit à la fois comme réducteur et extracteur quand la tête est au-dessus de l'anneau de Bandl; il agit uniquement comme extracteur quand, la tête étant au-dessous de l'anneau de Bandl, la rétraction

porte sur le cou et le tronc du fœtus. De plus, après un premier échec avec le basiotribe, la tête étant en partie vidée et
broyée, il est difficile d'appliquer de nouveau correctement
l'instrument. Le cranioclaste peut alors être d'un grand
secours. La branche mâle est introduite dans l'intérieur du
crâne et la branche femelle appliquée sur la face. On a ainsi
une prise solide, plus solide que celle que peut fournir le
basiotribe, les modifications destinées à lui permettre d'agir
à la manière d'un cranioclaste ne donnant pas l'emboîtement
réciproque des mors comme dans ce dernier instrument.

UN CAS

FIBROME DU COL COMPLIQUANT LA GROSSESSE [1]

Depuis les faits si intéressants communiqués autrefois à la Société de chirurgie par Depaul et par Guéniot (2), depuis les thèses déjà anciennes de Lefour (3) et de Chahbazian (4), nombreux sont les travaux et les observations qui montrent les ressources dont peut disposer la nature pour mener à bien un accouchement que la présence d'une tumeur fibreuse faisait prévoir comme devant être difficile ou même impossible.

Pour notre part, nous nous souvenons d'un fait qui s'est passé dans le service de M. le professeur Herrgott, alors que nous avions l'honneur d'être son chef de clinique. Une tumeur fibreuse presque du volume d'une tête fœtale, implantée sur le segment inférieur de l'utérus, empêchait la tête de descendre dans l'excavation. On n'osait pas trop compter sur une terminaison de l'accouchement par les voies naturelles et on avait tout fait préparer en vue d'une opération césarienne, qui pouvait devenir nécessaire. La dilatation se fit lentement et on fut heureux de constater que, sous l'influence des con-

---

(1) *Nouveau Montpellier médical*, t. IX. 1899.

(2) *Bull. de la Soc. de chirurgie*, 1868 ; suite de la discussion dans le *Bull. de* 1869.

(3) *Des fibromes utérins au point de vue de la grossesse et de l'accouchement.* Th. d'agr. de chir. et d'accouch , 1880.

(4) *Des fibromes du col de l'utérus au point de vue de la grossesse et de l'accouchement.* Th. Paris, 1882.

tractions utérines, la tumeur s'élevait et, par son ascension, laissait le passage libre pour la descente de la tête, qui prit en quelque sorte sa place.

Mais les choses peuvent se passer moins heureusement. Témoin le fait que notre maître a communiqué à l'Académie de médecine (1) et publié ensuite dans les *Annales de Gynécologie* (2). M. Herrgott dut pratiquer une opération césarienne pour rétention fœtale, l'accouchement ayant été rendu impossible par l'existence d'une tumeur fibreuse. Cette opération, du reste, fut suivie d'un plein succès.

Dans le fait que je vais rapporter, tout s'est passé très simplement. *La tumeur s'est en quelque sorte énucléée sous l'influence de la pression exercée sur elle par la tête fœtale.*

Mme X..., enceinte pour la troisième fois.

Les deux grossesses antérieures se sont bien passées ; accouchements à terme, normaux, d'enfants bien portants.

Il y a deux ans, a été opérée d'un fibrome atteignant presque le volume du poing et siégeant sur le col de l'utérus.

Dernières règles du 10 au 15 septembre 1898.

Examinée au commencement d'avril 1899 :

Utérus de 7 mois. Tête fœtale en bas ; dos à gauche. Battements fœtaux perçus nettement de ce côté.

Au toucher, le col forme une sorte de tumeur occupant le fond du vagin ; cette tumeur ne semble pas ramollie ; elle présente des irrégularités ; on distingue difficilement l'orifice externe. (Le spéculum ne donne que des renseignements incomplets).

A un examen pratiqué le 20 mai :

Utérus presque à terme. Tête tendant à s'engager ; le fœtus

---

(1) Séance du 3 décembre 1889.
(2) *Annales de Gynécologie*, 1889, t. II, p. 412.

se présente en O I G A. Battements fœtaux à gauche. La tumeur cervicale semble se ramollir et avoir augmenté de volume. Sa surface est irrégulière. On perçoit à droite l'orifice externe du col.

Premières douleurs dans la nuit du 8 au 9 juin.

A 7 heures du matin :

Orifice utérin dilaté comme 1 franc ; ses bords sont minces ; au lieu d'être central, cet orifice est situé à droite. A gauche de l'orifice, on sent une tumeur volumineuse, ramollie, irrégulière.

La dilatation se fait lentement. (Les deux accouchements précédents avaient été rapides).

En raison du peu de progrès du travail et de l'état de l'enfant, je complète avec les doigts la dilatation et je fais sur la tête, qui tend à s'engager en O I G A, une application de forceps. La tumeur est repoussée sur le côté.

Les tractions doivent être assez énergiques. La tumeur ne remonte pas, et, malgré son ramollissement, elle empêche la descente de la tête fœtale.

Bientôt elle semble *se détacher de son lieu d'implantation*, par une sorte d'*énucléation spontanée;* elle descend précédant la tête. La tumeur amenée sur le périnée, il suffit de passer les doigts au-dessus d'elle pour la libérer entièrement.

L'extraction de l'enfant ne présente plus alors de difficulté. Périnée intact.

Un peu étonné, l'enfant est facilement ranimé. Comme poids, il est supérieur à la moyenne. Il est nourri par sa mère.

Les suites de couches ont été normales.

L'antisepsie la plus sévère a été observée.

La tumeur enlevée est un peu moins grosse que le poing.

J'en ai donné un fragment à examiner à M. le Dr Poujol, qui, le 17 juin, a eu l'obligeance de me remettre la note suivante :

« Le fragment remis est de consistance flasque, mais très résistant à la section, à la façon d'un fibrome. Sur une coupe fraîche, le tissu apparaît d'un blanc éclatant, à peine rosé par places, homogène, sans fasciculation apparente à l'œil nu. On aperçoit quelques points rouges représentant des sections de vaisseaux et quelques petits territoires d'un jaune d'or. (Dégénérescence graisseuse ?)

« *Examen histologique.* — La tumeur est essentiellement un fibrome. Dans la plus grande partie des points examinés, on ne voit que du tissu fibreux à gros faisceaux orientés dans tous les sens, subissant quelquefois un début de dégénération hyaline. La richesse en cellules est en général assez grande. — En un certain nombre de points, des faisceaux de cellules fusiformes très allongées, toutes dirigées dans le même sens, avec des noyaux très allongés également, posent la question de savoir s'il s'agit de fibroblastes ou de cellules musculaires. On pensera qu'il s'agit simplement de fibroblastes, d'après la faible cohésion de ces cellules, le fait qu'elles sont constamment séparées par de fines fibrilles conjonctives, l'absence de striation longitudinale des faisceaux qu'elles forment, enfin d'après la forme de leurs noyaux, qui est non pas cylindrique, mais bien plutôt ovalaire allongée, avec des bosselures. — Quoi qu'il en soit, à admettre même la présence de quelques éléments myomateux, il demeurerait certain, vu le faible volume de ces éléments et le développement prépondérant du tissu conjonctif où ils sont plongés, que la grossesse n'a eu sur eux aucune influence électivement hypertrophiante ».

Je ferai remarquer, en terminant, que la tumeur s'est fortement développée pendant la grossesse, quoiqu'elle puisse être considérée comme un *fibrome à peu près pur*, ainsi qu'il résulte de l'examen si complet qui en a été fait.

ACCOUCHEMENT CHEZ UNE FEMME

ATTEINTE D'UN CANCER DE LA LÈVRE ANTÉRIEURE

DU COL [1]

La rareté relative de la grossesse chez les femmes atteintes de cancer du col, puisque Winckel ne trouve que 8 cas de cancer sur 15.000 accouchements et Stratz 12 sur 17.000, la gravité habituelle de cette complication pour la mère et pour l'enfant semblent nous autoriser à publier cette observation, qui montre clairement combien, au point de vue du pronostic de l'accouchement et du mode d'intervention, on doit tenir compte de l'étendue de la tumeur, de son siège et de son degré de consistance. Alors que; malgré des contractions très énergiques et très fréquentes, le col résistait à la dilatation, l'enlèvement de la plus grande partie de la tumeur a permis aux doigts de compléter cette dilatation et à l'accouchement de se faire par les voies naturelles.

La nommée B... Marie, femme G..., âgée de 35 ans, enceinte pour la sixième fois, entre à la Clinique obstétricale de Montpellier le 7 janvier 1902.

Pas d'antécédents néoplasiques. Bonne santé habituelle. Pas de maladie antérieure.

Premières règles à 13 ans. Depuis, menstruation régulière et sans leucorrhée.

---

[1] Communication à la *Société obstétricale de France,* avril 1902. (*Annales de la Société,* p. 123).

A 24 ans, première grossesse ; accouchement à terme d'un enfant qu'elle nourrit et qui actuellement est en bonne santé. Elle nourrit ensuite un autre enfant pendant trois mois seulement à cause d'une deuxième grossesse.

A 26 ans, deuxième grossesse ; accouchement à terme d'un enfant qu'elle nourrit et qui actuellement est en bonne santé. Elle nourrit ensuite un autre enfant.

A 28 ans et à 30 ans, troisième et quatrième grossesses ; accouchements à terme d'enfants, actuellement bien portants, qu'elle a nourris. Chaque fois, elle a pris un nourrisson.

A 32 ans, cinquième grossesse ; accouchement à terme d'un enfant qu'elle a nourri, mais qui a succombé à la suite d'une rougeole à l'âge de 2 ans. Elle avait pris un nourrisson, qui mourut pendant l'allaitement à l'âge de sept mois et demi.

Elle a eu ses règles au commencement de juin 1901. Premiers mouvements fœtaux perçus par la mère : 18 octobre. *C'est à ce signe qu'elle a reconnu être enceinte.* Quelques vomissements au début.

Dans les premiers jours de juillet et d'août, *hémorragie* ressemblant à l'hémorragie menstruelle comme époque, comme durée et comme quantité.

Vers le 10 septembre, en vendangeant, sans cause apparente, *hémorragie abondante* avec gros caillots et douleurs violentes. La perte dura 3 jours et s'arrêta sous l'influence d'injections vaginales chaudes. Un médecin, qui examina la malade à cette époque, lui dit qu'elle avait une *tumeur au col de la matrice* et qu'elle avait besoin d'une opération.

L'*hémorragie* reparaît sans douleur, d'abord le 12 octobre, puis le 12 novembre, puis tous les quinze jours, enfin tous les huit jours (chaque fois un peu plus abondante que précédemment ; la durée était de trois jours).

Depuis le septième mois de la grossesse, leucorrhée persistante.

A l'entrée de la malade dans le service (7 janvier 1902), on constate que les téguments sont décolorés et que le fond de l'utérus remonte à plusieurs travers de doigt au-dessus de l'ombilic. Tête fœtale mobile au-dessus du détroit supérieur. Dos à gauche. On entend nettement les battements du cœur.

Au toucher, le doigt rencontre, plongeant dans le vagin, *une masse, de forme hémisphérique, du volume d'une mandarine,* à surface irrégulière, mamelonnée, de consistance assez molle, se confondant en haut avec la lèvre antérieure du col. *Le néoplasme a envahi toute la lèvre antérieure et semble s'étendre un peu à gauche du col.*

La lèvre postérieure est respectée. Il en est de même du segment inférieur de l'utérus, à travers lequel le doigt explorateur peut percevoir la tête fœtale, qu'on pourrait faire ballotter. L'orifice externe est ouvert.

Pendant les huit premiers jours qui ont suivi l'entrée de la malade dans le service, *hémorragies* presque quotidiennes, avec caillots, mais sans douleur. Injections chaudes au permanganate de potasse.

A partir du 15 janvier, plus d'hémorragie, mais leucorrhée fétide. On continue les injections.

La malade entre en travail le 31 janvier, à 1 heure du matin.

A 2 heures, la dilatation égale une pièce de deux francs ; mais elle est *irrégulière,* c'est-à-dire qu'elle se fait aux dépens de la lèvre saine (lèvre postérieure). Douleurs très fortes et très rapprochées.

A 4 heures, la dilatation dépasse l'étendue d'une pièce de cinq francs ; elle est toujours irrégulière. L'orifice a la forme d'un croissant, dont la concavité regarde en avant.

Les douleurs deviennent de plus en plus fortes, de plus en plus rapprochées. A 6 heures, on constate que *la dilatation n'a pas fait de progrès*. Mais *la tumeur semble moins résistante*; elle se ramollit.

A 7 heures, les contractions se suivent presque sans interruption ; elles sont d'une énergie excessive. Dans l'intérêt de l'enfant et de la mère, *il n'est plus permis de temporiser*. Une intervention s'impose.

A un dernier examen, la tumeur me paraît *se fissurer, se diviser*, et j'ai l'impression qu'en enlevant avec les doigts ou la curette les parties de la tumeur qui semblent moins adhérentes, on arrivera ensuite à compléter avec les doigts la dilatation.

La parturiente est anesthésiée. *Avec le doigt je détache, aisément et sans provoquer d'hémorragie, une grande partie du néoplasme*, puis avec les doigts je puis alors compléter la dilatation, qui, depuis plusieurs heures malgré toute l'énergie des contractions, ne faisait pas de progrès sensible.

La poche des eaux est rompue. La tête descend rapidement du détroit supérieur jusque sur le plancher pelvien, et se dégage.

Les accouchements antérieurs avaient été très rapides.

Délivrance spontanée un quart d'heure après la sortie du fœtus.

Enfant vivant et paraissant bien portant. Il pèse 2.130 grammes et mesure 46 centimètres de longueur. Placé à la crèche, il se développe bien.

La malade est examinée trois semaines après son accouchement : utérus mobile ; culs-de-sac libres ; *les deux lèvres du col* sont envahies par le néoplasme. L'état général de la malade est relativement satisfaisant ; son teint est meilleur qu'à son entrée dans le service. La tumeur est justiciable de l'hystérectomie vaginale.

DISCUSSION QUI A SUIVI CETTE COMMUNICATION.

M. TREUB. — Je me permets de demander à M. Vallois pourquoi il n'a pas préféré faire la césarienne suivie de l'hystérectomie abdominale.

M. Vallois a réussi à avoir un enfant vivant, mais il ne doit ce succès qu'à un hasard heureux, et il me semble qu'il a exposé sans nécessité l'enfant à de grandes chances de mourir pendant l'accouchement.

M. VALLOIS répond à M. Treub que l'hystérectomie vaginale, pratiquée trois semaines environ après l'accouchement, donne des résultats bien plus favorables que l'hystérectomie abdominale totale pratiquée au moment de l'accouchement. C'est ce que semblent prouver les statistiques. M. Vallois va même plus loin. Si à la dilatation la tumeur avait apporté un obstacle insurmontable, obstacle que les doigts et la curette n'auraient pu lever, il aurait procédé simplement à une opération césarienne, qu'il aurait fait suivre, s'il avait été nécessaire, d'une opération de Porro ; il aurait donc laissé la malade justiciable d'une hystérectomie vaginale, qu'on aurait pratiquée ultérieurement. En un mot, à une hystérectomie abdominale totale, pratiquée au moment de l'accouchement, il aurait préféré deux opérations : une césarienne au moment du travail et une hystérectomie vaginale après les suites de couches.

M. BOISSARD. — Le docteur Vallois pourrait-il nous dire si on a fait l'examen histologique de la tumeur, sinon il est difficile d'affirmer qu'il s'agissait bien d'un épithélioma et non d'une tumeur fibreuse plus ou moins en voie de sphacèle, ce qui expliquerait l'odeur exhalée par la femme.

M. VALLOIS répond que la tumeur n'a pas été examinée histologiquement, mais qu'elle présentait tous les caractères cliniques et macroscopiques d'un épithélioma du col utérin (1).

---

(1) L'examen ultérieur de la partie restante de la tumeur, examen pratiqué après hystérectomie vaginale, a montré qu'il s'agissait d'un sarcome.

UN CAS DE DYSTOCIE

DUE AU VOLUME ANORMAL DU FŒTUS [1]

Le 28 septembre 1894, je suis appelé à C..., village des environs de Nancy, auprès de la nommée X..., cigarière, âgée de 33 ans, primipare. Cette femme est en travail depuis 5 jours.

Voici les renseignements qui me sont donnés par la parturiente et par la sage-femme qui l'assiste :

Elle a marché de bonne heure et n'a jamais été arrêtée dans sa marche. (C'est une femme de petite taille, mais les membres inférieurs sont droits et on ne constate aucun signe de rachitisme).

Fièvre typhoïde il y a deux ans.

Depuis plusieurs années, elle a des pertes blanches; elle perd davantage depuis qu'elle est enceinte.

Menstrues régulières. N'a jamais fait de fausse couche.

Dernier jour de la dernière époque menstruelle : 25 novembre 1893. Elle comptait accoucher à la fin du mois dernier.

Les premières douleurs ont apparu le 23 septembre. Le fœtus se présentait alors transversalement. Trouvant la tête dans une des fosses iliaques, la sage-femme a fait coucher la parturiente sur le côté où se trouvait la tête. Le col, en partie effacé, était dur et fermé.

Les mouvements de l'enfant étaient encore perçus par la mère.

---

[1] Extrait des *Archives de Tocologie et de Gynécologie,* 1894.

Le 24, on constate que la présentation s'est régularisée ; la tête est au-dessus du détroit supérieur. Col effacé, dilaté comme une pièce de 0,50 centimes ; les bords sont durs et épais.

Le 25 septembre, la tête ne s'engage pas. Le col est dilaté comme un franc.

Le 26, rupture spontanée de la poche des eaux ; écoulement intermittent de liquide amniotique, pendant la journée et celle du lendemain. Le col, un peu plus dilaté que la veille, est toujours épais.

Le 27, la tête repose sur le détroit ; l'occiput est à gauche. La dilatation égale la dimension d'une pièce de 5 francs.

Le 28, à 10 heures du matin, la dilatation est entre 5 francs et complète. On se décide alors à me faire appeler. Tels sont les renseignements fournis par la sage-femme qui m'avoue avoir donné, pour activer les douleurs, une petite dose de seigle (0,25 centigr.).

Je trouve une femme fatiguée, mais ne présentant pas de fièvre. Les douleurs sont fortes ; elles reviennent toutes les 5 ou 10 minutes.

Développement considérable du ventre. Le palper est très difficile. L'auscultation, pratiquée en divers endroits, ne révèle aucun battement fœtal.

Au toucher, dilatation entre 5 francs et complète ; le col semble dilatable. Le doigt arrive directement sur la tête qui se trouve au détroit supérieur, en O I G T. Bosse sanguine volumineuse. La sensation perçue par le doigt explorateur ferait penser à la mort du fœtus, même si l'auscultation n'avait pas déjà indiqué l'absence de tout battement fœtal.

Le promontoire est accessible, mais à extrême limite, et le bassin ne me semble pas étroit au point d'être capable de gêner l'accouchement.

Après avoir inutilement essayé d'amener la tête avec le

forceps et constaté que les tractions énergiques et soutenues que j'exerçais ne faisaient pas descendre la tête, je procède à la basiotripsie (avec l'instrument de M. Tarnier).

Cette opération ne présente pas de difficulté. La tête est entraînée et amenée à la vulve. Il faut un certain effort pour l'extraire hors des parties génitales. Pour l'extraction du tronc, je rencontre de très grandes difficultés. Des tractions sur la tête et le cou restent sans résultat. L'épaule postérieure est la plus accessible, mais je ne parviens ni à l'abaisser en glissant le doigt sous l'aisselle, ni à dégager le bras correspondant. N'ayant pas de crochet à ma disposition, je me sers d'un lacs qui est glissé sous l'aisselle. Je tire sur le lacs. L'épaule s'abaisse et le bras peut être dégagé. Je tire alors sur le bras. Sous l'influence des tractions, le bras déjà coupé par le lacs se détache en partie du corps. Une légère traction complète la désarticulation. J'abaisse la tête, l'épaule antérieure apparaît sous la symphyse. Le bras antérieur est facilement dégagé et l'extraction du reste du tronc s'effectue sans difficulté.

Le corps du fœtus semble très volumineux. Il n'y a ni œdème, ni ascite. On constate un prolapsus rectal très marqué.

Cerveau non compris, le fœtus pèse 4.950 grammes.

Diamètre bi-acromial = 17 centimètres.

Délivrance normale par traction et expression combinées. Le placenta est volumineux.

Inertie post-partum. Je dois introduire la main dans l'utérus pour enlever les caillots. Injections chaudes intra-utérines ; piqûre d'ergotine.

Le périnée est à peu près intact ; déchirure de la commissure postérieure. Il existe de petites plaies au niveau de la partie inférieure du vagin.

Le lendemain de l'accouchement, la matrice est bien rétractée. L'état général de l'accouchée est satisfaisant. Ne pouvant pas la surveiller d'une façon aussi suivie que je désirais, je fais par précaution une injection intra-utérine, puis je laisse, dans l'utérus, l'extrémité d'une bande de gaze iodoformée, dont l'autre extrémité, pendant hors de la vulve, permettra à la sage femme de la retirer dans la journée.

Des injections vaginales fréquentes seront faites et les petites plaies du vagin pansées à la poudre d'iodoforme.

6 octobre. — D'après les dernières nouvelles communiquées par la sage-femme, l'état de l'accouchée est aussi satisfaisant que possible.

Les suites de couches ont été bonnes.

Un premier point qui ressort de l'observation que nous venons de relater est le rapport qui semble exister entre le volume du fœtus et la prolongation apparente de la durée de la grossesse au delà du terme habituel.

Le fœtus, cerveau non compris, pesait 4.950 grammes, et on sait que le poids de la masse encéphalique a été estimé à 338,5 par Letourneau et à 352 par Hecker et Buhl (1). Il n'est pas nécessaire de rappeler que les fœtus pesant plus de 5.000 grammes sont des exceptions.

«Sur 3,000 enfants que Cazeaux vit naître, soit à la Clinique, soit à l'Hôtel-Dieu, le plus volumineux pesait 4.500 grammes ; sur 364 enfants pesés par Schrœder, le plus lourd était de 4.950 grammes» (Tarnier et Chantreuil). Ces auteurs, il est vrai, citent des enfants pesant 6.000 grammes, 7.000 grammes et même plus, comme le cas peut-être unique du docteur Riembault. Mais ce sont là de véritables raretés.

Si maintenant nous recherchons combien de jours se sont écoulés depuis le dernier jour de la dernière époque mens-

(1) V. Tarnier et Chantreuil. T. I, p. 409.

truelle jusqu'à l'apparition des premières douleurs, nous comptons 302 jours.

Pour calculer le terme de la grossesse, les accoucheurs ont choisi pour points de repère : 1° l'époque du coït fécondant, qui le plus souvent est ignorée (fût-elle connue, elle ne donnerait encore qu'une probabilité) ; 2° la date des premiers mouvements de l'enfant perçus par la mère (outre qu'ils ne sont pas perçus toujours à la même époque, les femmes le plus souvent en ignorent la date précise tout en vous répondant «à quatre mois et demi») ; 3° enfin la date des dernières règles.

Si nous parcourons les tableaux qui ont été établis par divers auteurs, nous voyons que l'accouchement a lieu le plus souvent de 270 à 280 jours après la dernière époque menstruelle. Pour que la grossesse soit dite prolongée, il faut qu'entre les dernières règles et l'accouchement il se soit écoulé 310 jours suivant Devilliers, 326 suivant Merriman, Murphy et Reid.

Lorsqu'elle est utérine, la grossesse prolongée, niée par Stoltz et Muller (1), n'est pas admise par la généralité des accoucheurs, à moins qu'il ne s'agisse d'un fœtus mort, d'un obstacle au niveau du col. M. Queirel (de Marseille) en a cependant rapporté récemment une observation bien probante (2). En revanche, l'accouchement dit retardé est incontestable et dans le cas qui fait l'objet de cette note, la femme a dû dépasser le terme habituel de la grossesse, et c'est à cette circonstance qu'il paraît naturel d'attribuer le volume de l'enfant. Souvent j'ai entendu dire à mon maître, le professeur Herrgott: «Appelé auprès d'une cliente qui a dépassé

---

(1) Thèse Nancy, 1878.
(2) Société obstétricale de France, séance du 6 avril 1893.

le terme probable de l'accouchement, n'oubliez jamais d'emporter votre forceps».

Il est inutile de s'arrêter aux particularités qu'a présentées l'accouchement. Elles sont dues au volume de l'enfant; le bassin, quoique légèrement rétréci, eût été suffisant pour un enfant de volume ordinaire. Nous insisterons simplement sur les difficultés qu'a causées le passage des épaules.

La dystocie due au volume des épaules a été, de la part de Jacquemier, l'objet d'un mémoire resté classique (1). Cet auteur a tracé de main de maître la ligne de conduite que doit suivre l'accoucheur quand il se trouve en présence d'un cas de ce genre. En 1891, parut la thèse de Vilpelle (2). Ce travail contient un chapitre qui nous concerne tout spécialement et qui est intitulé «Extraction du tronc après la basiotripsie».

Vilpelle énumère les divers moyens qui ont été conseillés, tels que l'application du céphalotribe sur le thorax. Le broiement accompli, on se servait de l'instrument comme tracteur, ou on s'en remettait à la nature pour le soin de l'expulsion (céphalotripsie répétée sans tractions de Pajot), ou encore on faisait suivre la céphalotripsie de la version. Ces manœuvres, qui exposaient la femme à des fatigues et à des dangers, n'auraient plus leur raison d'être depuis le basiotribe Tarnier, qui donne une prise si solide et permet de terminer rapidement l'expulsion.

Guéniot, une fois le tronc extrait, pratique sans délai la

---

(1) *Du volume de la poitrine et des épaules du fœtus considéré comme cause de dystocie dans les présentations de l'extrémité céphalique. (Gaz. hebdomadaire,* 1860, p. 644, 661 et 692); V. conclusions *in Bulletin de l'Académie de médecine,* 1851-52, p. 210.

(2) *De la conduite à tenir dans les cas de dystocie due aux épaules.* Paris.

décollation, puis dégage successivement les deux membres supérieurs, en commençant par celui qui est situé le plus en arrière ; enfin, il tire en bas sur ces deux membres à la fois pour entraîner au dehors le reste du fœtus (1). Guéniot ne conseille cette manœuvre que dans le cas où le simple abaissement des épaules à l'aide des doigts ou de crochets placés dans les aisselles a été inefficace. Tout récemment encore, à la Société obstétricale de Paris (2), le même auteur émettait l'avis que, dans le cas de mort de l'enfant, on ne devait pas reculer devant la section du cou, que la tête vînt première ou dernière, pour faciliter la terminaison de l'accouchement.

Le docteur Ribemont-Dessaignes (3) a décrit une manœuvre qui porte son nom et qui permettrait de terminer l'accouchement dans le cas de dystocie due aux épaules après basiotripsie : « Cette manœuvre, dit Ribemont, consiste à faire engager les épaules dans le bassin, non plus simultanément, mais successivement. Pour cela, on va à la recherche d'un bras, ordinairement le bras postérieur, que l'on abaisse et que l'on dégage. L'abaissement du second bras est parfois nécessaire. On peut éprouver quelque difficulté à cette recherche lorsque le bras est très élevé. J'ai conseillé en pareil cas de porter l'index dans le creux de l'aisselle que l'on atteint toujours, d'exercer sur l'extrémité de l'humérus avec le bout du doigt une pression suffisante pour fracturer l'extrémité supérieure de l'os. Le bras est très facilement abaissé grâce à cet artifice. Sitôt le bras amené au dehors, on exerce des tractions

---

(1) *Dict. des sciences méd.*, art. *embryotomie.*
(2) Séance du 14 juin 1894.
(3) *Note sur une manœuvre destinée à favoriser l'extraction du tronc du fœtus dans la basiotripsie. (Annales de Gyn.*, août 1886).

à la fois sur ce bras et sur la tête toujours saisie par le basiotribe. On est alors tout surpris de la facilité avec laquelle le
tronc s'engage dans la filière pelvienne et est amené au dehors» (1).

Si un cas semblable de dystocie des épaules après basiotripsie. se présentait à nous, c'est au procédé de Ribemont
que nous donnerions la préférence; s'il restait inefficace, nous
pratiquerions la décollation et les tractions sur les deux bras
comme le conseille Guéniot; enfin, en désespoir de cause,
nous appliquerions le basiotribe sur le tronc, et avec cet instrument nous serions certain de terminer l'accouchement.

---

(1) *De l'abaissement d'un bras, ou des deux bras, comme méthode applicable à l'extraction du tronc après la basiotripsie dans les bassins rétrécis. (Annales de Gynécologie*, novembre 1887).

A PROPOS D'UN

CAS D'EMBRYOTOMIE POUR PROCIDENCE D'UN BRAS [1]

Mme B..., âgée de 30 ans, primipare, de X... (Hérault).
Habituellement bien réglée.

Dernières règles en avril 1896 (Mme B... ne peut préciser la date).

Elle a perçu pour la première fois les mouvements de son enfant à la fin du mois d'août.

La grossesse s'est passée normalement.

Les premières douleurs apparurent le 11 février 1897, dans la matinée. Mme B... fit appeler son médecin, qui diagnostiqua un début de travail et trouva le fœtus en présentation du sommet : tête mobile au-dessus du détroit supérieur ; liquide amniotique très abondant ; les battements du cœur étaient perçus d'une façon distincte.

Les douleurs, dont l'intensité était variable, se renouvelèrent, à des intervalles plus ou moins éloignés, pendant les deux jours suivants. Le 14 février, vers les 5 heures du soir, elles changèrent de caractère : elles devinrent plus intenses et plus fréquentes. En examinant la parturiente, mon confrère constata que le col était effacé et que l'orifice utérin était suffisamment dilaté pour permettre à son doigt de toucher la présentation à travers les membranes : c'était un sommet en position gauche antérieure. Il n'y avait pas d'engagement, et

---

la tête n'était fixée sur le détroit supérieur que grâce à la précaution qu'on avait prise de la faire maintenir par les mains d'un aide qui exerçait une pression sur elle à travers la paroi abdominale.

Le travail semblait marcher régulièrement ; la dilatation faisait des progrès.

Vers 1 heure du matin, la poche des eaux se rompit et il s'écoula une très grande quantité de liquide amniotique. L'auscultation pratiquée à ce moment permettait d'entendre les battements fœtaux ; de son côté, la mère percevait les mouvements de l'enfant.

Les douleurs, qui s'étaient arrêtées, ne tardèrent pas à reprendre avec une violence extrême. La tête paraissait descendre dans l'excavation. Mais bientôt ce mouvement de descente s'arrêta et, malgré des contractions fortes et fréquentes, la tête cessa de progresser.

Après avoir attendu quelque temps, mon confrère se décida à appliquer le forceps. Ce fut alors qu'il s'aperçut qu'un bras et le cordon ombilical faisaient procidence.

Il essaya d'abord de les repousser, puis, voyant ses tentatives inutiles, il fit successivement deux ou trois applications de forceps, en ayant soin de ne saisir que la tête. Chaque fois, les cuillers glissèrent sur la tête sans l'entraîner.

Je fus alors appelé. A mon arrivée (8 heures du matin), voici ce que je constatai :

Femme fatiguée, mais ne présentant pas de fièvre.

Les contractions, qui sont fortes et fréquentes, rendent le palper fort difficile. A l'auscultation, on ne perçoit pas de battements fœtaux.

Au toucher, on ne sent plus les bords de l'orifice utérin ; on trouve la tête arrêtée et fixée à la partie supérieure de l'excavation. Elle est le siège d'une bosse séro-sanguine très volumineuse. En examinant la partie fœtale sur la plus grande étendue possible, on voit que le sommet se présente presque en gauche transversale. En arrière et à droite, entre la tête et le pourtour pelvien, on rencontre la main gauche du fœtus et une partie de l'avant-bras, qui font procidence. A côté de cette main, on trouve une anse de cordon ombilical qui est descendue également entre la tête et le bassin ; elle n'est animée d'aucun battement.

Après avoir essayé, mais inutilement, de réduire les parties procidentes, je tente une application de forceps (F. Tarnier). L'instrument, placé obliquement par rapport à la tête, répond au diamètre oblique droit du bassin, sa courbure regardant en avant et à gauche. Tractions modérées, quoique énergiques. L'instrument ne dérape pas, mais la tête ne fait aucun mouvement.

J'enlève le forceps et je procède à la basiotripsie, qui est pratiquée avec l'instrument de M. Tarnier. Cette opération ne présente pas de difficulté. Il en est de même de l'extraction de l'enfant.

Délivrance artificielle. Injection intra-utérine.

Le périnée, qui présentait une déchirure incomplète, est suturé.

Cerveau non compris, le fœtus pèse 4.500 gram.

Les suites de couches ont été bonnes.

A l'examen du bassin, on constate que le promontoire est accessible au doigt, mais à limite. La face antérieure du sacrum est concave ; il n'y a pas de faux promontoire.

Les difficultés qu'a présentées cet accouchement doivent-elles être uniquement attribuées à la procidence du membre supérieur ?

Si nous interrogeons sur ce point la littérature obstétricale, nous voyons que la plupart des auteurs ne considèrent pas la procidence d'une main ou d'un avant-bras à côté de la tête fœtale comme capable à elle seule de créer une cause de dystocie telle que l'embryotomie soit nécessaire.

Mauriceau (1), qui rapporte une dizaine d'observations personnelles, déclare qu'il lui a toujours suffi de réduire la main procidente pour lever cette complication, qui jamais pour lui ne fut une cause de difficulté, sauf dans un cas (2) où, par suite d'une circonstance toute particulière, elle faillit même avoir des conséquences tragiques. Ses tentatives de réduction ayant fait pousser des cris à la femme «plutôt, dit-il, par simple appréhension que par douleur considérable», le mari, qui était un homme de guerre, mit brusquement la main sur la garde de son épée, comme pour la tirer contre l'opérateur, prétendant l'empêcher de faire du mal à sa femme.

Pour *Baudelocque* (3), il est bien rare que la main de l'enfant s'oppose à l'accouchement, quand elle accompagne la tête, si le bassin de la femme jouit d'une bonne conformation, parce que ce dernier a plus de largeur qu'il n'en faut pour le passage d'une tête à terme et de volume ordinaire.

Madame Lachapelle, qui de l'étude des procidences a fait l'objet de son IXme mémoire (4), ne semble pas regarder la descente d'un seul des membres supérieurs à côté de la tête comme un obstacle à l'accouchement en l'absence de toute autre cause de dystocie. Dans les observations dont l'illustre sage-femme fait suivre son mémoire (5), on voit que les seules opérations nécessitées par cette complication furent la réduction du membre procident, le forceps ou la version.

Dans un livre (6) que M. Pajot jugeait digne d'un meilleur

---

(1) *Observations sur la grossesse et l'accouchement*, t. II.
(2) Obs. XV, p. 13.
(3) *L'art des accouchements*, t. II, p. 111.
(4) *Pratique des accouchements*, t. III, p. 212 et suiv.
(5) Obs. 2, 4, 7, 8, 11, 12.
(6) *Manuel des accouchements*, t. II, p. 125 et suiv.

sort, *Jacquemier* exprime l'opinion communément adoptée lorsqu'il admet que la descente d'un seul bras avec la tête n'oppose pas, en général, d'obstacles sérieux à l'expulsion, qui s'opère, le plus souvent, par les seuls efforts maternels, lorsque le fœtus et le bassin ont leurs dimensions ordinaires et que la résistance du périnée ou de la vulve n'offre rien d'insolite. Il peut arriver qu'on soit forcé de recourir au forceps ou à la version, quand la réduction de la main, qui doit toujours être tentée, a échoué. Quant à l'embryotomie, elle ne serait guère pratiquée que dans les cas d'étroitesse pelvienne, de fœtus volumineux, ou lorsqu'il existe une autre complication.

Cette manière de ne considérer la procidence d'un membre supérieur à côté de la tête que comme une cause plus ou moins secondaire de dystocie se retrouve dans l'ouvrage de *Cazeaux* (1), dans les thèses d'agrégation de *M. Tarnier* (2) et de *Joulin* (3), enfin dans l'ouvrage récent de *MM. Ribemont et Lepage* (4). Citons encore le *Répertoire universel d'obstétrique*, qui en 1886 reproduisait deux observations (5) où la procidence d'un bras à côté de la tête n'empêcha pas l'accouchement spontané de s'effectuer.

Il est plusieurs auteurs, comme *Naegele et Grenser* (6), *M. Bouchacourt* (7) et *M. Charpentier* (8), qui, sans faire de la procidence du bras une cause principale de dystocie, tendent néanmoins à lui attribuer une importance plus grande.

---

(1) *Traité de l'art des accouchements*, 3 édit., p. 711.
(2) *Des cas dans lesquels l'extraction du fœtus est nécessaire et des procédés opératoires relatifs à cette extraction*, 1860, p. 141.
(3) *Des cas de dystocie appartenant au fœtus*, 1863, p. 66.
(4) *Précis d'obstétrique*, p. 1056.
(5) Pilat, p. 54 ; Appleford, p. 134.
(6) *Traité de l'art des accouchements*, trad. par Aubenas, p. 544.
(7) *Dict. encyclop. des Sciences méd.*, art. Dystocie, t. XXXI, p. 363.
(8) *Traité pratique des accouchements*, 2ᵉ édit., t. II, p. 571.

Enfin, dans son article *dystocie* (1), *M. Stoltz* va jusqu'à
regarder cette complication comme capable d'apporter par
elle-même des difficultés très sérieuses à l'accouchement.
Pour le professeur de Strasbourg, un membre procident à
côté de la tête fait l'effet d'un coin qui s'interpose entre le
cercle pelvien et la tête fœtale et empêche cette dernière de
descendre en l'enclavant. «Si le bassin est large ou la tête
petite et compressible, si la main et le bras correspondent à
une des gouttières sacro-iliaques, l'expulsion peut encore
avoir lieu par des contractions énergiques, par exemple dans
un accouchement prématuré ; mais si le fœtus est à terme, la
tête solide et les contractions énergiques, l'enclavement ne
manque pas d'avoir lieu si l'accouchement est abandonné à
la nature». M. Stoltz admet que, dans certains cas où le refoulement du membre ou de la tête est impossible, l'application
de forceps, rendue nécessaire, peut présenter de telles diffi-
cutés que le fœtus succombe pendant les manœuvres; l'enfant
étant mort, on devrait pratiquer la perforation du crâne avant
de procéder à de nouvelles tentatives d'extraction.

De l'opinion de M. Stoltz je rapprocherai celle de *Playfair* (2). Cet auteur, au point de vue du pronostic, tiendrait
compte de la situation du bras procident. Est-il placé derrière l'occiput, cette complication serait des plus fâcheuses et
s'opposerait à l'accouchement en fixant et en arrêtant le bras
sur le rebord de l'orifice pelvien. Il en résulterait un enclavement assez prononcé de la tête, qui pourrait même être tel
qu'on fût obligé d'en venir à la perforation du crâne.

On peut, il est vrai, citer des exemples où la procidence du
bras a joué un rôle important comme cause de dystocie. Nous

---

(1) *Nouv. Dict. de méd. et de chir. pratiques*, t. XII, p. 165.
(2) Voir Thèse de RUBÉ; (*Des procidences de membres comme complication
des présentations de l'extrémité céphalique.* Paris, 1872, p. 40).

ne parlons pas des cas où, comme dans celui rapporté par *Smellie* (1), il existait non seulement une procidence, mais encore un rétrécissement notable du bassin. Dans deux cas, la procidence du bras fut pour le professeur *Depaul* une cause de sérieuse difficulté. Dans l'un (2), il put terminer l'accouchement par une application de forceps qui amena un enfant mort. Dans l'autre cas, il s'agissait d'une femme qui entra à la Clinique, après avoir été assistée en ville par une sage-femme, puis par deux médecins ; présentation du sommet avec procidence d'un bras ; le fœtus avait succombé. Depaul, après avoir inutilement tenté le forceps, eut recours à la céphalo-tripsie. Le travail avait duré 90 heures.

M. Guéniot (3), qui rapporte ce fait, mentionne que le bassin de la femme était normal.

De cet exposé historique il ressort que si pour la plupart des auteurs la procidence d'un bras ou d'une main à côté de la tête constitue seulement une gêne et un retard à l'accouchement ou tout au plus une difficulté qui peut être levée par la réduction, le forceps ou la version, quelques accoucheurs cependant admettent que cette procidence peut, à elle seule, être une cause très sérieuse de dystocie. Mais tous sont d'accord pour reconnaître que, si à cette complication vient s'en ajouter une autre, que cette dernière tienne à la mère ou au fœtus, qu'il s'agisse d'un rétrécissement pelvien ou d'un enfant trop volumineux, les plus grandes difficultés sont à craindre. Tous sont également d'accord pour conseiller à l'accoucheur de chercher à remédier à cette complication, dès

---

(1) *Observations sur les accouchements*, trad. par de Préville, t. III, p. 53 (Obs. XX).

(2) Toussaint ; *Des procidences de membres au point de vue de l'obstacle qu'elles peuvent apporter à l'accouchement*. Th. de Paris, 1865, p. 15.

(3) Guéniot ; *Parallèle entre la céphalotripsie et l'opération césarienne*. Th. d'agrégation, 1866, p. 68.

qu'il le peut sans inconvénient, et à ne pas la regarder en quelque sorte comme une chose négligeable.

Si nous faisons appel à nos souvenirs cliniques, à côté de l'observation que nous avons reproduite plus haut, nous pourrions en placer deux autres, où également nous avons eu à intervenir en raison de la procidence d'un bras.

Dans un cas, il s'agissait d'une multipare arrivée à la période d'expulsion depuis plusieurs heures et chez laquelle, malgré des contractions fortes et fréquentes, la partie fœtale restait élevée. Quoiqu'au début du travail la sage-femme eût constaté une présentation céphalique, la descente d'une main dans le vagin lui fit craindre une présentation de l'épaule. A mon arrivée, je trouvai la tête mobile au-dessus du détroit supérieur (légèrement rétréci) ; le dos du fœtus était à droite. Une des mains faisait procidence au-dessous de la tête. Les battements fœtaux n'étaient pas perçus d'une façon distincte. La femme perdait du sang.

Je voulais terminer rapidement cet accouchement par la version. Mais je dus y renoncer à cause des contractions utérines et surtout à cause de la rétraction de l'organe.

Je me contentai de repousser la main et la procidence ne reparut plus. La tête descendit dans l'excavation, et je terminai par une application de forceps, qui ne présenta aucune difficulté. L'enfant était mort. Suites de couches normales.

Nous avons observé le fait suivant pendant notre clinicat, dans le service de notre maître, M. le professeur Herrgott.

Mme X... était envoyée à la Maternité de Nancy par un médecin de la ville qui, après avoir constaté chez elle une présentation de la tête avec procidence d'un bras, avait, sans succès, tenté successivement la reposition du membre procident, puis une application de forceps (la tête était alors élevée).

23

Lorsque j'examinai la parturiente, je trouvai la tête descendue dans l'excavation en position gauche antérieure et, au-dessous d'elle, une main procidente. J'essayai, mais sans réussir, de réduire la procidence. Alors, en raison du retard que cette complication apportait à l'expulsion spontanée. je fis une application de forceps réguliere quant à la tête, en ayant bien soin de ne saisir que cette dernière. L'application fut relativement facile, et des efforts modérés suffirent pour extraire le fœtus. Enfant bien portant, de volume ordinaire.

Les suites de couches n'ont rien présenté de particulier.

Je dois ajouter que le bassin de la mère était normal.

Nous donnons maintenant le résultat de quelques expériences que nous avons faites en plaçant dans le mannequin de MM. Budin et Pinard des fœtus conservés dans l'alcool.

Lorsqu'une tête de volume ordinaire, en présentation du sommet, descend dans l'excavation et qu'une main ou un avant-bras vient faire procidence entre le bassin et la partie latérale de la tête. il suffit, tant que le bassin est normal, d'exercer des efforts modérés pour entraîner cette tête avec le forceps. Ce n'est qu'en rétrécissant artificiellement le bassin qu'on rend l'extraction très difficile ou impossible.

Quant à la réduction de la procidence, elle est facilitée, non seulement par la largeur du bassin et le peu d'engagement de la tête et de la main procidente, mais encore par la situation de cette dernière. Ainsi, lorsque la tête s'est engagée suivant un des diamètres obliques du bassin, la réduction du membre procident semble plus facile si celui-ci répond a l'extrémité postérieure du diamètre oblique opposé (surtout s'il correspond à la gouttière sacro-iliaque).

Il est inutile d'ajouter que l'étroitesse pelvienne, l'excès de volume de la tête, un engagement trop profond, sont autant de circonstances fâcheuses pour la réduction.

Si nous revenons à l'observation qui a été le point de départ de cette étude, nous y trouvons trois facteurs, d'inégale importance, mais dont la réunion devait constituer un obstacle à l'accouchement.

Il y a trois ans (1), nous avons publié une observation de dystocie, où l'enfant présentait un volume exagéré (plus de 5.000 gram.) et la mere un léger rétrécissement du bassin qui eût laissé passer un fœtus de volume ordinaire.

Dans le cas actuel, l'avant-bras faisait procidence, le fœtus dépassait notablement le volume normal, enfin le bassin était un peu étroit. Or, les auteurs les plus optimistes reconnaissent que la procidence d'un membre supérieur peut constituer une difficulté sérieuse dès qu'il s'y ajoute une autre cause de dystocie. Aussi, on ne saurait trop conseiller à l'accoucheur d'essayer de corriger cette procidence, dès qu'il le peut sans inconvénient, et de ne pas laisser la tête et le membre procident s'engager ensemble dans l'excavation. Car la mensuration préalable du bassin eût-elle montré l'absence de rétrécissement, on pourrait avoir affaire à un fœtus trop volumineux. Alors les contractions utérines ne serviraient qu'à amener un enclavement, et le forceps, dont l'application serait devenue nécessaire, pourrait à son tour se montrer impuissant à lever l'obstacle, ce qui obligerait l'opérateur à recourir à une intervention plus grave.

---

(1) *Un cas de dystocie due au volume anormal du fœtus.* (Arch. de Tocologie, 1894, p. 201).

Version dans un cas de procidence complexe des membres supérieurs et du cordon ombilical; difficulté de l'évolution (1).

Il s'agit d'une femme, âgée de 32 ans, V-pare, qui est entrée à la Clinique obstétricale le 29 janvier 1904.

Le même jour, à 5 heures du matin, étant au lit, elle s'était senti brusquement mouillée et avait perdu une grande quantité d'eau. Une sage-femme, qu'elle avait envoyé chercher, constata une présentation du siège avec procidence du cordon. Elle engagea sa cliente à entrer à la Maternité, proposition qui ne fut pas acceptée. A 10 heures du matin, accouchement d'un enfant mort. Après la sortie de ce premier enfant, la sage-femme constata la présence d'un second enfant dans la cavité utérine. Ce dernier se serait d'abord présenté par l'épaule. On appliqua une ceinture. On constata ensuite une présentation du sommet. Mais, s'apercevant que les deux mains et le cordon tendaient à descendre dans l'excavation en même temps que la tête, la sage-femme fit appeler un médecin, qui décida enfin la femme à entrer à la Clinique.

Lors de l'entrée de la parturiente dans le service (5 heures du soir), à l'auscultation on ne perçoit pas de battements fœtaux. On voit à la vulve le cordon ombilical du premier enfant, que la sage-femme a eu soin de lier du côté placentaire, et une anse formée par le cordon du deuxième enfant (ce cordon n'est animé d'aucun battement).

Au toucher, tête mobile au détroit supérieur, en position

---

(1) *Montpellier médical*, t. XVIII, 1904.

gauche ; — les deux mains font procidence dans le vagin ; les avant-bras sont situés entre la tête et la paroi postérieure du bassin. (La sage-femme affirme qu'aucune tentative de version interne n'a été faite).

Soins antiseptiques. Chloroformisation. On essaie, mais inutilement, de repousser les membres procidents. La situation élevée et la mobilité de la tête ainsi que l'état de l'utérus qui n'est ni trop rétracté, ni contracturé, et l'état de dilatabilité du canal génital, me décident à procéder à la version. Je repousse la tête du côté de la fosse iliaque gauche et vais chercher un pied (le pied droit). Ce dernier est abaissé dans le vagin et un lacs est posé sur lui. L'évolution présente une certaine difficulté. Pendant qu'un aide tire en bas sur le lacs, je dois, avec une main (la droite), porter la tête au fond de l'utérus, tandis que l'autre main, placée à l'extérieur sur l'utérus, soutient et surveille cet organe, en même temps qu'elle aide la manœuvre. Je reviendrai plus loin sur la façon dont était placée la main introduite dans l'utérus et sur son mode d'action. L'extraction se fait facilement. La tête est dégagée par la manœuvre de Mauriceau.

L'enfant, du sexe masculin, pèse 3.450 grammes. (Le premier enfant, également un garçon, est, paraît-il, aussi gros). Pâle et décoloré, il ne donne aucun signe de vie.

Délivrance naturelle un quart d'heure environ après l'extraction du deuxième enfant. Une traction modérée sur le cordon non lié (cordon du deuxième enfant), combinée à un peu d'expression utérine, amène la sortie du placenta du deuxième enfant et de ses membranes. On procède ensuite à la seconde délivrance. Injection intra-utérine iodée. Le placenta du premier enfant pèse 660 grammes, celui du deuxième enfant, 640 grammes.

Il s'agissait d'une grossesse bivitelline : deux œufs distincts, ayant chacun leur placenta et leur chorion. Les deux insertions placentaires étaient, semble-t-il, éloignées l'une de l'autre.

Suites de couches normales. Malgré mon avis, la femme quitte la Clinique le septième jour après son accouchement.

Je ferai d'abord remarquer que les poids des enfants et surtout des placentas dépassent de beaucoup ceux généralement observés lorsqu'il y a géme lité Le poids de chaque enfant et celui de chaque placenta sont supérieurs à ceux obtenus dans le cas de grossesse simple.

Faut-il signaler aussi le fait d'une version spontanée, qu'on pourrait rapprocher de celui rapporté par Tissier dans le Traité de Tarnier et Budin ? Dans ce dernier cas, il s'agissait d'une présentation de l'épaule qui se transforma en celle du sommet, mais le bras resta procident. Pour ma part, j'ai observé pareil fait dans les débuts de ma carrière.

Mais les deux particularités plus intéressantes que présente notre observation sont, d'une part, l'obstacle apporté à l'engagement de la tête par la procidence des membres supérieurs et, d'autre part, la difficulté d'exécuter le deuxième temps de la version.

On sait que la procidence n'est pas toujours une cause de dystocie. Il est des conditions favorables où cette complication gêne peu ou point l'accouchement : lorsque la procidence est simple et peu prononcée, lorsque le membre prolabé est situé au niveau d'une symphyse sacro-iliaque ou latéralement, c'est-à-dire où il y a de la place. lorsque le bassin est large, lorsque la tête fœtale est petite, enfin lorsque les contractions sont fortes. Dans les conditions opposées, on observera une lenteur ou même une impossibilité de l'accouchement.

Dans le cas qui fait l'objet de cette note, la complexité de la procidence (les deux membres supérieurs) et son degré prononcé (les avant-bras répondaient au détroit supérieur) devaient empêcher l'engagement de la tête.

Le second point intéressant de notre observation consiste en la difficulté qu'a présentée l'évolution du fœtus.

Malgré les tractions exercées sur le pied abaissé dans le vagin, tractions convenablement dirigées et combinées à des manœuvres externes ayant pour but de faire évoluer le fœtus, l'évolution ne s'effectuait pas et la tête restait en bas et à gauche. La double manœuvre, conseillée par Justine Sigmundin et qui consiste à tirer d'une main au moyen d'un lacs sur le membre inférieur abaissé et à refouler la tête avec l'autre main, ne donnait pas de meilleurs résultats, même si, en même temps que cette manœuvre était pratiquée, la main d'un aide essayait d'agir à l'extérieur.

Fallait-il incriminer la présence simultanée au détroit supérieur des deux avant-bras et d'un pied? Guérin-Valmale a rapporté, dans sa thèse, la relation d'un fait qui s'est passé à l'ancienne Maternité de Montpellier. Dans ce cas, le canal génital était encombré par quatre segments de membre (deux bras, la cuisse et la jambe). La version avait été faite sur le genou. Prié de terminer cet accouchement, je ne pus le faire qu'après avoir refoulé un bras dans l'utérus. Mais ici, il ne semble pas qu'on puisse attribuer à cette cause la difficulté présentée par la version.

D'autre part, en palpant et surtout en introduisant la main dans l'utérus, j'avais constaté que, dans son ensemble, cet organe n'était ni contracturé, ni trop fortement rétracté, ce qui aurait constitué des contre-indications à la version. L'obstacle à l'évolution devait tenir à l'anneau de contraction, qui formait une sorte de cercle au-dessus de la tête fœtale, cercle que cette dernière devait franchir pour passer dans la partie supérieure de l'utérus. La preuve, c'est que la tête n'a obéi au mouvement d'élévation que je voulais lui imprimer que quand, une main étant placée entre la tête et la paroi utérine, j'eus, en quelque sorte, écarté l'anneau constricteur avec la face dorsale des doigts, tandis que le talon palmaire de cette main soulevait le globe céphalique. J'ai dû imiter, sans y penser à ce moment, la manœuvre conseillée par M. Budin. Cette manœuvre consiste à refouler l'anneau de contraction à l'aide d'une main, dont les doigts sont placés entre la tête et cet anneau, tandis que l'autre main s'efforce de repousser la tête avec le bout des doigts, un aide se tenant prêt à tirer sur un lacs placé sur le membre inférieur abaissé. L'aide commence les tractions dès que la tête a complètement franchi l'anneau de contraction. Pour M. Budin, la main qui est placée entre la tête et l'anneau agit moins en écartant ce dernier qu'en constituant une sorte de plan incliné. Elle joue plutôt «le même rôle que le plan incliné sur lequel on fait rouler un tonneau pour qu'il franchisse de bas en haut un escalier. Si on se contente de pousser le tonneau contre une marche, il est arrêté par le plan vertical de la marche ; si, au contraire, on forme avec des planches un plan incliné, le tonneau n'est plus arrêté et s'élève sous la pression qu'il subit».

Quoique connaissant fort bien la manœuvre de M. Budin et la trouvant très ingénieuse et rationnelle, je ne pensais pas à y recourir, soit parce que je la croyais moins efficace, soit plutôt parce que je ne reconnaissais pas d'abord la nature de l'obstacle.

Quoi qu'il en soit, c'est en imitant cette manœuvre que j'ai pu déloger la tête et permettre à l'évolution de s'effectuer. Je dois ajouter que, dans le cas particulier, j'ai simplifié le procédé en ce sens qu'une seule main a été introduite dans l'utérus, et, avec le talon de cette main, j'ai soulevé la tête, tandis que la face dorsale des doigts formait le plan incliné décrit par M. Budin. L'autre main, placée à l'extérieur sur l'utérus, pouvait aider la manœuvre, tout en jouant un rôle de soutien et de surveillance.

INVERSION COMPLÈTE DE L'UTÉRUS

APRÈS L'ACCOUCHEMENT (1)

J'ai eu l'occasion de rencontrer un cas d'inversion complète de l'utérus après l'accouchement. En raison de l'extrême rareté de cette complication qui, d'après Ribemont et Lepage, se présenterait 1 fois sur 180,000 à 200.000 accouchements, des dangers auxquels est exposée la femme et de l'efficacité du traitement employé, j'ai cru devoir faire connaître le fait que j'avais observé.

Mme X..., 22 ans, lingère, primipare.

Assez bonne santé habituelle, quoique toujours très pâle. Nerveuse, a eu il y a deux ans, à la suite d'une contrariété, une crise de nerfs qui ne s'est pas renouvelée ; n'a jamais fait de maladie sérieuse.

Premières règles à 13 ans. Depuis, les menstrues reviennent régulièrement tous les 27 jours, d'une abondance ordinaire et durent 5 jours. Pas de leucorrhée. N'a jamais présenté de signes d'une maladie de l'utérus ou des annexes.

Dernières règles en novembre 1893. La grossesse s'est passée sans incidents et sans malaises, sauf des vomissements qui survenaient environ tous les huit jours et qui ont persisté pendant tout le temps de la grossesse.

Premières douleurs le 23 août 1894, à 10 heures du soir. A son arrivée (minuit), la sage-femme constate que le col est dilaté comme un franc ; l'enfant se présente en O I G A. Les

---

(1) Extrait des *Archives de Tocologie et de Gynécologie*, 1894.

contractions sont fortes et fréquentes.. Rupture des membranes à 3 heures; quantité normale de liquide amniotique; dilatation complète à 4 heures. A 5 heures, l'enfant est expulsé. Circulaire autour du cou. Un quart d'heure après l'expulsion, le cordon, n'étant plus animé de battements, est lié et sectionné. On procède alors à la délivrance. Une main est placée sur l'utérus sans le comprimer, et de l'autre main on exerce sur le cordon une traction modérée. Tout à coup la femme est prise d'une forte contraction. En même temps elle se plaint d'une douleur très vive dans la partie gauche du ventre. Pas de syncope. La main de la sage-femme. celle placée sur le ventre, ne sent plus l'utérus. Introduisant l'autre main dans le vagin, la sage-femme sent la tumeur utérine, recouverte par le placenta, laquelle tend à sortir. Elle refoule le tout dans le vagin et, en retirant la main, elle enlève le placenta qui est décollé. Des membranes sont laissées. Hémorragie que la sage-femme déclare n'avoir pas été très abondante. Néanmoins, la femme devient plus pâle encore ; une syncope semble imminente. L'hémorragie, combattue par des applications d'eau froide sur le ventre. est arrêtée. On cherche à empêcher la syncope par les moyens habituels.

A mon arrivée (une demi-heure environ après l'apparition des accidents), je trouve une femme d'une pâleur cireuse, dont les muqueuses sont décolorées. Le pouls n'est pas perceptible. La femme ne voit les objets qu'à travers un brouillard.

On ne perçoit plus le globe utérin dans la région abdominale. De la vulve on voit sortir un lambeau de membranes. J'introduis la main pour explorer la tumeur. Celle-ci est brusquement poussée au dehors et la face interne du globe utérin retourné apparaît entièrement entre les cuisses. Cette face interne est blanchâtre, légèrement rosée. A la partie la plus déclive de la tumeur, se trouve le lieu d'insertion du placenta. Cette insertion était située sur le fond de l'utérus et à droite.

Celte surface ne saigne pour ainsi dire pas. Quelques débris de cotylédons et de membranes sont enlevés. Je procède ensuite à la réduction de l'organe, en m'entourant de toutes les précautions antiseptiques indiquées en pareil cas. Prenant la tumeur à pleine main, je la repousse en haut ; je dois exercer un certain effort. Après une sorte de ressaut, la cavité utérine tend à se reformer. L'utérus, dont le fond est encore en forme de cupule, est perceptible à la main placée au-dessus du pubis. La main introduite dans l'utérus essaie de repousser le fond. La dépression ne disparaît pas complètement. On constate cependant que l'utérus se rétracte. Ecoulement de sang presque insignifiant. Je fais dans l'utérus une injection chaude antiseptique ; piqûres d'ergotine et d'éther.

L'état général de la femme est toujours le même. Le pouls est difficilement perceptible. Les objets sont toujours perçus comme à travers un brouillard.

L'utérus semble moins dur ; la dépression persiste au niveau du fond ; écoulement de sang.

Après avoir vérifié si l'utérus est vide et pratiqué une injection intra-utérine chaude, je procède au tamponnement intra-utérin avec la gaze iodoformée. Une bande de gaze, mesurant 6 mètres de long sur 0,10 cent. de large, est introduite presque toute entière dans l'utérus. La matrice prend alors une forme régulièrement globuleuse, sans dépression au niveau du fond, et présente la dureté qu'elle doit avoir après l'accouchement.

On fait boire à la femme du champagne, de l'eau de Soultzmatt et du lait. Ce dernier provoquant des vomissements doit être laissé.

A 11 heures du matin, la femme se trouve mieux ; elle voit distinctement ce qui l'entoure ; le pouls, quoique faible, est nettement perceptible.

Le placenta, qui a été mis de côté, est soumis à notre examen. Il est volumineux, divisé en deux grands lobes réunis par un pont à leur extrémité; sur un de ces lobes se trouve l'insertion du cordon. A la vue, le placenta est d'aspect normal et ne présente rien à signaler. Le cordon ombilical est court.

L'enfant, bien portant, pèse 3.425 grammes. Sa tête ne présente pas de bosse sanguine.

Si l'on examine le bassin de la mère, on constate qu'il est normal ; le promontoire est inaccessible.

La journée s'est bien passée. La femme a continué à prendre du champagne et de l'eau de Soultzmatt. Elle se trouve bien, sauf quelques vomissements et une légère céphalalgie. Elle n'a pas perdu de sang. Le pouls est plus fort, mais toujours un peu fréquent.

25 août. — La nuit a été bonne. La femme a dormi, a uriné spontanément plusieurs fois. Le pouls est moins fréquent, plus fort. Le teint est moins pâle ; les muqueuses commencent à se colorer.

L'utérus forme un globe bien régulier. L'extrémité de la bande de gaze qui pend hors de la vulve est légèrement teintée de sang. A 7 heures du matin, je procède à l'enlèvement du tampon utérin, ce qui se fait très facilement et sans aucune douleur, la femme gardant le décubitus dorsal. (Lors de l'introduction de la gaze, la femme n'a pas été mise en position obstétricale en raison de son état de faiblesse). La gaze retirée est colorée par le sang. Je fais ensuite une injection intra-utérine qui ressort extrêmement propre.

Durant la journée, la femme prend du lait et du champagne coupé avec de l'eau de Soultzmatt.

La température est normale. L'état général continue à s'améliorer.

26 août. — Température normale. Etat général satisfaisant. — La matrice forme un globe bien rétracté dont le fond est à quatre travers de doigt environ au-dessus du pubis. Lochies rouges. Injections vaginales.

27 août. — L'involution utérine s'accomplit régulièrement; elle semble même plus rapide que d'habitude. Utérus très dur. La femme perd peu; lochies rouges. Les injections vaginales reviennent presque claires.

Température normale; pouls régulier. Etat général satisfaisant. La femme s'alimente.

La puerpéralité a été normale. Le seul point à noter est que la montée de lait a fait défaut. Malgré le régime et la thérapeutique appropriés, il persiste encore des signes d'anémie.

A propos d'un fait particulier, nous n'avons pas l'intention de faire l'histoire de l'inversion puerpérale. Nous nous bornerons à insister seulement sur quelques points se rapportant plus spécialement à notre observation :

1° Le mécanisme suivant lequel l'inversion s'est produite ;

2° Le degré auquel elle est arrivée ;

3° Les accidents dont elle a été la cause ;

4° Le traitement qui a paru efficace.

Si nous ouvrons le livre de Denucé (1), où tout ce qui concerne l'inversion a été traité d'un façon magistrale, et si nous parcourons les travaux plus récents qui ont paru sur le même sujet, nous voyons que la rapidité de la période d'expulsion, la brièveté du cordon, l'implantation du placenta sur le fond de l'utérus, les tractions exercées sur le cordon, conditions qui se sont présentées dans notre observation, ne jouent que le rôle de causes prédisposantes ou secondaires. Du reste, au dire de la sage-femme (personne prudente et expérimentée), les tractions n'ont pas été exagérées.

---

(1) *Traité clinique de l'inversion utérine*, 1883.

D'après Sicard (1), l'inertie utérine, qui est la condition essentielle de l'inversion, reconnaît souvent pour cause une trop grande distension de la fibre musculaire. Dans l'observation que nous rapportons, l'enfant n'était pas trop volumineux et il n'y avait pas d'hydramnios.

L'inertie, due à un état de faiblesse spéciale de la fibre musculaire, a-t-elle, sous l'influence de l'expulsion fœtale et de tractions sur le cordon, produit une simple dépression qui, passée inaperçue, aurait favorisé l'inversion vraie au moment de la délivrance? Si on lit attentivement notre observation, on voit que la sage-femme a trouvé le placenta recouvrant le fond inversé, mais non adhérent. Il faut donc admettre que le fond, au moment de la sortie de l'enfant, a subi un mouvement de retrait qui a décollé le délivre, puis, frappé d'inertie, il a suivi ce dernier dans son expulsion. L'explication qui paraît le mieux convenir est celle indiquée par le Dr Remy (2) et reproduite dans la thèse de Sicard 3). «Il nous semble, dit Remy, que le défaut de rétraction de la surface placentaire et le vide que laisse derrière lui le placenta pendant son extraction sont deux facteurs qui doivent jouer un rôle dans la production de l'inversion utérine de la façon suivante : cette région placentaire affaiblie peut (même dans les cas où le décollement placentaire n'a présenté aucune anomalie) se laisser entraîner par l'effet du vide créé par l'éloignement du placenta qui agit à la façon d'un piston dans le corps d'une pompe; autrement dit, c'est la pression abdominale qui repousse cette portion utérine vers l'intérieur de la cavité, derrière la masse placentaire qui descend sous l'influence des tractions exercées par l'opérateur. L'inertie de l'utérus est-

---

(1) *Contribution à l'étude de l'inversion récente puerpérale* (Thèse Paris, 1892).
(2, *Archives de Tocologie*, février 1891, et avril 1894.
(3) *Loc. cit.*

elle complète, l'organe peut s'inverser tout entier à la suite du placenta dans sa descente et constituer l'inversion complete. Les caillots qui s'accumulent habituellement dans la cavité utérine sous l'influence de l'inertie constituent peut-être, par le soutien qu'ils offrent au globe utérin, le moyen le plus sûr qu'oppose la nature à la production de cet accident. L'inertie est-elle partielle, localisée à la région placentaire, l'inversion ne sera que partielle, une partie se laissant seule entraîner». Dans notre cas, l'inversion devait être commencée, être tout au moins au premier degré, suivant le mécanisme indiqué plus haut ; le fond utérin, agissant alors comme un corps étranger, a déterminé de la part du reste de l'organe une violente contraction, à laquelle ont dû participer les muscles abdominaux. L'inversion s'est complétée : la matrice, se retournant comme un doigt de gant, est venue faire saillie dans le vagin.

Avions-nous affaire à une inversion complète ou incomplète ?

On sait que Denucé a décrit trois degrés.

Le premier degré, ou dépression utérine, est caractérisé par un enfoncement du fond utérin qui ne dépasse pas le col.

Dans le deuxième degré, ou inversion incomplète de Puzos, de Levret et de Leroux, le fond retourné est amené à travers le col jusque dans le vagin, mais le retournement s'arrête devant une barrière qu'il franchit difficilement et qui est l'insertion du vagin autour du col (Baudelocque).

Enfin, dans le troisième degré, ou inversion complète de Puzos, de Levret et de Leroux, le vagin est entraîné et suit l'utérus en se renversant.

Dans mon examen je n'ai pas recherché si le col formait un bourrelet circulaire au-dessus duquel se trouvait une por-

tion plus ou moins grande de vagin ayant subi le renversement. Le diagnostic d'inversion s'imposant, il fallait la réduire le plus tôt possible. Mais il est évident qu'il s'agissait
d'une inversion complète, ou au troisième degré, puisque
l'utérus dans sa presque totalité apparaissait hors de la vulve,
ce qui ne peut se faire sans un renversement au moins partiel du vagin.

Si nous passons aux accidents auxquels l'inversion a donné
lieu, outre la vive douleur qu'a ressentie la femme au moment même de la production de l'inversion (douleur sur
laquelle Denucé a appelé l'attention), nous voyons que ce qui
domine la scène c'est l'état de prostration, d'épuisement extrême, d'anémie profonde, dans lequel était tombée la malade.
Au dire de la sage-femme, l'hémorragie n'aurait pas été
très abondante ; en tout cas, elle n'aurait pas été en rapport
avec les phénomènes constatés. Du reste, ne sait-on pas
qu'avec l'hémorragie, qui peut être foudroyante, un grand
danger de l'inversion est cette stupeur intense, ce trouble profond du système nerveux auquel les Anglais, depuis Hunter,
ont donné le nom de shock. La littérature médicale renferme
des observations où, avec une hémorragie en quelque sorte
insignifiante, la malade a couru les plus grand dangers.

Un dernier point qu'il nous reste à considérer, est celui qui
concerne le traitement.

L'indication était ici bien nette : il fallait réduire et réduire
le plus tôt possible.

Denucé, qu'il faut toujours citer quand il s'agit de l'inversion, décrit ainsi les trois modes de taxis auxquels on peut
recourir :

1° Taxis par refoulement central (méthode de Viardel). Avec
la main fermée ou plusieurs doigts réunis en cône, ou les
doigts isolés, ou un instrument à extrémité mousse, on exerce

une pression sur le fond de l'utérus retourné, de manière à le déprimer, à l'enfoncer graduellement, faisant ainsi une contre-inversion destinée à effacer l'inversion première. Depaul est partisan de ce mode de taxis pour les inversions récentes. Mac'Clintock a démontré comment, avec ce procédé, il arrive un moment où, le fond de la matrice dépassant la hauteur du col, il y a deux replis de la paroi utérine inclus dans le col, de telle sorte que, si une coupe était faite au niveau du col, elle donnerait l'image de trois cercles concentriques. Aussi la réduction exige-t-elle un élargissement considérable du col ;

2° Taxis par refoulement périphérique (méthode d'Amand, de Puzos ou d'Astruc). La main embrasse l'utérus, le repousse par un mouvement de totalité de bas en haut, de manière à faire remonter et rentrer progressivement le pédicule, puis le corps lui-même de l'utérus, rendu plus mince et plus effilé par l'action des doigts ;

3° Taxis par refoulement latéral (méthode de Deleurye).

Pour Denucé, la réduction centrale convient surtout aux inversions très récentes et très complètes, aux cas dans lesquels l'utérus renversé est frappé d'inertie, tandis que le taxis périphérique est mieux applicable aux inversions qui ont déjà eu le temps de se rétracter, aux inversions incomplètes et d'un petit volume et aux inversions chroniques.

C'est au taxis par refoulement périphérique que nous nous sommes adressé et, quoique l'inversion fût complète, la réduction s'est opérée sans grande difficulté. Mais cette réduction n'est pas parfaite ; elle tend à persister à l'état de dépression utérine. La main introduite dans l'utérus essaie de repousser le fond. La dépression ne disparaît pas complètement.

Dans la thèse de Sicard, il y a une observation du docteur Auvard, où cet accoucheur, après avoir réduit un utérus inversé, s'aperçoit, en retirant la main de la cavité utérine, que le fond suit ses doigts et que l'inversion se reproduit, obéissant à la pression intra-abdominale. La main retirée, l'utérus se trouve de nouveau inversé comme au début. N'ayant pas à sa portée des bandes de gaze iodoformée pour faire le tamponnement intra-utérin, l'opérateur introduit de nouveau la main et fait une injection intra-utérine chaude, en même temps qu'il administre du seigle ergoté. La main est toujours dans l'utérus, et au bout d'un quart d'heure, le docteur Auvard sent le muscle utérin prendre consistance et en retirant la main doucement, l'inversion ne se reproduit plus.

Dans notre cas, malgré les injections chaudes et la piqûre d'ergotine, la dépression persistait au niveau du fond de l'utérus, et ce n'est qu'après un tamponnement intra-utérin à la gaze iodoformée (toute trousse obstétricale devrait en être munie) que cet organe s'est rétracté régulièrement dans toute son étendue et a présenté la forme régulièrement globuleuse qu'il doit affecter après tout accouchement. Ici se trouvait encore une indication pour le tamponnement intra-utérin après la délivrance, procédé qui a déjà rendu de si grands services.

UN CAS D'INTOXICATION PAR LE SUBLIMÉ (¹)

Un exemple d'intoxication par le sublimé m'a été offert récemment par une dame, dont les grossesses et les accouchements antérieurs s'étaient toujours bien passés. Les membranes s'étaient rompues 24 heures avant l'accouchement. Ce dernier fut normal ; enfant vivant et bien portant.

Le troisième jour des couches, température du matin, 38°,6 ; dans la journée, frisson, après lequel le thermomètre s'élève à 39°,8.

Le médecin de la famille fait une injection intra-utérine au sublimé (sublimé 0,25 centigr. pour 1 litre d'eau bouillie). 2 litres de liquide passent dans l'utérus.

A partir de ce moment, le thermomètre resta toujours au-dessous de 38°.

Matin et soir, injections vaginales au phénosalyl.

Quoiqu'il n'y eût pas de fièvre, l'état de l'accouchée semblait cependant laisser à désirer.

Le dixième jour des couches, on remplaça, dans les injections vaginales, le phénosalyl par le sublimé. Seulement, par suite d'une erreur involontaire de la garde, qu'on avait insuffisamment renseignée sur la quantité de sel contenue dans les paquets, on fit passer dans le vagin plusieurs litres d'une solution de sublimé à raison d'au moins 0,50 centigrammes de sublimé par litre d'eau bouillie.

Le lendemain, Mme X... se plaignait de céphalalgie, d'un

---

(1) Société des Sciences méd. de Montpellier, 1901.

malaise général, d'une sensation de fatigue dans tout le corps, de chaleur dans les membres.

Le pouls était petit, fréquent. Le thermomètre ne dépassait pas 36°.

Je fus appelé à voir la malade le quatorzième jour après son accouchement.

Il y avait alors de la céphalalgie, de l'insomnie, une sensation de brûlure au niveau de la peau (mais sans éruption). Sur les gencives, on remarquait un liséré avec érosions légères. La langue, outre son augmentation de volume, était recouverte d'un enduit blanchâtre et présentait une érosion légère sur le côté droit.

Pas de salivation, ni de goût métallique.

Le ventre était sensible à la pression au niveau des fosses iliaques; selles très fétides.

Diminution des urines; pas d'albumine.

Pouls petit, fréquent, mais régulier. T. 36° et quelques dixièmes.

Tendance à la syncope. Plusieurs fois dans la journée, Mme X... était sur le point de se trouver mal. Ces malaises, qui impressionnaient la malade, étaient suivis de sueurs abondantes.

Du côté des organes génitaux, du cœur, des poumons..., rien d'anormal.

Régime lacté absolu; chlorate de potasse et citron contre la stomatite; naphtol à l'intérieur.

Les jours suivants, les symptômes s'accentuent.

Sensation de gêne au niveau du gosier; goût métallique prononcé.

Selles décolorées, très fétides.

Diminution des urines.

T. à peine 36° et quelques dixièmes; pouls petit, faible.

Sensation de faiblesse générale. Tendance à la syncope plus marquée.

Piqûres de caféine.

Injections sous-cutanées de sérum artificiel.

En deux jours, j'injecte 1.800 grammes d'eau salée. Chaque injection est suivie d'une réaction fébrile légère et passagère.

A partir de ce moment, diurèse plus abondante, moins de tendance à la syncope, amélioration générale. La guérison ne tarda pas à être complète.

Cette observation m'a paru intéressante au point de vue du diagnostic, de la cause des accidents et du traitement.

A) Au début, à cause de la forme atténuée des accidents locaux, l'intoxication hydrargyrique pouvait être méconnue. Cependant, si on étudie bien les symptômes présentés par la malade et si on les rapproche de la description donnée par M. Tarnier, on est admis à conclure à une intoxication par le sublimé.

B) Comme causes, il faut nécessairement incriminer l'injection intra-utérine et les injections vaginales.

Est-ce à dire qu'il faille les supprimer ? nullement.

a) Seulement, les injections intra-utérines *post-partum*, quand elles sont indiquées, ne devront pas être faites au sublimé.

Une injection intra-utérine au sublimé, même si elle est suivie d'une injection d'eau bouillie, peut être le point de départ d'accidents graves, même mortels. M. Tarnier en a rapporté deux exemples.

Faut-il se servir d'acide phénique ? S'appuyant sur la clinique et l'expérimentation, le maître que je viens de nommer a montré qu'une mort subite peut être la conséquence de l'introduction de cet antiseptique dans les sinus veineux.

Aussi, en pareil cas, M. Tarnier conseillait-il les injections iodées, très puissantes au point de vue antiseptique et ne présentant pas les dangers du sublimé. De plus, par ses vapeurs, l'iode pénètre plus profondément dans le tissu utérin. Pour ma part, je pourrais citer cinq exemples récents (dans deux cas il s'agissait de femmes de confrères) où, à la suite d'une injection iodée (formule de M. Tarnier), une infection, qui débutait dans les trois ou quatre premiers jours des couches et qui s'annonçait par un frisson et une température de 39° et de 40°, a été enrayée et d'une façon définitive.

A défaut d'iode, on pourrait se servir de permanganate de potasse, quoique ce dernier sel soit regardé comme moins puissant.

b) Quant aux injections vaginales au sublimé pendant les suites de couches, je crois qu'elles doivent être maintenues à titre curatif et à titre prophylactique. A ce double titre, elles offrent de précieux avantages, et, faites avec précaution, elles ne présentent pas les dangers de l'injection intra-utérine au sublimé. M. Varnier déclare qu'après y avoir renoncé dans les suites de couches physiologiques, il reconnaît maintenant les avantages de ces injections, et il s'appuie sur des considérations cliniques et sur les données récentes de la bactériologie.

Seulement, il faut ajouter que les injections vaginales au sublimé doivent être surveillées, qu'elles ne doivent pas être abandonnées à des mains inexpérimentées ou imprudentes ; que les paquets de sublimé doivent être dosés à 0,25 centigr., de façon qu'un paquet réponde à 1 litre d'eau bouillie ; que ces paquets doivent être colorés, ce qui permet d'éviter bien des erreurs ; enfin que, s'il y a albuminurie ou susceptibilité particulière à l'égard de cet antiseptique, on devra le remplacer par un autre.

C) A propos du traitement, je ferai remarquer les bons résultats que m'ont donnés les injections d'eau salée, qui d'une part ont dilué la solution de sublimé introduite dans l'organisme et d'autre part en ont favorisé l'élimination. Je me suis servi de la solution avec chlorure de sodium sans addition de sulfate de soude.

A propos de l'intoxication possible par les injections vaginales au sublimé pendant les suites de couches, je ferai remarquer qu'il est une disposition du vagin et de la vulve qui semble devoir favoriser cette intoxication. C'est, d'une part, le relâchement, le manque de rétractilité des parois vaginales ; c'est, d'autre part, la situation élevée de l'orifice vulvaire. On comprend que, dans ces conditions, une petite quantité du liquide injecté puisse séjourner dans les parties génitales, en raison de la position horizontale de la femme, et, par son contact prolongé avec les petites plaies consécutives à l'accouchement, déterminer une intoxication, le plus souvent légère, mais dont cependant il faut tenir compte.

NOTE SUR QUELQUES FAITS CLINIQUES ([1])

Avant de quitter le service, je désire résumer quelques faits qui viennent de se passer à la Clinique et qui peuvent présenter quelque intérêt.

Si tout d'abord nous nous occupons des divers ÉTATS PATHOLOGIQUES QUI PEUVENT COMPLIQUER LA GROSSESSE, nous trouvons plusieurs observations intéressantes.

Deux cas de *tuberculose* chez la femme enceinte nous montrent la double influence fâcheuse exercée d'une part par la grossesse, surtout par l'accouchement, sur l'évolution de la maladie maternelle et d'autre part par cette dernière sur le produit de conception.

Un exemple de *cardiopathie* compliquant la grossesse nous a été offert par une malade du service. M. le professeur Carrieu, qui a bien voulu venir l'ausculter, diagnostiqua un rétrécissement et une insuffisance de la valvule mitrale avec souffle anémique au niveau de l'orifice aortique. Albuminurie persistante malgré le régime lacté. Accidents pulmonaires qui sont combattus par un traitement approprié. Les accès de suffocation devenant de plus en plus fréquents, la femme étant du reste près du terme, je me décide à provoquer l'accouchement et à en accélérer la marche par l'introduction successive de deux ballons de Champetier. Dès que l'état de l'orifice utérin, qui est dilatable sans être complètement dilaté, me permet d'intervenir, voulant éviter à la femme les efforts

---

(1) Leçon faite à la Clinique obstétricale (26 novembre 1897) et reproduite dans le *Nouveau Montpellier médical* (t. VI. 1898).

de la période d'expulsion, je termine l'accouchement par une application de forceps, qui amène un enfant vivant.

On ne permit pas à la mère de nourrir son enfant, qui fut placé à la Crèche. De suite après l'accouchement, les accidents parurent s'amender. Mais ils reparurent pendant les suites de couches, et, à sa sortie de la Clinique, la femme dut être envoyée dans un service médical.

Un élève du service, ayant pris cette observation pour sujet de thèse, se mit à ausculter avec soin le cœur de toutes les enceintes et parturientes et put, je crois, vérifier la justesse de cette remarque faite par M. Vinay (de Lyon) : si l'on regarde la grossesse et l'accouchement comme devant fatalement et toujours exercer une influence fâcheuse sur une affection cardiaque, c'est qu'on ne note que les cas où des accidents plus ou moins graves se sont produits ; les autres cas sont passés sous silence. Car l'affection cardiaque, ne s'étant manifestée par aucun accident, n'a pas été recherchée et par suite a été méconnue.

Nous avons observé plusieurs cas d'*albuminurie*. Nous avons vu ce symptôme disparaître ou du moins n'être suivi d'aucun accident, sous l'influence du régime lacté appliqué dans toute sa rigueur et *pendant un temps suffisant*.

Nous rapporterons deux observations d'*éclampsie*. La première est celle d'une femme qui fut apportée à la Clinique en état comateux. Elle venait d'avoir plusieurs crises éclamptiques. Les urines étaient fortement albumineuses. Saignée de 300 gram. ; lavement purgatif. La malade ne tarde pas à revenir à elle. Elle n'a plus eu de nouvelle crise. Régime lacté absolu.

Quelques jours après l'entrée de la femme dans le service, les battements fœtaux cessent d'être perçus. Deux mois plus tard, l'enfant est expulsé en état de macération.

Dans le deuxième cas, il s'agit d'une primipare qui était

dans le service depuis un mois et demi et dont les urines, examinées toutes les semaines, n'avaient pas présenté d'albumine, lorsqu'un matin on en trouva une certaine proportion. Immédiatement, régime lacté absolu. Pour M. Tarnier, une femme albuminurique soumise au régime lacté depuis au moins huit jours ne devient pas éclamptique. Or, il n'y avait que trois jours que notre malade était au régime lacté lorsqu'elle entra en travail. A la dilatation complète, première crise d'éclampsie suivie rapidement de quatre autres crises, qui se succèdent pour ainsi dire coup sur coup. Chloroforme ; lavement simple, puis au chloral ; saignée de 300 gram. A partir du moment où la saignée est pratiquée, il n'y a plus de crise.

Je termine l'accouchement par une application de forceps sur la tête, qui est en droite postérieure, et j'amène un enfant vivant, du poids de 3.930 gram. Perte abondante produite par un décollement intempestif du placenta, qui était inséré à peu de distance du col. On pratique à la femme une injection sous-cutanée de sérum artificiel. Les suites de couches ont été bonnes.

Dans les deux cas précédents, la *saignée* ne semble-t-elle pas avoir eu un heureux résultat?

Nous arrivons aux Accouchements qui ont présenté quelques particularités.

Signalons sans y insister :

Une observation de *Gros œuf*, où le volume un peu exagéré de l'enfant paraît dû à une grossesse qui a dépassé le terme ;

Deux terminaisons de l'accouchement en *occipito-sacrée* (dans un cas l'occiput se dégagea le premier comme le voulait le professeur Pajot, dans l'autre cas ce fut une région voisine de la grande fontanelle comme l'enseignait M. Tarnier) ;

Deux *présentations du siège* (une fois, il s'agissait alors d'un siège décomplété, on tenta la manœuvre conseillée par M. Pinard et décrite par ses élèves Mantel et Potocki, on échoua et on termina par l'extraction manuelle du siège) ;

Enfin, *trois applications de forceps*, au bas de l'excavation ou sur le périnée, sur des têtes en variété antérieure.

Mais il est *quelques faits* qui méritent de nous arrêter. Tels sont ceux se rapportant :

A un *rétrécissement pelvien ;*

A un *placenta prævia ;*

A une *grossesse gémellaire avec prolapsus d'un cordon.*

Sur 4 cas de *bassin rétréci*, 2 seuls seront mentionnés.

La première observation est celle d'une multipare, qui présentait des stigmates de rachitisme, mais dont les antécédents obstétricaux pouvaient faire penser à un bassin normal. Nous rappelant combien dangereuse est la formule qui prétend que les accouchements antérieurs jaugent le bassin, nous avons procédé à la mensuration de ce dernier.

Diam. promonto-sous-pubien : 10 centim. 1/2 (rétrécissement annelé).

La femme étant à 8 mois et demi de grossesse environ, je me décide à provoquer de suite l'accouchement. La tête ayant tendance à fuir vers l'une des fosses iliaques, je la ramène au-dessus du détroit supérieur et l'y fixe avec la ceinture de M. Pinard.

L'introduction d'une bougie de Krause, qui fut faite selon les règles de l'asepsie, ne tarda pas à provoquer des contractions utérines. La femme accoucha la nuit suivante d'un enfant vivant, de 3.110 gram. (Diam. bipariétal : 9 centim. ; Diam. bitemporal : 8 centim.).

La manière dont s'opéra la descente de la tête montra bien qu'il était temps d'agir. La suture sagittale se plaça dans le diamètre transverse, il se produisit au début un léger mouvement de déflexion, enfin les deux bosses pariétales franchirent successivement et non simultanément le détroit supérieur ; en un mot, on observa ce mécanisme spécial qui a lieu lorsque la tête cesse d'être au large dans le bassin et que ce dernier devient en quelque sorte juste pour la tête qui doit le traverser.

Le deuxième cas offre plus d'intérêt. Il s'agit ici d'une femme accouchée une première fois il y a quelques années. D'après son dire, un médecin aurait alors essayé de retourner l'enfant, aurait échoué dans ses tentatives, enfin aurait terminé l'accouchement par une application de forceps qui amena un enfant mort.

A l'examen de la femme, on constate que l'enfant se présente par le sommet, en position gauche. La tête est au-dessus du détroit supérieur, mais l'abondance du liquide amniotique ne permet pas d'appliquer la tête sur le détroit pour pratiquer le palper mensurateur. Les battements fœtaux s'entendent nettement à gauche.

Au toucher, on constate que le travail est commencé.

La mensuration du bassin nous donne :

Diam. promonto-sous-pubien : 9 centim. 5 ; d'où :

Diam. promonto-pubien minimum 8 centim. ;

il existe un faux promontoire ;

Diam. conjugué externe : 16 centim..

Il n'est plus question d'accouchement prématuré puisque la femme est en travail. Quant à la ressource précieuse que pourra donner la symphyséotomie, la femme, à laquelle on a laissé entrevoir la nécessité possible de cette opération, déclare d'avance qu'elle refuse de s'y soumettre, bien qu'on lui ait présenté cette opération sous son jour le plus favorable.

A la dilatation complète, je romps la poche des eaux et je repousse un bras procident. La tête s'applique sur le détroit supérieur, qu'elle déborde ; on attend pour voir ce que peut la nature. Malgré des contractions énergiques et fréquentes, la tête déborde toujours au-dessus de la symphyse, et il est évident qu'elle ne descendra pas dans l'excavation sous le seul effort des contractions.

En raison d'une part des inconvénients que présenterait ici une application de forceps et d'autre part des bons résultats qu'a donnés la version à divers accoucheurs et particulièrement à M. Budin, je me décide pour cette dernière opération. On chloroforme la femme, qui refuse d'abord d'être endormie et n'accepte enfin l'anesthésie que sur ma promesse formelle qu'on ne profitera pas de son sommeil pour pratiquer sur elle la moindre incision. L'occiput et par suite le dos de l'enfant étant à gauche, j'introduis la main gauche, c'est-à-dire celle qui regarde le plan antérieur du fœtus. Je repousse la tête vers la fosse iliaque gauche et je vais à la recherche du pied. Comme il faut agir dans l'intervalle des contractions et que ces dernières sont très fréquentes, on ne peut opérer qu'avec une grande lenteur. Pour faire évoluer le fœtus, il est nécessaire de recourir à la double manœuvre: de la main gauche, à l'aide d'un lacs, je tire sur le pied abaissé, tandis que ma main droite repousse directement la tête.

L'extraction de l'enfant ne présente de difficulté qu'au moment où la tête dernière est arrêtée au niveau du détroit supérieur. On pratique la manœuvre de Champetier de Ribes, mais il faut de grands efforts pour faire descendre la tête dans l'excavation.

Malgré tous les moyens mis en usage, l'enfant ne put être ranimé. Il pesait 2.970 gram.; Diam. bipariétal : 9 centim. 1/4; diam. bitemporal : 8 centim. 1/4. Diam. transversal du crâne mesuré au niveau d'une dépression produite sur ce dernier par le promontoire : 8 centim. 1/2.

Il faut tenir compte aussi du faux promontoire qui a dû gêner le mécanisme qui permet de faire franchir à une tête dernière un détroit supérieur rétréci suivant son diamètre antéro-postérieur.

Une observation de *Placenta prævia* nous a été fournie par une femme qu'un médecin des environs amena à la Clinique, anémiée et épuisée par plusieurs hémorragies antérieures.

La femme était en travail. L'enfant se présentait par le siège. Au toucher, à travers un col effacé et incomplètement dilaté, on trouvait le placenta qui recouvrait l'orifice utérin. Porté en arrière et à gauche, le doigt explorateur arrivait sur les membranes qui étaient intactes et à travers lesquelles on sentait un pied. La conduite à tenir était ici bien nettement indiquée.

Il fallait : 1° Rompre largement les membranes, comme le dit M. Pinard, afin d'éviter le tiraillement sur le placenta ;

2° Abaisser le pied du fœtus, comme le conseillait Braxton Hicks, afin de se servir du membre inférieur comme d'un tampon, comme d'un dilatateur de l'orifice utérin et au besoin comme d'un moyen d'extraction.

La rupture des membranes était ici chose possible puisqu'elles étaient accessibles au doigt. D'autre part, si l'hémorragie continuait malgré la déchirure des membranes, on pouvait, grâce à l'abaissement du pied, parer aux accidents. Enfin, le fœtus se présentait par le siège, le pied qui s'offrait au doigt était justement l'antérieur ; voilà autant de circonstances heureuses qui venaient en aide à l'accoucheur.

Comme les membranes fuyaient sous le doigt, je dus, pour les rompre, me servir d'une sonde cannelée ; je les déchirai ensuite largement avec le doigt. L'abaissement du pied présenta quelque difficulté, je ne pus l'amener dans le vagin qu'à l'aide d'un lacs que j'avais glissé au-dessus des deux malléoles.

L'enfant était mort. Il pesait 1.775 gram. Les suites de couches furent normales. La femme quitta le service entièrement rétablie.

Le placenta présentait les caractères du placenta prævia : il

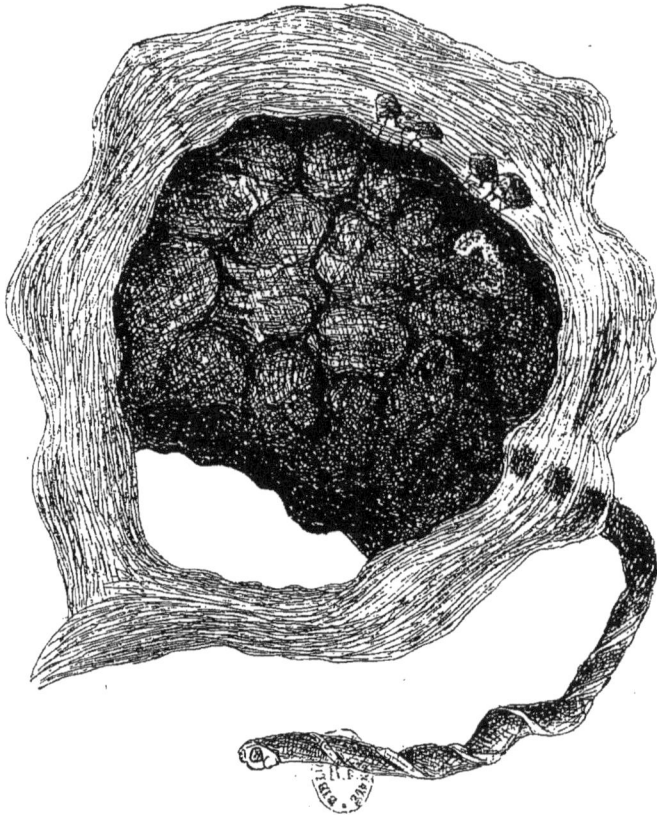

Planche IV. — *Placenta prævia.*

Déchirure des membranes au niveau du bord du placenta ; petits cotylédons
supplémentaires reliés au bord opposé par de fins vaisseaux.

était aplati et étalé. — Au niveau d'un de ses bords, on voyait la déchirure des membranes. De petits cotylédons supplémentaires étaient reliés au bord opposé par de fins vaisseaux (*V. dessin*).

Enfin, je citerai un cas de *Grossesse gémellaire* qui offrit cette particularité, qu'au moment de l'entrée de la femme à la Clinique, le cordon ombilical d'un des enfants pendait hors de la vulve et n'était animé d'aucun battement. Les précautions antiseptiques étant prises, je procédai rapidement à l'extraction du premier fœtus qui se présentait par le siège. Heureusement, la dilatation était complète et la femme était une grande multipare dont les parties molles n'offraient aucune résistance. Les deux enfants naquirent vivants. Placenta unique, mais deux chorions et deux amnios.

Nous n'avons pas eu à pratiquer de version par manœuvres internes pour *présentation de l'épaule*. Chez quatre femmes du service, qui étaient dans le dernier mois, nous avons constaté que le fœtus était placé transversalement. Mais de suite nous avons cherché, par de simples manœuvres externes, à corriger cette situation vicieuse, et assez facilement nous avons réussi à ramener la tête au-dessus du détroit supérieur. Elle y était ensuite maintenue à l'aide de la ceinture de M. Pinard, qui agit, comme on le sait, en doublant, en renforçant les parois abdominales relâchées et en rétrécissant l'utérus suivant son diamètre transversal. Malgré les avantages précieux de cette ceinture, il est bon de ne pas s'y fier d'une manière absolue et, après l'avoir mise avec soin, de vérifier de temps en temps, par le toucher, si la tête reste toujours à sa place ou si, au contraire, elle a tendance à fuir vers l'une ou l'autre fosse iliaque.

Le fait suivant montre la nécessité de faire garder la ceinture d'une manière permanente. Une multipare, chez laquelle j'avais corrigé une présentation vicieuse et qui portait une ceinture depuis plusieurs jours, fut laissée sans ceinture pendant 24 heures seulement. Elle était encore à trois semaines du terme ; le col avait toute sa longueur et rien ne faisait soupçonner une éventualité fâcheuse. Le lendemain, on devait remettre la ceinture. Mais, pendant la visite, la femme perdit brusquement les eaux. On l'examina de suite et on trouva le fœtus en présentation transversale. La version par manœuvres externes était encore possible et cette fois la ceinture fut maintenue jusqu'à ce que la tête fût nettement engagée.

Voici maintenant QUELQUES FAITS RELATIFS A LA DÉLIVRANCE :

L'examen d'un délivre nous a permis de constater l'existence de *cotylédons supplémentaires* qui n'étaient réunis au gâteau placentaire que par de fins vaisseaux. A ce propos, nous avons insisté sur l'utilité de cette recommandation de M. Tarnier de ne jamais oublier d'examiner les membranes par transparence, afin de voir si la présence de vaisseaux ne vient pas déceler l'existence de cotylédons supplémentaires ; si ces derniers sont retenus dans la cavité utérine, l'accoucheur en est ainsi averti.

Nous avons rencontré :

Le *placenta syphilitique*, caractérisé par sa teinte d'un blanc jaunâtre (dégénérescence granulo-graisseuse des villosités), mais surtout par son volume et son poids exagérés ;

Le *placenta albuminurique*, ordinairement petit, avec ses noyaux hémorragiques qui lui donnent une apparence truffée ;

Enfin, le *placenta cardiaque*, décrit il y a quelques années par M. Pinard. Un élève du service a fait dessiner un bel exemple de placenta cardiaque, afin d'en reproduire la forme et l'aspect dans sa thèse inaugurale.

Au sujet du placenta syphilitique, je rapporterai un fait bien instructif. Une femme de la Clinique était accouchée

d'un enfant en apparence bien portant ; mais nous avions été
frappé par le poids exagéré de son placenta, qui pesait près
de 700 gram. La femme, n'ayant pas de lait, ne put allaiter
son enfant. Quoique la mère ne présentât aucun accident de
nature spécifique et n'avouât aucun antécédent suspect, néanmoins, basant uniquement notre soupçon sur le poids excessif
du placenta, nous ne voulûmes pas qu'on mît l'enfant au sein
d'une autre femme. Bien nous en prit ; car, huit jours après
sa naissance, l'enfant présenta du pemphigus à la paume des
mains et à la plante des pieds ; puis bientôt apparurent d'autres accidents de nature manifestement syphilitique.

Neuf fois, l'examen des membranes nous a montré la justesse de cette remarque, sur laquelle insiste M. Pinard :

*L'insertion basse du placenta est une cause de rupture pré-
maturée de la poche des eaux et d'accouchement prématuré.*

Dans deux cas où l'*adhérence des membranes* retenait dans
le segment inférieur le placenta décollé, on introduisit la
main dans la cavité utérine pour opérer le décollement des
membranes, qui fut suivi de l'extraction du délivre.

Dans un autre cas il y eut *rétention des membranes.* Quoiqu'on prît des précautions antiseptiques (toilettes vulvaires et
injections vaginales fréquentes, occlusion antiseptique de la
vulve), on vit néanmoins se manifester des signes d'infection
qui disparurent après l'expulsion des membranes, une injection intra-utérine iodée et un écouvillonnage de la cavité
utérine.

Les SUITES DE COUCHES furent apyrétiques, sauf dans six cas
où le thermomètre atteignit ou dépassa 38°.

Deux fois cette élévation de température était d'origine
utérine ; il suffit d'une injection intra-utérine iodée, d'un
écouvillonnage, pour que tout rentrât dans l'ordre.

Quatre fois le point de départ fut le sein : lymphangite

25

légère qui céda rapidement sous l'influence de l'application de compresses chaudes imbibées d'une solution de sublimé.

Comme MORBIDITÉ et MORTALITÉ INFANTILES, nous citerons d'abord deux cas d'ophtalmie purulente des nouveaunés. Ici, comme toujours, on avait fait le traitement prophylactique : désinfection du vagin par des injections antiseptiques pendant la grossesse et l'accouchement ; lavage antiseptique de l'œil du nouveau-né et instillation d'une goutte d'une solution de nitrate d'argent à 1/75 ; enfin, on avait pris les précautions multiples conseillées par M. Tarnier pour éviter une infection secondaire. Mais, dans un cas, la mère avait une vaginite suraiguë, et, la période d'expulsion ayant été très longue, l'œil fut par cela même exposé à un contact prolongé avec les liquides vaginaux.

Dans le second cas, il s'agissait d'une ophtalmie tardive, qui du reste fut légère. Les deux enfants quittèrent le service complètement guéris.

Nous avons perdu deux enfants, dont l'un était atteint de syphilis grave.

Nous avons eu à soigner TROIS ENFANTS NÉS PRÉMATURÉMENT, dont l'un était âgé de six mois et quelques jours. La couveuse, le gavage, les inhalations d'oxygène, qui, comme l'a montré Mlle Landais, rendent plus pur et plus vivifiant l'air de la couveuse, nous ont donné de très bons résultats. Ces résultats ne sont obtenus qu'à la condition de ne négliger aucune des précautions dont un débile doit être entouré.

Nous terminerons en citant deux cas d'AVORTEMENT, ou plutôt de RÉTENTION PLACENTAIRE APRÈS AVORTEMENT, que nous venons d'observer. Il s'agissait d'avortements du troisième et quatrième mois. Or, on sait qu'à cette époque de la grossesse, l'expulsion du fœtus, en raison de son petit volume, n'offre pas de difficulté, qu'à ce point de vue on peut le regarder comme une quantité négligeable, tandis que la délivrance est le point important. C'est ce qui a fait dire que l'avortement du troisième et du quatrième mois était l'accouchement d'un placenta. Dans nos observations, il y eut rétention du délivre, c'est-à-dire que six heures après l'expulsion du fœtus le placenta était encore dans l'utérus. M. Tarnier a montré dans quelles conditions l'intervention immédiate est formellement indiquée. En l'absence de ces conditions, nous nous sommes borné à l'expectation (1), mais à une expectation vigilante et active, à une expectation armée : injections vaginales fréquentes avec une solution de permanganate, toilettes vulvaires également fréquentes et, dans l'intervalle des injections, occlusion de la vulve avec la gaze iodoformée. L'état général et local de la femme était surveillé avec le plus grand soin. Nous nous tenions prêt à intervenir activement à la moindre alerte, au moindre signe d'infection ou d'hémorragie. Nous n'avons eu qu'à nous louer de cette ligne de conduite, qui a été magistralement tracée par le professeur Tarnier et qui est également suivie par le maître que nous avions l'honneur de remplacer.

---

(1) Moins partisan aujourd'hui de l'expectation, nous conseillerions, dans ces cas de rétention placentaire post-abortive, l'évacuation et la désinfection immédiates de la cavité utérine.

LE PROFESSEUR TARNIER (1)

La science obstétricale vient de perdre en France son représentant le plus illustre, le professeur Tarnier.

Celui qui écrit ces lignes n'a pas la prétention de faire
revivre devant ses lecteurs cette grande figure médicale et
de pouvoir leur retracer en quelques mots toute l'œuvre
scientifique de ce maître incomparable.

Je rappellerai cependant sa collaboration active à ce ma-
gnifique Atlas qui porte son nom associé à ceux de Lenoir et
de Sée, sa révision de l'ouvrage de Cazeaux, sa thèse d'agrégation sur l'*Extraction fœtale*, ses nombreux articles dans le
Dictionnaire de Médecine et de Chirurgie pratiques et dans les
journaux spéciaux, ce *Traité d'Obstétrique*, si impatiemment
attendu et dont bientôt il allait signer les dernières pages,
enfin, comme digne couronnement de sa carrière professo-
rale, ces leçons si remarquables et si pratiques sur l'*Asepsie et
l'Antisepsie*, leçons dont la lecture doit être familière à tout
accoucheur.

L'influence du chirurgien en chef de la Maternité a-t-elle
été étrangère aux thèses, toujours consultées, sur la pelvimé-
trie, sur la tête fœtale, sur l'anatomie topographique du
fœtus... ?

Que de recherches originales inspirées par les entretiens
familiers du maître ! que de travaux qui sont, en quelque
sorte, le reflet de son enseignement oral et pratique !

---

(1) *Nouveau Montpellier médical*, 4 décembre 1897.

Ceux qui ont eu l'honneur de connaître le professeur Tarnier raconteront la dignité de sa vie, son honnêteté scrupuleuse en toutes choses, surtout dans les questions scientifiques, sa bonté, dont sa sollicitude constante et généreuse envers les accouchées pauvres est la meilleure preuve. Tous rendront hommage à la rectitude de son jugement et à la modération qu'il apporta toujours dans les discussions, modération que le professeur Pajot déclarait admirer sans pouvoir imiter.

Ce que je voudrais surtout faire ressortir ici, c'est le rôle considérable qu'a joué M. Tarnier dans la lutte entreprise par les accoucheurs contre ce terrible fléau qui autrefois décimait les maternités : la *Fièvre puerpérale*. Les idées émises par Semmelweis sur l'étiologie de la fièvre puerpérale étaient en quelque sorte restées sans écho, lorsqu'en 1856 M. Tarnier entra à la Maternité de Paris en qualité d'interne. Cette même année, il y vit mourir 132 femmes. Sur 19 accouchées, il y avait un décès. Mais la mortalité était inégalement répartie sur les différents mois de l'année. A certains moments, elle devenait énorme. Ainsi, du 1er au 10 mai, il y eut 32 accouchements et on compta 31 décès ! En présence d'un pareil fléau, on se décida à fermer la Maternité, mais cette mesure radicale était malheureusement bien tardive : « Je voyais, nous dit M. Tarnier, des femmes entrer à l'hôpital bien portantes, pleines de vie, et vingt-quatre ou quarante-huit heures après, j'assistais à leur agonie ! C'était un spectacle épouvantable. J'interrogeai mes maîtres de la Maternité, Paul Dubois, Danyau, Delpech ; je leur dis qu'il me semblait impossible qu'une telle mortalité fût générale et qu'on la retrouvât aussi grande dans la pratique civile. Ils m'affirmèrent qu'il en était de même en ville, et que l'épidémie y régnait aussi bien qu'à l'hôpital. Cela a toujours été ainsi, me dirent-ils, cela sera toujours. Je me révoltai contre le fatalisme d'une telle réponse, et, dans l'ardeur et la confiance que donne la jeunesse, j'essayai de découvrir la cause des épidémies de fièvre puerpérale et de trouver moyen d'y porter remède ». Les efforts du jeune interne furent couronnés de succès, et lui, qui cependant ignorait les travaux antérieurs de Kneeland et de Semmelweis, ne craignit pas d'aller à l'encontre de toutes les idées admises, de résister aux nombreuses objections de ses chefs de service, pour démontrer, preuves irréfutables en main et d'une façon en quelque sorte mathématique, que la fièvre puerpérale était une maladie contagieuse. Démontrer, comme le faisait M. Tarnier dans sa thèse de doctorat, la contagiosité de la fièvre puerpérale, c'était en indiquer la prophylaxie et, par suite, le moyen de sauver des milliers d'existences.

En 1867, M. Tarnier fut nommé chirurgien en chef de la Maternité. Trouvant tout à fait insuffisantes les mesures prophylactiques qu'on y avait instituées, il ne cessa de réclamer et de faire tous ses efforts pour faire enfin adopter des dispositions conformes à ses idées sur la contagion. Il réussit à obtenir la réalisation de ses projets. Immédiatement, le chiffre de la mortalité s'abaissa d'une manière très notable. Quand, quelques années plus tard, M. Tarnier eut le mérite d'introduire dans son service l'Asepsie et l'Antisepsie, il réduisit au minimum la mortalité et la morbidité des accouchées.

Par son exemple, par sa parole et par ses écrits, ne craignant pas d'entrer dans les détails les plus minutieux, il a plus que personne contribué à mettre la femme enceinte et l'accouchée à l'abri de toute cause d'infection.

Est-il nécessaire de rappeler que M. Tarnier employa le premier le sublimé en obstétrique, qu'il insista sur la nécessité du régime lacté absolu dans l'albuminurie gravidique, enfin qu'il eut l'honneur de réussir à Paris une opération césarienne, alors que depuis près d'un siècle cette opération n'y avait compté que des insuccès ?

Les soins à donner aux enfants nés prématurément furent aussi l'objet des recherches de M. Tarnier. En introduisant dans la pratique médicale la *Couveuse* et le *Gavage*, il permit aux accoucheurs d'élever les enfants nés dans le courant du septième et du huitième mois, et l'époque de la viabilité au point de vue clinique vint se confondre avec la viabilité légale.

Citerai-je tous les instruments inventés par M. Tarnier, son ballon excitateur, son écarteur à trois branches, son embryotome rachidien... ?

Je ne puis passer sous silence le *forceps* de M. Tarnier, cet ingénieux instrument, dont la tige métallique coudée, à poignée mobile, réalise les deux grands principes posés par Hubert et par Chassagny et remplace ainsi avantageusement la tige fixe du professeur de Louvain et les cordons du médecin lyonnais. Avec cet instrument, on peut tirer suivant l'axe du bassin, porter la traction sur le centre de figure de la tête, rendre la pression indépendante de la traction, laisser à la tête la liberté d'évoluer, ou au contraire, s'il s'agit d'une variété postérieure, ramener facilement l'occiput en avant à l'aide des branches de préhension ; enfin, si une erreur de diagnostic a été commise, si une terminaison en occipitosacrée a été méconnue, le forceps pourra avertir l'opérateur de son erreur, le reproche adressé à l'instrument par M. Pajot devenant ainsi sa plus belle louange. Mais que d'essais, que de travail avant d'arriver au dernier modèle de ce forceps, dont le succès, depuis sa présentation au Congrès de Londres, n'a fait que s'affirmer tous les jours davantage !

Il me reste à parler du *Basiotribe*, de cet excellent instrument, qui est à la fois un perforateur, un crânioclaste et un céphalotribe perfectionné. On a bien essayé de modifier le modèle primitif. Mais, comme je l'ai entendu dire au professeur Pinard dans une leçon, le meilleur basiotribe est encore celui qui par un trait de génie fut enfanté par le cerveau de M. Tarnier.

Tout le monde sait à quelle haute situation était arrivé M. Tarnier. Il fut pendant plusieurs années l'accoucheur parisien le plus occupé et le plus en vue. Les honneurs et les dignités étaient venus récompenser son mérite. Ancien chirurgien en chef de la Maternité, professeur de clinique obstétricale à la Faculté, ancien président de l'Académie de Médecine, il s'était vu porté par acclamation à la tête de la Société obstétricale de France. Il s'était montré sensible à cette manifestation : « Je suis profondément touché, disait-il, de l'honneur que l'on me fait et des marques de sympathie qu'on vient de me donner, car je me sens soutenu non seulement par mes Collègues de Paris, mais aussi par les Accoucheurs de la France entière ».

Quand bien même les instruments inventés par M. Tarnier seraient modifiés d'une manière plus ingénieuse encore, quand bien même d'autres perfectionnements seraient apportés à l'élevage des prématurés, il restera toujours à M. Tarnier la gloire immortelle d'avoir osé proclamer, à Paris, la contagiosité de la *Fièvre puerpérale* et commencé courageusement la lutte contre ce terrible fléau.

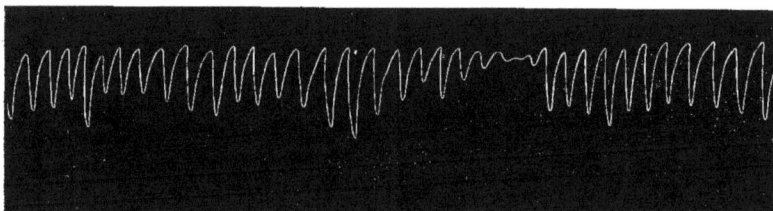

PLANCHE V. — *Tracé respiratoire d'un nouveau-né.*

Des nombreux tracés que nous avons pris et qui seront publiés ultérieurement, nous avons extrait celui-ci, qui sous certains rapports nous a paru typique.

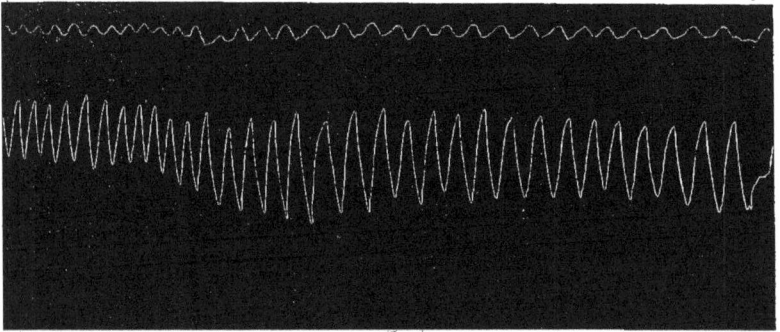

PLANCHE VI. — *Tracé respiratoire d'un nouveau-né.*

Enregistrement simultané de la respiration thoracique (tracé supérieur) et de la respiration abdominale (tracé inférieur).

DEUXIEME PARTIE

LE GRAPHIQUE RESPIRATOIRE CHEZ LE NOUVEAU-NÉ

EN COLLABORATION AVEC M. C. FLEIG (1)

Le tracé respiratoire du nouveau-né présente un certain
nombre de caractères qui le différencient nettement du
graphique obtenu chez l'adulte. Il est remarquable avant tout
par son irrégularité qui est tout à fait physiologique et s'observe de façon constante non seulement à l'état de veille, mais
aussi pendant le sommeil le plus calme, pour devenir extrême
sous l'influence de certaines excitations qui chez l'adulte res-
teraient sans effet bien marqué.

Cette irrégularité se manifeste à la fois au point de vue de
la fréquence, de l'amplitude et du rythme respiratoires. On
comprend ainsi que les nombres donnés par les auteurs pour
la fréquence respiratoire du nouveau-né soient si divergents,
celle-ci étant très variable d'un instant à l'autre et très diffé-
rente aussi suivant les individus. L'amplitude des diverses

---

(1) Cette note a été présentée à l'*Académie de Médecine* par M. le
professeur BUDIN (séance du 16 mai 1905) et à l'*Académie des Sciences* par M. le professeur BOUCHARD (comptes rendus des séances,
séance du 22 mai 1905).

respirations successives subit aussi de fortes variations, beaucoup plus accentuées d'ailleurs sur les tracés pneumographiques que sur les tracés spirométriques. Le rythme est de même très irrégulier, la respiration est souvent interrompue par des arrêts en inspiration et surtout en expiration plus ou moins prolongés. Fréquemment le niveau général de la courbe, au lieu d'être parfaitement horizontal, comme chez l'adulte, présente une série d'ondulations de plus grande amplitude auxquelles se superposent les ondulations de chaque respiration isolée, ce qui indiquerait que le volume du thorax est soumis à des variations autres que celles dues à chaque respiration prise à part. Ces ondulations semblent relever de plusieurs causes: en se basant sur l'expérimentation animale, on peut faire une part à l'intervention des variations de la pression abdominale sous l'influence du péristaltisme gastro-intestinal ; mais certaines observations nous permettent d'admettre aussi l'existence d'autres causes dues à l'activité des centres respiratoires eux-mêmes.

Sur certains tracés de respiration ample, les lignes de l'inspiration et de l'expiration elles-mêmes, au lieu d'être régulières comme chez l'adulte, sont brisées par endroits par de petites dentelures qui donneraient l'impression d'un manque de synchronisme dans la contraction des divers muscles respiratoires. La comparaison des deux phases inspiratrice et expiratrice faite sur plusieurs respirations successives montre de grandes variations dans leur durée respective. En général l'inspiration est légèrement plus courte que l'expiration, quelquefois cependant le rapport est de sens inverse, mais souvent les deux phases sont d'égale durée. En somme, tandis que, chez l'adulte, le temps de l'inspiration est beaucoup plus court que celui de l'expiration, chez le nouveau-né, au contraire, la durée des deux phases a une tendance à s'égaliser qui se réalise plus ou moins complètement ; cette tendance paraît d'autant plus marquée que la respiration devient plus rapide. La ligne d'expiration en outre diffère le plus souvent très nettement de celle de l'adulte en ce que son inclinaison sur la verticale reste à peu près constante pendant toute la durée de l'expiration : à sa terminaison elle a une direction qui n'est que très rarement voisine de celle d'un plateau.

L'enregistrement simultané de la respiration au niveau du thorax et au niveau de l'abdomen, soit à l'état de veille, soit pendant le sommeil, nous a montré l'existence chez le nouveau-né à la fois de la respiration thoracique et de la respiration abdominale, cette dernière étant de beaucoup prédominante. Les courbes thoracique et abdominale sont généralement de même sens, bien que le début de chaque phase respiratoire ne soit pas absolument synchrone pour les deux sortes de tracés ; cependant, lorsque la respiration devient très énergique et agitée, il arrive que les courbes soient par moment de sens inverse.

Sur la plupart des graphiques respiratoires pris pendant une série de déglutitions, on observe, comme chez l'adulte, une inhibition momentanée de la respiration, mais certains tracés ne présentent cependant pas de modification apparente ; l'association fonctionnelle du centre respiratoire et du centre de la déglutition doit donc ne s'établir chez certains individus que quelque temps après la naissance.

Le sexe n'exerce aucune influence sur le caractère du graphique respiratoire du nouveau-né. L'âge paraît intervenir dans une certaine mesure : les tracés obtenus chez les enfants nés avant terme sont peut-être un peu moins irréguliers que chez l'enfant à terme.

L'irrégularité respiratoire si prononcée chez le nouveau-né paraît avoir pour signification le manque d'habitude de cette fonction nouvelle qu'est à la naissance la respiration pulmonaire. C'est pour une raison de même genre que le cœur est arythmique chez tous les embryons et, en généralisant, on peut dire que toutes les fonctions à leur début s'accomplissent imparfaitement et doivent se perfectionner pour atteindre le stade adulte. L'irrégularité respiratoire s'explique par l'imperfection ou l'absence des actions régulatrices qui chez l'adulte président à l'entretien du rythme respiratoire : l'expérimentation chez les animaux à la naissance nous a permis d'observer une diminution d'excitabilité des fibres pulmonaires du vague, de quelque façon que ces fibres soient excitées (excitation électrique ou mécanique par aspiration ou insufflation pulmonaire, par compression thoracique) ; les réflexes respiratoires produits par excitation spécifique (pneumogastrique) ou par excitation banale (excitation des nerfs de la sensibilité générale) se produisent moins facilement chez le nouveau-né que chez l'adulte. Les centres respiratoires eux-mêmes nous ont paru avoir aussi une excitabilité diminuée (impossibilité de produire l'apnée, etc.) ; leur nombre est de plus moins grand que chez l'adulte (absence complète de fonctionnement des centres supra-bulbaires). Enfin, l'absence d'appareil d'arrêt des réflexes généraux signalée par Soltmann, et surtout l'imperfection de la fonction de coordination du centre respiratoire bulbaire vis-à-vis des autres centres respiratoires représentent d'autres facteurs qui doivent intervenir dans la production de l'irrégularité respiratoire.

Dans un travail qui sera publié ultérieurement, nous exposerons, avec tracés à l'appui, les détails des diverses observations et expériences que nous venons seulement de résumer ici.

NOTE SUR LES DIAMÈTRES DE LA TÊTE FOETALE
A TERME [1]

Étant chargé de la Clinique obstétricale de Montpellier, j'ai eu plusieurs fois occasion de faire remarquer aux élèves une sorte de discordance entre le poids d'un nouveau-né et les dimensions de sa tête. Il m'a semblé qu'il existait quelque différence entre les chiffres obtenus à la Clinique de Montpellier et ceux donnés par les auteurs classiques, en particulier par Tarnier et Chantreuil.

Pour vérifier ce fait, j'ai mesuré ou fait mesurer avec soin 40 têtes de nouveau-nés. Les mensurations ont été prises 48 heures après la naissance. Les enfants dont le poids était inférieur à 3 kilogrammes ou supérieur à 4 kilogrammes ont été éliminés.

Je dois remercier Mlle Bazin, sage-femme en chef du service, qui, pour ce travail, m'a fort obligeamment prêté son concours.

Voici les chiffres que m'ont donnés les mensurations prises dans les conditions indiqués ci-dessus :

---

(1) *L'Obstétrique*, mars 1903.

Numéro de l'observation	Poids de l'enfant	Longueur	Diamètre occipito-frontal	Diamètre occipito-mentonnier	Diamètre sous-occipito-frontal	Diamètre sous-occipito-bregm.	Diamètre bipariétal	Diamètre bitemporal
92	3.420	53	11.8	12	11.5	10	9	8
93	3.170	50	11	12.5	10.5	9	8.7	8
94	3.900	54	12	13	10.5	9.5	9	8
95	3.180	50	11.7	12.5	10	9.3	9.3	7.5
98	3.870	54	11.5	13.5	12	10	9	8
102	3.050	45	11.5	13	11	9	9	8.5
104	3.620	52	11	12.5	10.5	9.5	8	7.5
109	3.585	50	10.8	12.5	10.2	8.6	8.4	7.4
110	3.020	53	10	11.7	10.5	8.6	8.6	7.4
112	3.035	52	10.6	11.5	11.7	10.3	8.4	7
115	3.250	49	12	12.5	11.5	10	8.5	7.5
118	3.270	51	11	12.5	11	10	9	8.5
121	3.450	50	11.6	12.8	11.7	10	9.7	8.5
122	3.200	51	11	12.5	11.5	9	8.7	7.5
123	3.580	54	11.5	13	11	10	8.5	8
125	3.310	55	12.4	13.7	11.5	10.5	9.5	8.5
127	3.310		12	12.5	11.7	10	9	8
129	3.110	49	11	12.5	10	9.5	9	8
133	3.080	52	11.5	12.5	10.5	9	9	7.5
135	3.200	50	11.5	12.5	10.3	10.4	9.2	7.5
137	3.650	50	11.5	13	11.3	9.7	9	8.5
138	3.820	53	11	12.5	11.3	9.5	8.5	7
139	3.180	52	11.5	12	10.1	9.2	8.5	8
142	3.420	50	11.2	12.5	10.1	9.4	9.2	8.1
169	3.110	52	11.5	12	10.3	9.2	9.1	7.7
183	3.100	54	11.5	12.5	10.5	9.5	9.1	8
188	3.495	54	11.3	12.5	10.4	9.5	8.8	8.2
191	3.300	52	11.7	12.3	10.5	9.4	8.7	8.3

Numéro de l'observation	Poids de l'enfant	Longueur:	Diamètre occipito-frontal	Diamètre occipito-mentonnier	Diamètre sous-occipito-frontal	Diamètre sous-occipito-bregm.	Diamètre bipariétal	Diamètre bitemporal
192	3.030	51	11.2	13	10.5	9.5	9.1	7.5
193	3.125	50	11.4	12.5	11	9.5	8.9	8
195	3.585	53	11.5	12.5	10.8	9.5	9	8.5
197	3.180	55	11.5	12.5	10.8	9.5	9	8.5
199	3.565	56	11.1	12.4	10.5	9.2	8.9	8.3
200	3.500	56	10.9	13	11	10.2	9.8	9
202	3.430	50	10.5	12.5	11.5	10	9	7.5
203	3.200	48	11.5	12.5	9.8	9.2	8 5	7.8
208	3.650	52	11	12	10.5	9 5	9	7.5
210	3.150	50	12	12.5	11	10	9	8
211	3.600	50	10.3	12.7	11.5	9.6	9.2	8.2
213	3.115	51	11.4	12.3	10.5	9.5	9.5	8.7

Si l'on prend les *moyennes*, c'est-à-dire si l'on additionne les chiffres de chaque colonne et qu'on divise par 40 (la somme des longueurs doit être divisée par 39 seulement), on obtient les résultats suivants :

Diamètre occipito-frontal .... = 11.3
— occipito-mentonnier .... = 12.5
— sous-occipito-frontal......................... = 11
— sous-occipito-bregmatique .... = 9.6
— bipariétal .... = 8.9
— bitemporal .... = 7.9
Longueur.. = 50.2

Nous ne nous arrêterons pas sur la longueur moyenne, qui est intermédiaire entre le chiffre obtenu par Schrœder, à Bonn (49 centimètres), et Hecker, à Munich (51 centimètres).

Se basant sur des mensurations faites par M. Budin entre

la 40ᵉ et la 72ᵉ heure après la naissance et portant sur 44 têtes, Tarnier et Chantreuil donnent les chiffres suivants :

Diamètre occipito-frontal............................ = 11.8
— occipito-mentonnier....................... = 12.9
— sous-occipito-bregmatique .... = 9.7
— bipariétal .... = 9.4
— bitemporal .... = 8.1

Se place-t-on dans les mêmes conditions que nous à Montpellier (prendre les diamètres de la tête 48 heures après la naissance et éliminer les enfants pesant moins de 3 kilogrammes et plus de 4 kilogrammes), voici ce que donnent les mensurations fournies par la thèse de M. Budin (Paris, 1876) (1) :

Diamètre occipito-frontal .... = 12
— occipito-mentonnier .... = 13.1
— sous-occipito-bregmatique .... = 10.1
— bipariétal .... = 9.5
— bitemporal .... = 8.3

Si l'on compare ces derniers chiffres à ceux auxquels nous sommes arrivé, on voit qu'ils sont supérieurs aux nôtres et que la différence pour les divers diamètres est au moins égale à un demi-centimètre, valeur qui n'est pas à négliger dans la mensuration de la tête fœtale (pour le diamètre occipito-frontal la différence est de 7 millimètres ; elle est de 4 millimètres seulement pour le diamètre bitemporal).

---

(1) Les mensurations portent sur 40 têtes fœtales.

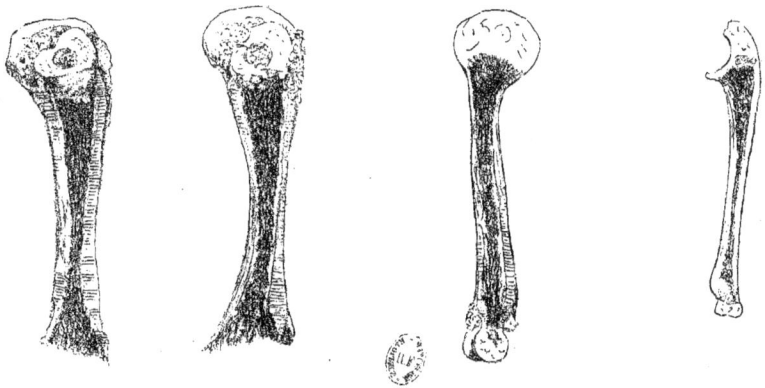

PLANCHE VII. — *Lésions syphilitiques des os chez le nouveau-né.*

Quelques considérations sur les lésions syphilitiques des os longs chez les nouveau-nés (1)

Ce travail, dont le point de départ a été notre thèse inaugurale, a pour but de comparer notre description des lésions osseuses chez les enfants héréditairement syphilitiques avec celle qui a été donnée par le professeur Parrot. Si, comme terme de comparaison, nous avons choisi la description de Parrot, c'est qu'à cet auteur, ainsi qu'à Georges Wegner (dont le travail parut vers la même époque), revient le mérite d'avoir, pour la première fois, étudié d'une façon complète les lésions syphilitiques qui frappent les os longs. Depuis le mémoire remarquable de Parrot, nombre d'auteurs ont écrit sur la syphilis osseuse des nouveau-nés. Mais plusieurs, comme Pellizzari, ont porté leurs recherches sur des parties du squelette autres que celles que nous avons examinées. D'autres ont surtout étudié les rapports qui peuvent exister entre la syphilis et le rachitisme.

C'est grâce à la collaboration active de M. Baraban, actuellement professeur d'anatomie pathologique à la Faculté de Nancy, que nous avons pu donner, d'une manière détaillée, la description macroscopique et histologique des lésions que présentaient les os longs soumis à notre examen.

Nous donnerons ici la relation des lésions osseuses trouvées à l'autopsie d'un nouveau-né syphilitique, chez lequel ces altérations étaient très marquées :

---

(1) Extrait d'un article qui a paru dans le *Bull. de la Soc. de méd. de Nancy* et dans la *Revue de l'Est*, 1884.

26

Les os présentent des altérations remarquables, visibles à l'œil nu, mais seulement après avoir séparé chacun de ces os en deux moitiés par une section longitudinale. Ces altérations portent à la fois sur l'accroissement de l'os aux dépens du cartilage et sur son accroissement aux dépens du périoste. Elles ont été constatées sur l'extrémité inférieure des deux fémurs et sur leur diaphyse, sur l'un des humérus dans toute son étendue, sur le cubitus et le radius correspondants et enfin sur l'extrémité supérieure de l'un des tibias ; les autres parties du squelette n'ont pas été examinées.

Fémur droit. — Dans son extrémité inférieure, on trouve le point d'ossification, dont la présence indique que le fœtus est à terme.

La ligne de démarcation entre la masse cartilagineuse épiphysaire inférieure et la diaphyse, au lieu d'être parfaitement rectiligne comme à l'état normal, est légèrement sinueuse, et de plus, le liséré bleuâtre, qui indique dans un os en voie de développement l'épaisseur de la zone de prolifération du cartilage, offre une largeur variable d'un point à l'autre de son étendue ; en certains endroits il manque complètement.

Du côté de la diaphyse, ce liséré est en contact, non pas avec le tissu spongieux si vasculaire de l'ossification normale, mais avec un tissu gélatiniforme d'un gris un peu rosé, qui occupe presque toute l'épaisseur de l'os dans une hauteur de cinq millimètres environ et qui forme ainsi un trait d'union mou et peu solide, entre le cartilage et le corps de l'os. Au centre de ce tissu on remarque toutefois une masse plus dure, d'un blanc opaque, de contours irréguliers, plus rapprochée du cartilage que de l'os : en la grattant avec le scalpel on y sent de petites trabécules osseuses, tandis qu'il n'y en a pas dans le tissu ambiant. A première vue on croirait avoir sous les yeux un petit séquestre. Deux autres masses, beaucoup plus petites, mais d'aspect analogue, se remarquent au-dessus de la précédente, contre le tissu spongieux de la diaphyse dans lequel elles paraissent enchâssées.

Au-dessus, l'os reprend son aspect normal, sauf sous le périoste. On trouve, en effet, sous cette membrane, depuis le cartilage épiphysaire inférieur jusqu'à l'extrémité supérieure du fémur, une couche de tissu compacte, assez régulière dans son ensemble, mais dont les fibres vues à la loupe ont une direction perpendiculaire à la surface de l'os ; ce n'est que dans les parties profondes de cette couche que les fibres osseuses ont leur direction normale. (Elles sont parallèles ou à peu près). Intimement unies l'une à l'autre au niveau de la partie moyenne du fémur, les fibres parallèles et les fibres perpendiculaires se séparent en deux couches qui deviennent de plus en plus distinctes au fur et à mesure qu'on se rapproche de l'extrémité inférieure : la plus profonde ne va pas jusqu'au cartilage, et se perd dans la zone de tissu gélatiniforme précédemment décrite ; la plus superficielle, au contraire, va jusqu'à l'épiphyse, soit en perdant graduellement de son épaisseur (face antérieure de l'os), soit en augmentant (face postérieure). Sur certains points de son étendue, cette couche de fibres osseuses sous-périostées présente de petites lacunes remplies d'un tissu mou légèrement rosé.

Fémur gauche. — Les lésions qui viennent d'être décrites pour le fémur droit se retrouvent, quoique à un moindre degré et avec quelques différences, sur le fémur gauche. Ainsi, on y constate la même irrégularité dans le liséré bleuâtre de la zone de prolifération cartilagineuse, le même tissu rosé gélatiniforme entre le cartilage et la diaphyse, mais avec une hauteur moindre et des taches opaques plus petites. On rencontre les mêmes modifications dans la couche de tissu compacte sous-périostée.

Toutefois cette couche de fibres perpendiculaires à l'os présente moins de régularité : elle manque totalement dans les deux tiers supérieurs de la face postérieure du fémur et offre son maximum d'épaisseur à la partie supérieure de la face antérieure et au niveau de toute l'extrémité inférieure.

Les extrémités supérieures des deux fémurs n'ont pas été examinées.

Humérus. — L'un des humérus, scié dans toute sa hauteur, présente à son extrémité supérieure des lésions peu accentuées: on y trouve une certaine irrégularité de la zone de prolifération du cartilage, une diminution dans la vascularisation d'une certaine portion du tissu spongieux juxta-épiphysaire, et quelques petites lacunes remplies du même tissu gélatiniforme que précédemment. C'est surtout l'extrémité inférieure de l humérus qui présente les altérations les plus intéressantes.

Il existe d'abord une couche assez épaisse de fibres osseuses sous-périostées perpendiculaires à l'os; cette couche commence à la partie moyenne de l'humérus pour aller en augmentant graduellement d'épaisseur jusqu'à sa partie inférieure. On constate au fond de la cavité olécranienne le décollement du périoste sur un espace assez restreint et la présence d'un petit abcès dans le tissu sous-jacent. Ce tissu offre, du reste, dans les parties que le pus a respectées, l'aspect décrit à propos du fémur; on y voit aussi une petite masse opaque, d'un blanc jaunâtre. L'épiphyse cartilagineuse adhère bien faiblement à la diaphyse humérale.

L'abcès s'est ouvert dans l'articulation du coude et y a déterminé une arthrite suppurée, ce dont fait foi le liquide purulent dont l'articulation est remplie et sur la nature duquel le microscope ne laisse aucun doute.

Cubitus. — Le cubitus correspondant est malade aussi à ses deux extrémités. A la partie supérieure, les altérations consistent en la présence d'une zone gélatiniforme entre le tissu spongieux de la diaphyse et le cartilage de l'olécrane; le cartilage de l'apophyse coronoïde a conservé ses connexions habituelles avec l'os. A la partie inférieure, nous retrouvons des lésions analogues à celles qui ont déjà été décrites.

Quant au radius correspondant, il n'a pas été examiné à l'état frais. On l'a fait durcir dans l'acide chomique, ainsi que l'extrémité supérieure d'un des tibias, pour y pratiquer des coupes transversales. La comparaison de ces préparations avec celles qui ont été faites sur les os précédents, parallèlement à leur axe, ne laisse aucun doute sur la similitude des altérations du radius et du tibia avec celles qui viennent d'être décrites dans les autres os; et, quoique toutes les épiphyses du fœtus n'aient pas été examinées, on peut, avec quelque apparence de raison, penser qu'elles étaient toutes dans le même état.

L'examen histologique de ces différentes pièces osseuses donne des résultats non moins intéressants que ceux de l'examen à l'œil nu et renseigne exactement sur la nature des tissus anormaux que nous avons trouvés.

Les coupes longitudinales montrent les détails suivants :

A la limite du cartilage, les cellules de ce tissu sont, sur certains points, en voie de prolifération très active, comme à l'état normal ; mais sur d'autres, elles restent à l'état fœtal, sans se disposer en rangées parallèles, et semblent s'être endormies après avoir ébauché les débuts d'une multiplication ; cette irrégularité dans l'aspect des cellules cartilagineuses explique suffisamment les variations de largeur ou l'absence complète du liséré bleuâtre qui traduit, à l'œil nu, les modifications du cartilage en voie d'ossification.

Au niveau des endroits privés de la prolifération cellulaire habituelle, le cartilage se termine brusquement sans donner naissance à ces travées directrices de l'ossification qui le réunissent habituellement au tissu spongieux de l'os ; il est en contact immédiat avec le tissu gélatiniforme décrit plus haut. Au contraire, là où l'on observe de l'activité cartilagineuse, ces travées directrices existent avec leur aspect normal ; on voit même apparaître, sur leurs bords, à une petite distance du cartilage, des corpuscules osseux en voie de formation ; mais les éléments cellulaires ou nucléaires, qui sont situés dans l'intervalle de ces travées, n'ont pas leur aspect normal. Ils sont granuleux, de volume fort inégal, selon la quantité de graisse qui les infiltre, et paraissent en voie de dégénérescence ; dans quelques-uns, on observe des traces de pigment sanguin. Dans ces espaces, on ne découvre que peu ou pas de vaisseaux. Souvent, à une certaine distance du cartilage, ces travées cessent d'exister. Leur continuité avec la diaphyse est interrompue par le tissu gélatiniforme. D'autres fois on trouve, au centre de ce tissu, des îlots plus ou moins considérables de trabécules ostéo-cartilagineuses, complètement isolés de l'os et du cartilage et dont les lacunes, privées à peu près totalement de vaisseaux, sont remplies par des éléments granulo-graisseux. Ces petites masses sont donc des séquestres dans lesquels la nutrition est, sinon complètement abolie, du moins profondément atteinte ; leur couleur d'un blanc opaque est évidemment due à la dégénérescence de leurs éléments. Ils se continuent, sans ligne de démarcation inflammatoire, avec le tissu mou ambiant qui fait corps avec eux, en s'enfonçant dans leurs lacunes périphériques.

Ce tissu, que nous avons désigné jusqu'ici sous le nom de gélatiniforme et qui se rencontre dans chacune de nos descriptions, est du tissu fibreux. Il est constitué par un feutrage peu serré de fibres conjonctives dirigées dans tous les sens ; entre ces fibres se trouvent des éléments nucléaires ou fusiformes assez espacés les uns des autres et paraissant jouir d'une vitalité suffisante, mais on trouve çà et là des taches opaques qui sont constituées par l'agglomération en nombre variable de gros corpuscules granulo-graisseux ; quelques granulations d'hématoïdine, disséminées d'une façon très discrète, indiquent ou d'anciennes congestions ou de petites ruptures vasculaires antérieures ; les vaisseaux sont assez rapprochés et forment un réseau dont les mailles ne ressemblent en rien à celles du réseau capillaire d'un os en voie de formation. On trouve encore parfois, dans ce tissu, des vestiges de travées cartilagineuses ou ostéo-cartilagineuses, mais elles sont rares, amincies, et n'ont aucune continuité entre elles : de grands espaces en sont complètement dépourvus. Du côté de l'os, ce tissu fait place peu à peu à la moelle fœtale en s'enfonçant dans les lacunes du tissu spongieux.

Les coupes transversales, pratiquées sur le tibia et sur le radius à différentes hauteurs, présentent les mêmes détails histologiques, mais elles mettent surtout bien en relief les désordres de l'ossification par le périoste. Au radius, par exemple, à l'union du tiers moyen avec le tiers inférieur, tandis que sur la moitié de la circonférence de l'os le tissu compacte sous-périosté ne mesure qu'une faible épaisseur, sur l'autre moitié, il offre une épaisseur cinq fois plus considérable. Ici, il est formé de trabécules épaisses et bourrées de corpuscules osseux, disposés perpendiculairement à la face profonde du périoste. Le travail d'ossification n'a pas été arrêté ou entravé comme au niveau du cartilage ; il est devenu au contraire d'une exubérance remarquable, et tous les éléments auxquels il a donné naissance paraissent jouir d'une vitalité parfaite.

Du côté du périoste, nous avons rencontré des altérations à peu près analogues à celles décrites par Parrot; elles
n'étaient pas constantes, alors même que les nouveau-nés
portaient d'autres lésions osseuses dues à la syphilis. Nous
avons retrouvé sous le périoste la couche osseuse de nouvelle formation; mais dans un cas cette couche nous a offert,
au point de vue de la direction de ses fibres et des lacunes
qu'elle présentait, des particularités intéressantes.

Du côté des extrémités osseuses, on pouvait noter un état
granuleux et granulo-graisseux des cellules du cartilage
épiphysaire. Le cartilage chondroïde, outre l'augmentation
de hauteur signalée par Parrot, nous a, de plus, présenté
des variations dans son étendue.

On rencontrait ces deux caractères d'une façon presque
constante. L'inégale prolifération des cellules, plus active
sur un point, plus paresseuse sur un autre, se traduisait à
l'œil nu par les variations de largeur ou même l'absence du
liséré bleuâtre qui représente la zone de prolifération du
cartilage.

L'examen de la diaphyse a montré trois formes d'altérations :

A. — La première forme est caractérisée par la présence,
entre le cartilage et le corps de l'os, d'un tissu gélatiniforme, au milieu duquel on trouve un ou plusieurs petits
séquestres. Après avoir montré les rapports de ce tissu avec
le cartilage, nous en avons donné la description histologique. Il est constitué par du tissu fibreux.

B. — Les travées osseuses sont normales, mais la moelle
est altérée. Tantôt les éléments anatomiques sont en voie de
dégénérescence granulo-graisseuse, tantôt les espaces médullaires sont remplis par un feutrage de fibres conjonctives
renfermant des noyaux embryonnaires.

C. — Les corpuscules osseux présentent un état granulo-graisseux.

Des deux sortes d'altérations signalées par Parrot, notre description, pour le tissu gélatiniforme, du moins sur les points principaux, se rapproche de celle de cet auteur, sauf sur la manière dont ce tissu se comporte avec l'extrémité épiphysaire. Quant à la seconde forme d'altération, sauf dans un cas, nous n'avons pas rencontré ce qui la caractérise, c'est-à dire la présence d'une matière puriforme. Ce que nous avons constaté était la dégénérescence granulo-graisseuse des lamelles osseuses et des éléments médullaires.

Les os que nous avons pu examiner présentaient des lésions moins considérables que ceux examinés par Parrot.

En résumé, les altérations que nous avons observées diffèrent de celles décrites par cet auteur, par les caractères suivants : 1° Défaut d'uniformité dans la direction des fibres de la couche osseuse sous-périostée ;

2° État granulo-graisseux des cellules du cartilage épiphysaire ;

3° Variations dans la hauteur du cartilage chondroïde qui, en certains points, peut manquer complètement ;

4° Absence d'aspect crayeux au niveau de la couche chondro-calcaire ; les lésions de cette couche se confondent avec celles du tissu spongieux ;

5° Au niveau du tissu spongieux, sauf dans un cas, absence de la seconde forme d'altération signalée par Parrot, c'est-à-dire de la matière puriforme.

QUELQUES CAS DE

PEMPHIGUS ÉPIDÉMIQUE DES NOUVEAU-NÉS (1)

En 1902, dans le service dont j'étais alors chargé, j'ai eu l'occasion d'observer quelques cas de pemphigus épidémique des nouveau-nés. On sait que, sous ce nom, on désigne une affection frappant de préférence les tout jeunes enfants, caractérisée par une éruption bulleuse, de plus épidémique et contagieuse ; les lésions cutanées sont inoculables et auto-inoculables.

Hervieux, en 1868, rapporte une épidémie qu'il a observée à la Maternité et qui s'est étendue à 150 enfants.

Plus tard, Homolle en observe une autre dans le service d'accouchements de la Charité, et Besnier trace les caractères cliniques de la maladie (2).

En 1875, E. Vidal en compte une cinquantaine de cas à la Maternité de l'Hôpital Saint-Louis. Cet auteur admet la transmission du pemphigus épidémique non seulement de l'enfant à l'enfant, mais encore de l'enfant à l'adulte. Il relate deux cas de contagion chez deux femmes dont les enfants étaient déjà atteints de cette affection. Enfin, Vidal et ses élèves mettent en évidence l'inoculabilité et l'auto-inoculabilité des lésions cutanées du pemphigus épidémique.

---

(1) *Nouveau Montpellier médical*, t. XVI, 1903.
(2) Rapport de la commission des maladies régnantes ; Société méd. des hôpitaux, 1874.

De même que son caractère épidémique et contagieux, la symptomatologie de l'affection est nettement établie. Elle se distingue donc des autres affections bulleuses, qu'elles appartiennent ou non à la famille du pemphigus. Indépendamment des conditions où il apparaît et de son mode d'évolution, le pemphigus épidémique diffère des syphilides bulleuses par le volume et le siège des lésions. Dans le cas de pemphigus épidémique, jamais E. Vidal n'a vu de bulles à la paume des mains, ni à la plante des pieds, tandis que ces parties sont le siège presque constant du pemphigus syphilitique. Un auteur russe aurait cependant observé un cas de pemphigus d'origine syphilitique ayant respecté la paume des mains et la plante des pieds (1).

Si l'on admet que le plus souvent le pemphigus épidémique ne présente pas une grande gravité et n'amène pas la mort, on doit reconnaître que dans certains cas il s'accompagne de complications plus ou moins sérieuses (ophtalmies, troubles digestifs...), ou encore de phénomènes d'infection généralisée et qu'alors l'affection peut devenir mortelle.

Existe-t-il un microbe pathogène dans le pemphigus épidémique ? Pour Brocq (2), le pemphigus épidémique des nouveau-nés n'est qu'un impetigo contagiosa : «C'est certainement une affection microbienne due à l'inoculation et au développement d'un microbe, streptocoque pour Sabouraud, staphylocoque peut-être pour d'autres». Sa place ne serait pas dans le groupe des dermatoses dites pemphigus vrais.

En raison de la nature épidémique et contagieuse de la maladie, il est naturellement indiqué d'isoler les enfants

---

(1) *Semaine médicale*, 19 mars 1902.
(2) *La Pratique Dermatologique*, par BESNIER, BROCQ et JACQUET, t. III, p. 835 (Paris, 1902).

atteints et de prescrire aux personnes appelées à soigner les petits malades (mères, nourrices, gardes), les précautions les plus minutieuses, afin d'éviter de se contaminer ou de servir d'agents de contagion. De plus, étant donné le caractère d'auto-inoculabilité des lésions, on recommande de veiller à ce que l'enfant lui-même ne soit pas exposé à cette cause nouvelle d'infection. On conseille également de soustraire les parties malades à tout frottement, à tout traumatisme.

Quand les bulles sont ouvertes, on fait des lotions fréquentes avec de l'eau de feuilles de noyer boriquée ; on touche une fois par jour ou tous les deux jours avec une solution de nitrate d'argent au 100° ; enfin, on panse avec une poudre inerte (oxyde de zinc, talc, sous-nitrate de bismuth), ou bien on applique d'abord une pommade à l'oxyde de zinc boriquée au 20°, puis par dessus la poudre inerte (Brocq).

Si les bulles sont confluentes et que la peau soit enlevée sur de vastes étendues, Brocq donne la préférence au pansement simple soit avec le liniment oléo-calcaire aseptique, soit avec la vaseline boriquée au 20°.

Dans les cas graves, le même auteur conseille de soutenir les forces du petit malade, de lui faire respirer un air sain chargé d'oxygène.

Après ces quelques considérations générales sur le pemphigus épidémique des nouveau-nés, nous relaterons les faits qui se sont passés dans le service.

M... Marie, âgée de 21 ans, entre à la Clinique obstétricale de Montpellier le 9 décembre 1901, y accouche le 23 janvier 1902.

Ses parents sont bien portants. Elle-même n'a jamais été malade.

Accouchement spontané d'un enfant du sexe masculin, pesant 3.300 grammes.

L'enfant s'est présenté en OIDP. La poche des eaux s'est rompue spontanément à la dilatation complète.

Le placenta pèse 560 grammes.

Suites de couches normales. La température la plus élevée a été 37°2, le lendemain de l'accouchement.

Au moment de la naissance, l'enfant présente, au niveau du cou, des bulles à contenu transparent, du volume d'une lentille ou d'un gros pois, au nombre de sept à huit environ, localisées surtout à la région postérieure du cou et empiétant un peu sur la région occipitale. Ces bulles sont nettement isolées et la peau qui les entoure a une coloration rosée normale.

La face dorsale des phalangettes des trois doigts du milieu de la main droite est d'un rouge vif, et l'épiderme soulevé forme une phlyctène qui entoure l'ongle et dont le contenu, d'abord transparent, devient lactescent au bout de deux ou trois jours. Les bulles du cou et des doigts se rompent et le derme apparaît rouge vif. Pansements secs.

L'enfant prend bien le sein. Il ne présente ni vomissements, ni diarrhée.

Le 3me jour, apparaissent, à la face interne des talons et un peu au-dessus des malléoles internes, des bulles de la dimension d'une pièce de 50 centimes, à contenu clair. Le lendemain, une éruption semblable se montre au niveau du pli fessier (3 ou 4 bulles). Au bout de 24 heures, les bulles évacuent leur contenu ; chute de l'épiderme.

Le 5me jour, l'éruption se généralise à tout le corps, tout en respectant la paume des mains et la plante des pieds. Les bulles varient, comme dimension, entre une pièce de 50 centimes et une pièce de 2 fr. Elles se rompent au bout de 24 heures. L'épiderme se desquame par grandes plaques, laissant à nu le derme. L'enfant perd ainsi une surface épidermique que l'on peut évaluer au tiers environ de sa surface totale.

Le 7ᵐᵒ jour, la face est envahie. Les paupières et les joues sont le siège de bulles, du volume d'une grosse lentille, qui se rompent le lendemain de leur apparition. Au niveau des lèvres et des pariétaux, même éruption. En tous ces points, les bulles sont remplacées par des croûtes jaunâtres, ressemblant à celles de l'impetigo. Les croûtes sont surtout épaisses au niveau de la lèvre supérieure et des ailes du nez. Elles gênent la succion et la respiration. L'enfant est nourri à la cuiller.

Le 8ᵐᵉ jour, apparaissent, au niveau de la voûte palatine, des plaques jaunâtres, à bords irréguliers, envahissant environ la moitié de cette voûte, faciles à détacher et laissant à découvert une surface saignante.

L'enfant éprouve quelque difficulté à avaler et respire moins facilement par le nez. Bientôt il est pris de vomissements, de diarrhée, et il commence à maigrir. Il perd en moyenne 25 gram. par jour.

Température rectale :

12ᵐᵉ jour, 35° m., 35° s. ;

13ᵐᵉ jour, 36°8 m., 37°8 s. ;

14ᵐᵉ jour, 39° m., 39° s. ;

15ᵐᵉ jour, 40°1 m.

L'enfant, qui depuis quelques jours va en dépérissant, succombe le 15ᵐᵒ jour.

Malgré les précautions prises pour éviter la contagion, huit enfants du service présentent successivement des bulles de pemphigus sur divers endroits du corps, sauf au niveau de la paume des mains et de la plante des pieds. Trois de ces enfants sont atteints d'ophtalmie, qui cède relativement assez vite, après instillation de gouttes d'une solution de sublimé.

Chez aucun de ces huit petits malades, l'éruption ne se

généralise à tout le corps. Tous guérissent sans que l'état général soit altéré (ni élévation de température, ni vomissements, ni diarrhée). Chez eux, l'augmentation de poids reste normale.

Deux ou trois jours avant la mort du premier enfant, on recueille, avec les précautions indiquées, du pus provenant d'une de ses bulles et on l'examine au point de vue bactériologique : on y constate nettement la présence du streptocoque.

Les examens ultérieurs, qui portent sur le contenu des bulles présentées par les autres enfants, décèlent seulement la présence du staphylocoque.

Nous devons ajouter qu'un élève du service, qui a examiné les petits malades, a présenté sur un de ses doigts une petite bulle pleine d'un liquide plus ou moins jaunâtre qui, traitée par des compresses trempées dans une solution de sublimé, a disparu au bout d'une semaine environ, sans laisser de cicatrices.

TUMEUR SACRO-COCCYGIENNE

CHEZ UN NOUVEAU-NÉ (INCLUSION FOETALE) (1)

Les tumeurs sacro-coccygiennes qu'on peut rencontrer chez les nouveau-nés sont intéressantes pour l'accoucheur au point de vue des difficultés qu'elles créent parfois lors de l'accouchement, pour le chirurgien au point de vue des interventions auxquelles elles sont susceptibles de donner lieu, enfin pour l'anatomo-pathologiste au point de vue de leur structure et de leur pathogénie.

En 1868, le professeur Stoltz (de Strasbourg), qui déjà en 1846 avait fait soutenir une thèse sur les tumeurs enkystées de l'extrémité inférieure du tronc fœtal (2), inspirait à un de ses anciens internes un nouveau travail sur ce sujet (3).

Dans sa thèse d'agrégation (4), mon maître le professeur A. Herrgott étudie plus spécialement le rôle que les tumeurs sacro-coccygiennes peuvent jouer comme cause de dystocie.

C'est à ce même point de vue que se place M. Rivière dans sa communication à la Société obstétricale de France (5), où, à propos d'un fait personnel, il indique comment la tumeur

---

(1) *Nouveau Montpellier médical*, t. XVI, 1903.
(2) Thèse de Veling (de Wissembourg).
(3) Thèse de Molk.
(4) Des maladies fœtales qui peuvent faire obstacle à l'accouchement. Paris, 1878; p. 229.
(5) De la dystocie par tumeur fœtale sacro-coccygienne ; *Annales de la Société obstétricale de France*, 1895 ; p. 37.

fœtale peut par elle-même devenir cause de dystocie et trace
la conduite que selon lui doit suivre l'accoucheur.

Deux ans plus tôt avait paru la thèse de M. Calbet (1), où,
sans négliger la partie clinique, l'auteur étudie d'une manière
complète l'anatomie pathologique et la pathogénie des tumeurs
congénitales d'origine parasitaire siégeant au niveau de la
région sacro-coccygienne.

Enfin nous rappellerons l'observation rapportée par le professeur Budin (2) et le travail récent du docteur Véron (de
Rennes) (3).

J'ai eu l'occasion d'observer un cas de tumeur sacro-coccygienne d'origine parasitaire chez un nouveau-né lorsque
je remplaçais le professeur Grynfeltt à la Clinique obstétricale de Montpellier. D'une part, l'examen de la tumeur, fait
par le professeur Bosc, a présenté certaines particularités
intéressantes. D'autre part, ces tumeurs sont très rares,
puisque, d'après le Dr Calbet, M. Fochier, en six ans, à la
Maternité de Lyon, où il se fait 1.200 accouchements par
an, n'en aurait observé qu'un cas, et même Mme Henry,
à la Maternité de Paris, n'en aurait vu qu'un seul cas sur
24.836 accouchements.

Voici l'observation qui a été le point de départ de cette
note :

B. B..., âgée de 21 ans, I-pare, accouche à la Clinique
obstétricale de Montpellier, le 23 février 1902, d'un enfant
du sexe masculin.

---

(1) Contribution à l'étude des tumeurs congénitales d'origine parasitaire de la
région sacro-coccygienne. Th. Paris, 1893.

(2) Femmes en couches et nouveau-nés, p. 237. Paris 1897.

(3) De la pathogénie des tumeurs sacro-coccygiennes. *Bull. de la Société
d'obstétrique de Paris*, 1902, p. 261.

Dernier jour des dernières règles, 3 juillet.

Serait devenue enceinte du 3 au 6 juillet.

Pertes de sang pendant la grossesse. On n'a pas noté d'hydramnios.

L'enfant s'est présenté en OIDP.

Il pèse 2 kil. 180, et mesure 46 centim. Il succombe quelques heures après sa naissance.

Le placenta pèse 440 grammes. Son bord inférieur est à 9 centimètres de l'orifice des membranes.

Examen de l'enfant. — Au niveau de la région sacro-coccygienne, il présente une tumeur du volume d'une petite orange et vaguement mamelonnée. La peau qui la recouvre a une coloration normale sur la moitié de sa surface, mais l'autre moitié est violacée, lie de vin, et offre en quelques points des dilatations veineuses. La tumeur continue en arrière le plan dorsal du fœtus. Elle repousse le périnée postérieur, de telle sorte que l'anus est projeté en avant. Elle est située entre l'anus et le coccyx. Pas de pédicule net.

La consistance est ferme, mais on trouve cependant, en certains endroits, des points de fluctuation.

Léger œdème des parties génitales.

Autopsie de l'enfant. — Incision longitudinale de la peau, qui est extrêmement amincie et vascularisée dans les points opposés au lieu d'implantation. On arrive à isoler la tumeur, qui en certains endroits est entourée d'une coque de tissu conjonctif épaissi. Quelques petits kystes, du volume d'une noisette ou d'un pois, sont ouverts et laissent échapper un liquide clair, citrin. En continuant la dissection, on constate que la tumeur sort du petit bassin entre les deux ischions et les deux grands ligaments sacro-sciatiques. Le coccyx, repoussé en arrière, adhère intimement à la tumeur. Le rectum est refoulé en avant et à gauche ; il est aplati. Après avoir sectionné la symphyse pubienne et écarté les deux moitiés du

27

bassin, on voit que la tumeur s'insère, par un pédicule fibreux et assez étroit, à la surface antérieure du sacrum, au niveau des 3ᵐᵉ et 4ᵐᵉ vertèbres sacrées.

Le pédicule s'élargit ensuite ; la tumeur refoule les organes voisins et se dirige vers le périnée postérieur.

La tumeur a été remise à M. le professeur Bosc, que nous remercions d'avoir bien voulu nous communiquer le résultat de son examen. Voici la note qu'il nous a transmise :

«*Examen macroscopique.* — La tumeur, du volume d'une petite orange, est légèrement piriforme, grossièrement lobulée, entourée par une capsule mince, lisse et assez fortement vascularisée. Cette tumeur, mollasse, pend en forme de sac au niveau de la région sacro-coccygienne, à laquelle elle est appendue par un pédicule du volume du petit doigt. La dissection de ce pédicule montre qu'il est attaché à la base du coccyx par un tractus fibreux, assez peu résistant, paraissant lui-même renfermer encore de la matière propre qui constitue la tumeur.

»Une coupe de la tumeur, dans son ensemble, montre qu'elle est constituée par un tissu mou dont une partie diffluente et même liquide, d'apparence gélatineuse ou myxoïde, est parcourue par des travées ou des placards de tissu plus résistant parfois d'apparence nacrée ou lardacée. Vers les parties centrales surtout, le tissu prend l'aspect et la consistance de la substance cérébrale, tandis que vers la plus grande étendue de la périphérie le tissu devient fibreux et forme des mailles très nettes à point de départ capsulaire.

»*Examen microscopique.* — On a prélevé trois fragments pris en des points divers de la tumeur. Fixés dans le sublimé, ils ont été colorés par les diverses méthodes usuelles.

»*Un des fragments* est formé par de larges bandes de tissu fibreux lamelleux, renfermant des vaisseaux à parois épaisses.

Dans les bandes fibreuses les plus épaisses pénètrent des travées formées de cellules étoilées à gros noyaux réunies par leur prolongement et plongées dans un milieu sans structure ou finement granuleux. Ce dernier tissu dissocie de plus en plus les bandes fibreuses, surtout autour des vaisseaux, et forme des espaces de plus en plus considérables. Il prend alors l'aspect typique du *tissu muqueux* des polypes nasaux. Lorsque ce tissu muqueux a envahi de larges espaces, les prolongements cellulaires deviennent moins apparents, les cellules plus disséminées se vacuolisent et on a ainsi une sorte de *dégénérescence mucoïde* qui constitue les parties en liquéfaction gélatineuse notées à l'examen macroscopique.

L'examen de ce premier fragment ferait aisément porter le diagnostic de *fibro-myxome*. Mais nous sommes frappé par l'existence, en un point très limité de la tumeur, d'une *formation glandulaire* ressemblant assez exactement à une coupe de glande mammaire à canal excréteur à cellules cylindroïdes, autour duquel existent des groupes d'acini à cellules cubiques disposés en lobules. Ces lobules sont entourés de tissu conjonctif, sauf en certains points où le tissu myxomateux entre en contact direct avec eux.

» *2ᵐᵉ Fragment.* — L'examen du 2ᵐᵉ fragment est beaucoup plus instructif. Dans un tissu à peu près purement muqueux, traversé seulement de quelques bandes fibreuses, on trouve d'autres formations glandulaires identiques aux précédentes. Mais, non loin de ces dernières, on trouve des formations glandulaires différentes : elles sont constituées par des tubes dilatés, les uns complètement arrondis, d'autres irréguliers et d'apparence papillomateuse et dont la surface interne est recouverte de cellules cylindriques à plateau sur un ou deux rangs ou le plus souvent de cellules atypiques surmontées d'un bouquet de cellules cylindriques à plateau.

» En un point et formant une partie bien circonscrite dans

le tissu muqueux condensé, on note des tubes recouverts de longues *cellules cylindriques* à transformation muqueuse plus ou moins prononcée et donnant tout à fait l'impression de *glandes de Lieberkülm*.

» Disséminés sur une surface restreinte, on trouve encore de petits tubes tapissés par un *épithélium cylindrique à cils vibratiles* très nets, comme les cellules des grandes voies aériennes.

» Disséminés dans le tissu muqueux et le plus souvent au voisinage des formations glandulaires précédentes, existent de petits amas de cellules rondes à gros noyau, ressemblant à de petits amas lymphoïdes.

Dans ce 2me fragment, à côté des formations glandulaires, on note des vaisseaux d'un très grand volume, entourés d'une épaisse couche de fibres musculaires lisses. Dans les environs, on note, sans relation avec le vaisseau, de larges bandes de fibres musculaires lisses et, à côté, de petites cavités dans le tissu muqueux renfermant des fragments plus ou moins longs de *fibres musculaires striées*, dont quelques-unes présentent une dichotomisation identique aux cellules *musculaires du cœur*.

» *3me Fragment*. — Ce 3me fragment est composé par un tissu de structure très remarquable qui ne peut être comparé qu'à celui de la *rate*. Il est formé par de très larges espaces ayant la structure du *tissu lymphoïde* avec sa trame adénoïdienne à départ vasculaire, de cellules lymphoïdes tassées dans cette trame, en même temps que de nombreuses cellules un peu plus volumineuses en karyokinèse. De ces amas volumineux se détachent des travées de tissu lymphoïde plus ou moins minces et qui limitent des espaces remplis de sang. Ces espaces ovalaires ou arrondis sont bordés par des cellules endothéliales très nettes. Les vaisseaux qui existent dans les volumineux amas lymphoïdes sont, comme dans la rate, entourés d'une gaîne conjonctive prononcée. C'est un cas *d'inclusion fœtale*».

L'observation précédente ne prête pas à des considérations cliniques, puisque d'une part la tumeur n'a gêné en rien l'accouchement et que d'autre part il n'y a pas eu lieu de discuter l'opportunité d'une intervention. Nous ferons cependant remarquer l'absence d'hydramnios (l'hydramnios coïncide assez fréquemment avec les tumeurs sacro-coccygiennes), et le sexe de l'enfant qui était porteur de la tumeur. C'était un garçon, et, d'après Calbet, les filles y sont bien plus sujettes, puisque sur 93 cas il a noté 73 filles et 20 garçons seulement.

Reconnue seulement après la naissance de l'enfant, la tumeur, comme Calbet l'a montré pour l'immense majorité des tumeurs congénitales de la région sacro-coccygienne, ne devait pas être prise pour une hernie de l'intestin, pour un appendice caudal (ce dernier se continue avec la pointe du coccyx, a une forme allongée, une consistance molle, avec noyaux durs osseux ou cartilagineux), pour un kyste dermoïde simple (ordinairement celui-ci est de petit volume, de consistance molle, fluctuante ; de plus, il se développerait tardivement et lentement), enfin pour un spina-bifida sacré.

A l'examen des tumeurs congénitales sacro-coccygiennes, on a rencontré la plupart des tissus qui entrent dans la composition de l'organisme humain, ainsi que des vestiges de presque tous les organes, à l'exception du cœur. Entre les tumeurs sacro-coccygiennes les plus complexes et les plus simples, tous les types intermédiaires ont été observés.

Si on se reporte à l'examen microscopique relaté plus haut, on voit que dans notre cas des tissus divers, des vestiges d'organes ont été notés ; nous mentionnerons la présence de fibres musculaires striées, dont quelques-unes offraient une dichotomisation identique aux cellules musculaires du cœur.

La composition de ces sortes de tumeurs semble devoir les ranger dans les cas d'inclusion fœtale.

On sait que plusieurs théories ont été émises pour expliquer le mode de production des tumeurs congénitales sacro-coccygiennes.

Pour Cornil et Ranvier, ce sont des tumeurs embryonnaires, et leur structure complexe s'explique par la propriété du tissu embryonnaire, à cette époque de la vie, de donner naissance à tous les tissus.

Kiener adopte l'explication suivante : Pendant la vie intra-utérine, au niveau de la région qui plus tard répondra à l'espace sacro-coccygien, les 3 feuillets germinatifs sont comme confondus ; ils ne se séparent que tardivement. Que leur évolution soit troublée, il pourra en résulter une tumeur qui sera composée d'éléments divers.

Mais la théorie qui réunit le plus de partisans est celle de l'inclusion fœtale.

Geoffroy Saint-Hilaire regarde les tumeurs sacro-coccygiennes comme des monstruosités parasitaires.

Virchow, qui leur donne le nom de tératomes, leur attribue une origine commune. Pour lui, elles sont formées par les restes d'un embryon parasitaire. C'est également l'opinion de Ahlfeld.

Comme le fait remarquer Calbet, tous les auteurs qui se sont occupés de tératologie ont admis la théorie de l'inclusion fœtale. Nous venons de citer Geoffroy Saint-Hilaire, et nous terminerons par l'explication donnée par Dareste : Dans les cas de grossesse univitelline, lorsque pendant leur développement les deux embryons sont tellement rapprochés qu'ils arrivent au contact et que leurs tissus ne sont encore constitués que par des cellules homogènes possédant

la propriété de s'unir, il y a soudure, fusion des deux embryons ; de plus, si l'un de ces embryons est frappé d'un
arrêt de développement, s'il s'atrophie, il restera soudé à
l'autre, mais à l'état de parasite, et il pourra dans certains
cas être inclus dans le second embryon. Ainsi s'expliqueraient
les tumeurs congénitales d'origine parasitaire de la région
sacro-coccygienne.

Fœtus symélien (genre symèle) et célosomien. — Description et autopsie, avec présentation de photographies et de radiographies (1).

(Les photographies et les radiographies sont dues à l'obligeance de M. Gagnière.)

Description extérieure du monstre. — Le fœtus, qui fait l'objet de cette note et que je dois à l'amabilité du Dr Massol, semble âgé de 6 mois environ. Il paraît présenter un membre inférieur unique, réuni au bassin par un angle plus ou moins aigu et relevé derrière le plan postérieur du tronc, pour se terminer, au niveau des épaules, par une extrémité étalée qui représente un double pied. Sur ce membre, en apparence unique, on trouve un sillon, trace de la soudure des deux membres inférieurs, qui se sont unis et fusionnés. La région sacrée offre une courbure à concavité postérieure.

La soudure des deux membres inférieurs place ce fœtus dans la famille des syméliens et, par la présence d'un double pied terminal, il appartient au genre symèle proprement dit.

D'autre part, le placenta est inséré au niveau de la région ombilicale directement et sans intermédiaire de cordon. Au-dessous du placenta, on aperçoit le foie, qui est hors de l'abdomen. Le fœtus présente une large éventration. C'est donc aussi un célosomien.

---

(1) Communication à la *Société obstétricale de France,* avril 1905.

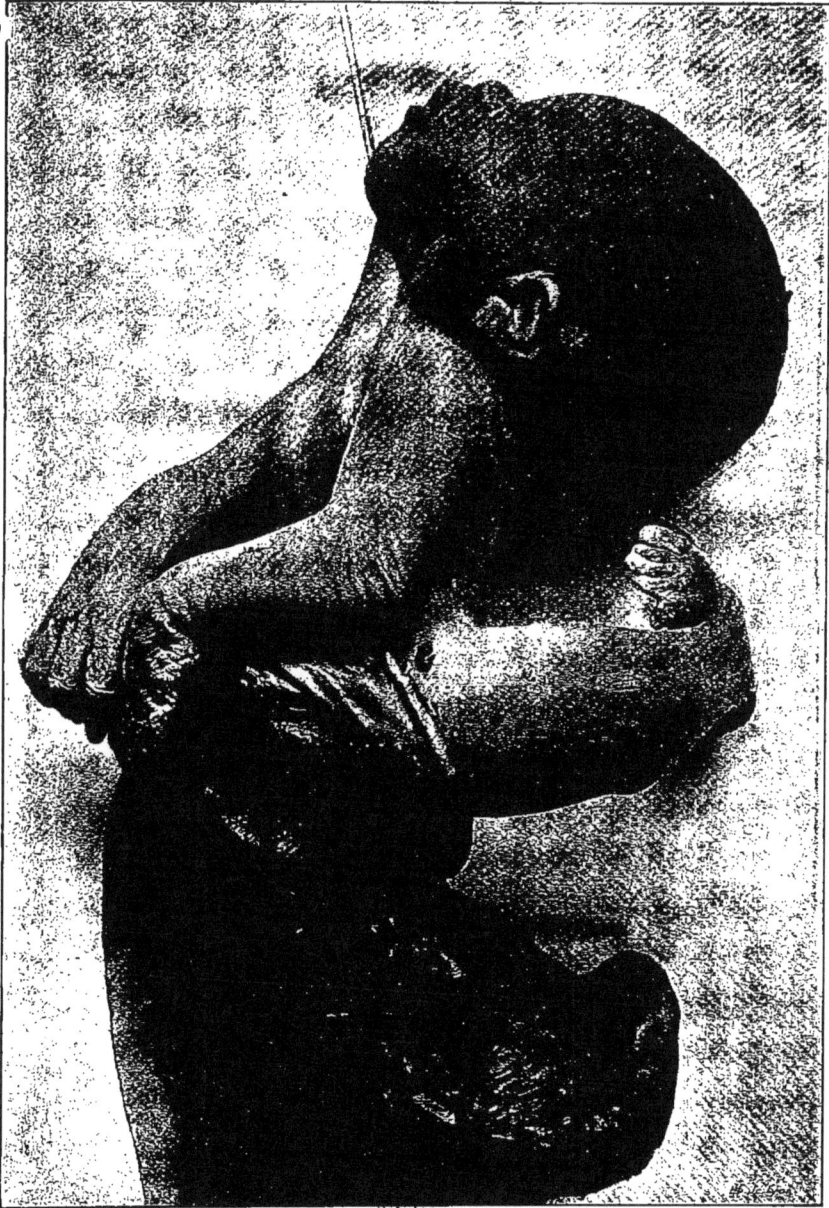

PLANCHE VIII. — *Photographie d'un fœtus symélien (genre symèle) et célosomien.*
(Le foie, qui est hors de l'abdomen, est contre le placenta.)

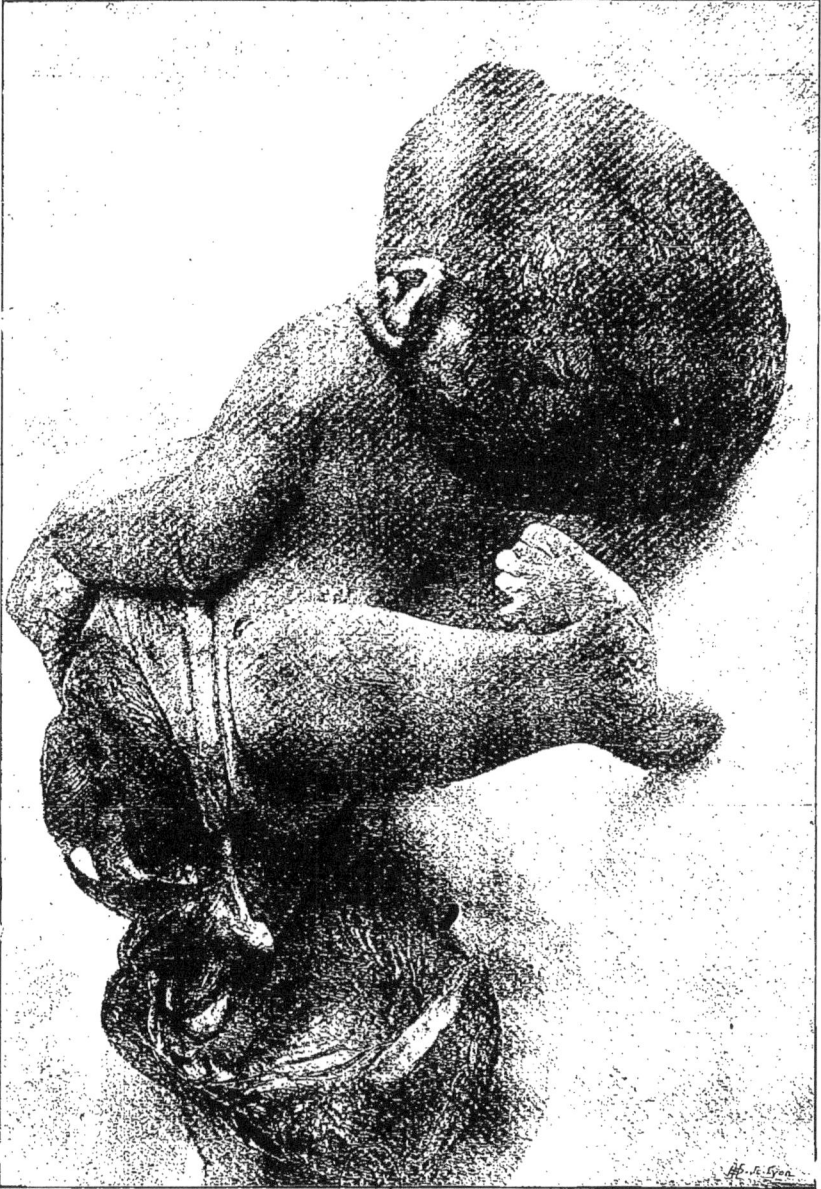

PLANCHE IX. — *Photographie du même fœtus.*

Dissection du monstre (1). — Dans la cavité thoracique, le cœur, les poumons, le thymus, l'œsophage, les gros vaisseaux et les nerfs sont normaux.

Dans la cavité abdominale, les anomalies et les malformations sont très nombreuses. Le foie et l'intestin grêle, dont lés anses sont agglutinées, sont dans la poche d'éventration ; l'œsophage, l'estomac et la rate sont dans leur situation normale. Le gros intestin se terminait en une ampoule fermée et était distendu par un liquide citrin. A la place de l'anus existait un orifice donnant accès dans une sorte de poche, tapissée par une muqueuse à plis longitudinaux. Il n'y avait qu'un rein surmonté de sa capsule et déjeté à droite.

Nous ne pouvons rien dire de précis sur les organes génitaux, ni sur la vessie. Impossible aussi de se prononcer sur le sexe.

La colonne vertébrale, vue par la face antérieure, présente de haut en bas une courbure dorsale à concavité antérieure, une courbure brusque à convexité antérieure au niveau de la jonction de la portion dorsale avec la portion lombaire, puis une courbure légère à concavité antérieure. Au niveau du sacrum, la colonne vertébrale est un peu tordue sur elle-même. Le sacrum est convexe en avant, concave en arrière.

L'aorte descend sur le côté gauche de la colonne vertébrale. Arrivée sur la deuxième vertèbre lombaire, elle se dévie brusquement vers la gauche, en conservant son calibre et se jette dans les annexes. Elle décrit ainsi une courbe dont la concavité regarde en haut et à gauche. De la convexité de cette courbure aortique, se détachent : une branche pour le rein unique,

---

(1) Cette dissection a été faite avec le concours de M. le professeur Gilis.

les artères mésentériques, et une artère allant se jeter dans les membres inférieurs.

La colonne vertébrale, vue par la face postérieure, est normale dans la région dorsale. Dans la région lombaire, elle est masquée par la présence du bassin. En détachant celui-ci, on voit que la portion lombaire est restée béante : il y a un *spina bifida*. La poche du spina bifida fait une saillie ovoïde entre le sacrum en avant et le bassin en arrière ; elle mesure 7 cent. de longueur et 4 de largeur ; ses parois sont épaisses. Des filets nerveux nombreux y aboutissent. Incisée, elle laisse s'écouler un liquide séreux. La cavité de cette poche se continue avec la cavité des méninges.

Les membres inférieurs sont particulièrement intéressants et offrent des dispositions différant sur plusieurs points de celles qui ont été relevées par I. Geoffroy Saint-Hilaire dans les pages consacrées à cette monstruosité.

Bassin. — Celui-ci présente une situation et une conformation absolument anormales. Il est situé sur la face postérieure de la colonne vertébrale. L'os iliaque gauche s'articule avec la colonne lombaire ; l'os iliaque droit n'arrive pas à la colonne vertébrale ; il reste adhérent à la paroi du spina bifida.

La configuration du bassin est bizarre. On peut le comparer dans l'ensemble à une sorte de cartilage thyroïde : les ilions forment les parties latérales, larges ; l'ischion et le pubis sont soudés en une pièce médiane, creusée sur la surface concave d'une cavité, cavité cotyloïde unique, qui représente la fusion des deux cavités cotyloïdes. Les deux pièces latérales et la pièce centrale sont soudées ensemble pour former une sorte de demi-anneau ouvert en avant, et dont les bords antérieurs regardent la colonne vertébrale. Ce demi-anneau, rapproché de la colonne vertébrale et de la poche du spina bifida, reçoit dans sa concavité les extrémités supérieures des fémurs.

Cuisses. — Les deux cuisses se distinguent à un sillon

longitudinal qui existe sur les téguments. La face antérieure
de la cuisse regarde en arrière ; la face postérieure en avant.
Les deux membres inférieurs semblent avoir été relevés sur
le dos du fœtus, après avoir été rapprochés et mis en rotation
externe.

Sur la face antérieure, nous reconnaissons les couturiers,
deux quadriceps, ayant chacun une rotule dans le tendon inférieur, rotule qui est déjetée en dehors, sur le condyle externe.
Dans le tissu cellulaire sous-cutané chemine une saphène
interne unique, qui va se jeter dans une veine fémorale unique. Les deux membres rapprochés ont une artère unique,
qui, dans le tiers inférieur de la cuisse, traverse la membrane inter-fémorale pour passer sur la face postérieure des
membres.

Sur la face postérieure, les deux biceps sont reconnaissables.
Un gros sciatique unique chemine au milieu de la face postérieure. Au-dessus du genou, il se divise en deux grosses
branches, qui vont à chacune des jambes.

Les deux *fémurs* sont soudés sur les deux tiers de la hauteur. Les deux têtes articulaires n'en font qu'une, dont le
contour a la forme d'un huit de chiffre. Le col anatomique est
très court. Les trochanters sont distincts, mais fusionnés.
Dans le tiers inférieur, les deux fémurs sont distincts. Les
articulations des deux genoux sont nettement séparées. Il n'y
a pas trace de cartilages semi-lunaires. Les articulations sont
mobiles.

Jambes. — Les deux jambes sont adossées par leur face
tibiale et placées en forte rotation externe, de telle sorte que
les deux péronés sont très rapprochés et que les deux calcanéums sont au contact et articulés entre eux. Les deux jambes
sont inégalement développées : la gauche l'est plus que la
droite. Les muscles principaux se reconnaissent ; les exten-
seurs sont très atrophiés. Les muscles de la face postérieure

sont plus développés. Un tendon d'Achille existe de chaque côté, très net. A gauche, se trouve un long péronier latéral. Il fait défaut à droite.

Chacun des membres a un tibia et un péroné. Le péroné gauche est plus développé que le droit.

Pieds. — Le pied gauche est plus développé. Les deux pieds forment un angle obtus, dont le sommet répond aux calcanéums soudés. Les pieds sont tordus et en valgus exagéré. Tous les os du tarse sont distincts.

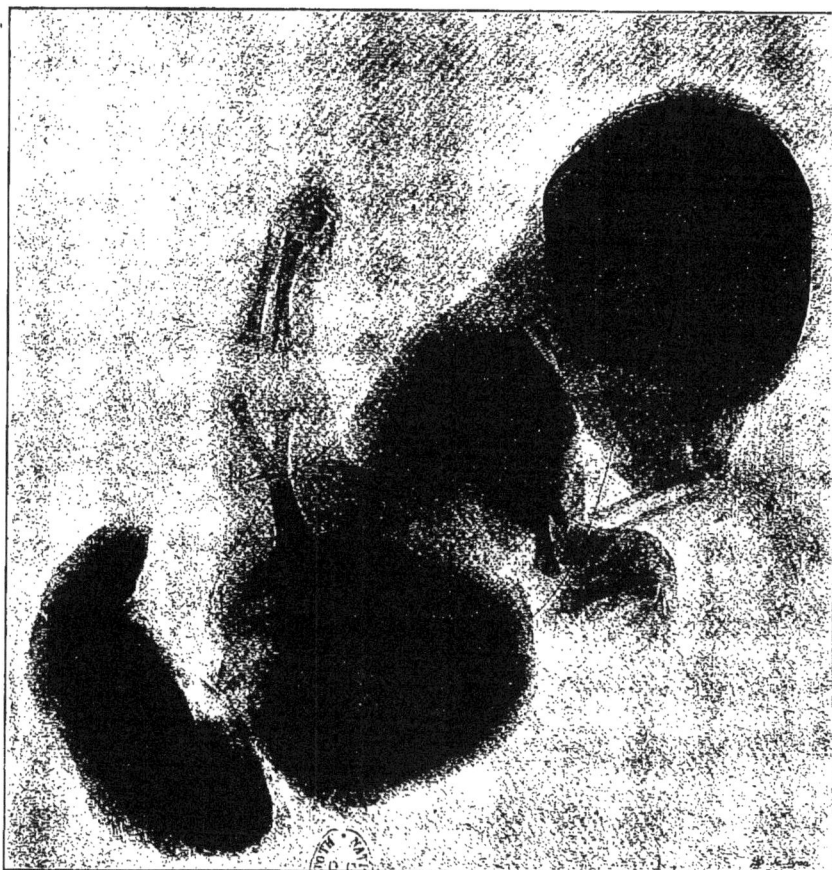

PLANCHE X. — *Radiographie d'un fœtus symélien.* (Soudure des deux fémurs au niveau des deux tiers supérieurs.)

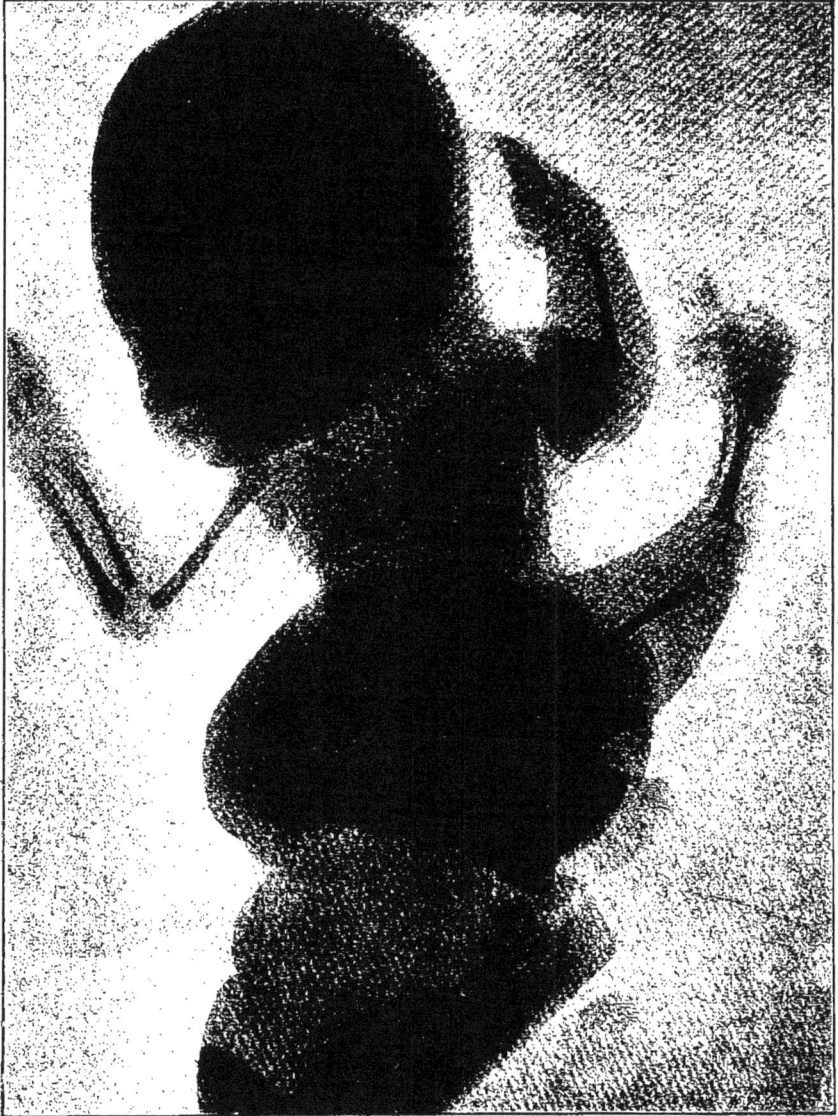

PLANCHE XI. — *Radiographie du même fœtus.*

TABLE DES MATIÈRES

DEUXIÈME PARTIE

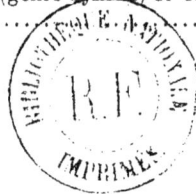

BIBLIOTHEQUE NATIONALE DE FRANCE

3 7531 03272303 4

BIBLIOTHEQUE NATIONALE DE FRANCE

3 7531 03272303 4

www.ingramcontent.com/pod-product-compliance
Lightning Source LLC
Chambersburg PA
CBHW060533220326
41599CB00022B/3508